Dr. Matthias Marquardt

Erschöpft

Dr. Matthias Marquardt
mit Swantje Steinbrink

ERSCHÖPFT

Warum uns allen
die Kraft ausgeht –
und was wir dagegen
tun können

Mit dem Recharge-Programm
für ein gutes Leben

lübbe life

Die Ratschläge in diesem Buch sind vom Autor und vom Verlag sorgfältig erwogen und geprüft worden. Sie ersetzen jedoch keinen Arztbesuch. Sprechen Sie lieber einmal zu viel als zu wenig mit Ihrem behandelnden Arzt. Alle Angaben in diesem Buch erfolgen daher ohne jegliche Gewährleistung oder Garantie seitens des Verlags oder des Autors. Eine Haftung des Verlags oder des Autors und seiner Beauftragten für Personen-, Sach- und Vermögensschäden ist ebenfalls ausgeschlossen. Zum Schutz der Persönlichkeitsrechte wurden in diesem Buch zudem die Namen einiger im Text erwähnter Personen verändert.

Dieser Titel ist auch als Hörbuch und E-Book erschienen

FSC
www.fsc.org
MIX
Papier aus verantwortungsvollen Quellen
FSC® C014496

Originalausgabe

Umschlaggestaltung: büropecher, Köln
Einband-/Umschlagmotiv: © foto.grafs / shutterstock; büropecher;
© Henning Scheffen Photography, Laatzen/Hannover
© Bild auf Seite 260: shutterstock
Satz: fuxbux, Berlin
Gesetzt aus der Minion und der Marselis Slab
Druck und Einband: GGP Media GmbH, Pößneck

Printed in Germany
ISBN 978-3-431-07021-7

1 3 5 4 2

Sie finden uns im Internet unter luebbe-life.de
Bitte beachten Sie auch: lesejury.de

Für Charlotte und unsere drei Kinder
Rosemarie, Heinrich und Hans

INHALT

V
Kraftquellen aktivieren! Das Recharge-Programm für ein gutes Leben 267

Anhang 303

I

AUSGEPOWERT ODER: GEHT UNS ALLEN DIE PUSTE AUS?

Fühlen Sie sich auch oft völlig matt, schlapp, groggy, wie erschlagen oder chronisch müde? Dann sind Sie in bester Gesellschaft. Oder sollte ich lieber sagen: in schlechter Gesellschaft? Erschöpfung ist jedenfalls alles andere als ein gutes Gefühl und hat zudem die unangenehme Eigenschaft, nach und nach sämtliche Lebensbereiche zu überschatten. Nichts macht mehr so richtig Spaß, weil einfach die Energie dafür fehlt. Am liebsten nur noch auf die Couch, Füße hoch, Fernseher an- und Kopf ausschalten. Aber besser wird's dadurch trotzdem nicht …

Seit ich meine eigene Praxis für Check-up- und Sportmedizin gegründet habe, kommen tagtäglich Menschen zu mir, die sich »wie gerädert« fühlen. Nicht nur gestresste Führungskräfte klagen über zunehmende Kraftlosigkeit, sondern auch Angestellte, Kleinunternehmer, Mütter in Elternzeit, Lehrer: »Ganz egal, wie lange ich geschlafen habe, ich fühl mich schon morgens ausgelaugt.« – »Nach der Arbeit habe ich keine Energie für nix mehr.« – »Ich bin immer ein total aktiver Mensch gewesen, aber jetzt ist mir eigentlich alles zu viel.« Solche Sätze höre ich oft. Wer deshalb den Weg in mein Behandlungszimmer findet, will, dass ich ihn/sie körperlich durchchecke, um die Ursache der Erschöpfung herauszufinden und gegebenenfalls ein passendes Arzneimittel zu verschreiben.

Tatsächlich darf ich als Arzt niemals körperliche Ursachen ausschließen. Immerhin könnte eine Herz- oder Schilddrüsenerkrankung für die beklagten Symptome verantwortlich sein, ebenso wie ein Eisen- oder Vitamin-B12-Mangel. Der medizinische Check-up sowie ein Blick auf die Mikronährstoffe und Vitamine sind in solchen Fällen also zwingend erforderlich. Doch selten liefern die internistische und die orthomolekulare Medizin allein eine Erklärung für das lähmende Gefühl der Erschöpfung. Und selbst eine körperliche Ursache hat häufig einen tieferen Grund. Immerhin gehören psychosomatische Erscheinungen zu unserem Menschsein dazu. Ganz typisch sind der schmerzende Kopf, der verspannte Nacken, der drückende Magen und Schwindelgefühle, wenn beispielsweise psychosoziale Belastungen zu groß werden. Genauso gibt es natürlich auch positive Anlässe für psychosomatische Erscheinungen wie das herrliche Herzklopfen, Bauchkribbeln und Erröten kurz vor dem sehnsüchtig erwarteten Rendezvous.

Schon als Medizinstudent hat mich die Frage interessiert: Was macht ein gutes Leben aus? Und wie gelingt es, ein gutes und somit glückliches Leben zu führen? Denn als Arzt behandle und begleite ich ja Menschen, die natürlicherweise genau danach streben. Wenn heute also jemand zu mir zum Check-up kommt, weil er sich unwohl fühlt, und ich stelle fest, dass Gewicht und Blutdruck zu hoch sind, dann geht es dem Patienten allein darum: Wie ändere ich das, um in Zukunft möglichst gesund und glücklich leben zu können? Dafür muss ich jedoch wissen: Welche Faktoren haben denn zu Gewichtszunahme und Bluthochdruck geführt? Meist ist Übergewicht ein Resultat von Stress, Schlafmangel, Ängsten, Sorgen und einer dadurch gestörten Balance. Welche inneren und äußeren Einflüsse belasten diesen Menschen also und haben sein Leben aus dem Gleichgewicht gebracht? Nicht anders ist es bei einem Patienten, den ein dumpfer Erschöpfungszustand plagt. Dieser Mensch führt ganz sicher kein gutes Leben mehr und will daran etwas ändern. Also gilt es wieder herauszufinden, welche Faktoren dafür verantwortlich sind. Meine Motivation als Arzt ist es, dem Patienten auf seinem Weg zurück in ein ebenso kraft- wie freudvolles Leben zur Seite zu stehen.

Wie kommt es, dass Menschen in diese Falle völliger Kraftlosigkeit geraten? Und warum häufig jene, die bislang alles in ihrem Leben gewuppt haben? Die Antwort lautet: weil sie es gewohnt sind, erfolgreich zu sein, und jedes Kürzertreten um der eigenen Kräfte willen als Niederlage betrachten.

Zum Beispiel jene Physiotherapeutin, die zu mir in die Sprechstunde kam und sagte, ich solle sie unbedingt untersuchen. »Ich bin total erschöpft. Und ich nehme immer weiter zu, obwohl ich schon zig Diäten ausprobiert habe. Inzwischen bin ich vollkommen demotiviert und verunsichert. Ob mit meinem Stoffwechsel etwas nicht stimmt?«

Der Check-up zeigte, was ich vermutet hatte: erhöhtes Gewicht, erhöhter Körperfettanteil, geringe Ausdauer, miese Mikronährstoffwerte und ein mauer Fettstoffwechsel, der für die Gewichtszunahme verantwortlich war. So etwas fällt nicht vom Himmel, sondern ist meist auf konkrete Lebensumstände zurückzuführen. Natürlich konnte ich mit Mikronährstoffinfusionen die Müdigkeit etwas lindern, aber die eigentliche Ursache musste woanders liegen. Daher erkundigte ich mich nach ihrem Privat- und Berufsleben. Da war der Ehemann, der sehr gut verdiente, aber selten zu Hause war. Und da war sie selbst, die sich um die beiden noch kleinen Kinder fast allein kümmerte und daneben noch ihre eigene Praxis aufbauen wollte. »Wofür habe ich denn sonst meine Ausbildung gemacht?«, sagte sie und war den Tränen nah.

Diese Frau war sichtlich an ihrer Belastbarkeitsgrenze angelangt. Das Bankkonto gut gefüllt, aber Stress ohne Ende. Alle Kraftreserven waren aufgebraucht. Wie sollte da eine konsequente, gute Ernährung gelingen, fragte ich mich. Wie konnte ich sie zum Joggen motivieren? Dadurch würde ihr Stresspegel ja nur noch mehr steigen. Und Stress macht krank, wie wir noch sehen werden. Also haben wir sehr offen die verschiedenen Optionen besprochen – Praxis an den Nagel hängen? Haushälterin und Kindermädchen einstellen? Den Ehemann integrieren und auf etwas Gehalt (das sie eh nicht ausgeben konnten!) verzichten? Wobei sich später herausstellen sollte, dass sie in dieser schlauchenden Rushhour-of-life-Situation die Hilfe eines professionellen Coachings brauchte, um wirklich weiterzukommen. Erste Ernährungs- und Trainingstipps konnten jedoch schon nach unserem ersten Gespräch dazu beitragen, ihr Kraftreservoir nach und nach wieder aufzufüllen.

Auch am eigenen Leib habe ich erfahren, was es bedeutet, am Ende seiner Kräfte zu sein, »fertig mit Jack und Büx«, wie der Hamburger sagt, regelrecht ausgeknockt. Beim ersten Knock-out war ich mitten im Studium … Rückblickend ist der Faktorenmix, der dazu geführt hat, nicht zu übersehen. Schon als Kind neigte ich dazu, mich voll und ganz auf eine Sache zu fixieren. Nach Aussage meiner Mutter war es erst die Sandkiste, in der ich mich statt als »Förmchenspieler« als Kanalbauer versuchte, während ich meine beiden Brüder geschickt von meinem Territorium fernhielt, später dann meine Eisenbahn im Keller. Sie glauben ja gar nicht, wie oft man die planen und wieder umbauen kann. War die eine Idee realisiert, musste gleich die nächste her. »Die große freudige Entspannung«, so meine Mutter, »blieb aus.«

Jahre danach löste der Sport die Eisenbahn ab. Erst probierte ich mich als Skateboarder, weil Skaten bei uns im Dorf gerade angesagt war. Als meine Knie rebellierten und irgendein schräger Sportarzt meinte, ich hätte Arthrose (»Du hast Knie wie ein Siebzigjähriger«), verließ ich heulend die Praxis, befolgte aber seinen Tipp, aufs Rad umzusatteln. Die Diagnose Arthrose war natürlich völliger Blödsinn gewesen; und so entdeckte ich dank eines kompetenten Arztes mit 16 Jahren den Triathlon-Leistungssport für mich. Das war erstens relativ spät und zweitens vielleicht nicht die allerbeste Wahl, denn Triathlon ist ein orthopädisch ziemlich belastender Sport. Prompt entwickelte ich nervige Probleme an den Sehnen, die mir das Training verleideten. Aber da war ich schon infiziert und mal wieder »on the case«.

Wie ein Nerd habe ich mich daran abgearbeitet, diese Sehnenprobleme in den Griff zu bekommen und meine Belastbarkeit zu steigern. Mich interessierte die Lösung, also musste ich die Zusammenhänge verstehen. Ärzte, die ich aufsuchte, konnten mir das nicht richtig erklären. Trotz aller Ehrfurcht vor den Weißkitteln hatte ich den Eindruck, dass sie selbst nicht wussten, was hier zu tun war. Daraufhin vertiefte ich mich in Anatomiebücher, um herauszubekommen, *was* genau da an der Wade wehtat. Und ich wollte herausbekommen, wie sich die unterschiedlichen Lauftechniken auf den Bewegungsapparat auswirkten. Ich setzte mich mit orthopädischen Einlagen auseinander, mit speziellen Schuhen und Bewegungsanalyse, verbiss mich regelrecht in das Thema; denn ich wollte laufen, obwohl immer wieder eine Sehne oder ein Gelenk wehtat. Und dass dagegen auf Dauer kein Schmerzmittel hilft, habe ich schon als 18-Jähriger kapiert. Meine These lautete: Du musst deine Belastbarkeit steigern, damit du die Belastung aushältst.

Ich habe angefangen, barfuß zu laufen, um die Fußmuskeln zu trainieren, bin im Winter im Fluss baden gegangen, um mich abzuhärten und dadurch mein Immunsystem zu stärken. Da müssen Sie spontan an Kneipp-Kuren denken? Tatsächlich hat mich der gute alte Pfarrer Kneipp mit seinen Therapieansätzen sehr geprägt. Ich habe mich sogar durch die Sütterlin-Schrift der alten Ausgaben seiner Bücher geackert. Kneipp rocks! Und weil ich irgendwo mal gelesen hatte, dass Rheumatiker ihre schmerzenden Gelenke in Ameisenhaufen halten, griff ich – da ich gerade keinen Ameisenhaufen zur Hand hatte – auf Brennnesseln zurück: Mit den Schmiedehandschuhen aus der väterlichen Werkstatt bewaffnet ging ich ans Flussufer vor unserem Haus, rupfte Brennnesseln ab und rubbelte damit, so fest ich konnte, meine Sehnen und Gelenke. Tut sauweh. Geholfen hat es auch nicht, aber so eine Aktion macht etwas mit dem Kopf – alles eine Frage der Willenskraft –, und es zeigt einmal mehr, wie verbissen ich damals war. Deshalb hat es mich auch nicht gestört, dass mich niemand verstand und meine Erkenntnisse nicht den gängigen Thesen entsprachen. Stur betrieb ich meine autodidaktischen Forschungen weiter. Auch gegen den Strom.

Zu meinem Spezialgebiet entwickelte sich die Bewegungsanalyse: Wie muss ein Mensch laufen, damit sein Bewegungsapparat beschwerdefrei funktioniert? Schon als Student veröffentlichte ich Artikel zu der Frage in Fachmagazinen und erklärte, woran es bei der Schuhberatung im Sportfachhandel hapere. Damit trat ich eine richtige Welle los. Die einen liebten mich, die anderen hassten mich. Doch da ich mit meinen Hinweisen richtiglag, wurde ich von *Runners Point*[1] an einen runden Tisch eingeladen. Die Herren wollten von mir Jungspund wissen, wie sich die Beratung in den Läden verbessern ließe.

Als wenig später ein Fitnessguru meine Running-Expertise kaufen wollte, beschloss ich, lieber ein eigenes Buch zu schreiben. Mein ganzes Wissen über Lauftechnik musste einfach raus.

1 Bekannte Sportfachhandelskette für Läufer mit 120 Filialen in Spitzenzeiten, die 2020 geschlossen wurde.

Ich realisierte das Projekt innerhalb weniger Monate zusammen mit dem Chef einer Triathlon-Zeitschrift. Mit unseren Ersparnissen finanzierten wir die Herstellungskosten, lagerten die Bücher in der Garage meines Onkels und verkauften auf Anhieb 10 000 Stück. Bäääm! Parallel dazu hatte ich damit begonnen, für den Ironman-Wettkampf auf Hawaii zu trainieren – natürlich 150-prozentig, was sonst? – und mich auf das erste Staatsexamen vorzubereiten. Wird schon zu schaffen sein, dachte ich. Dumm nur, dass der Tag nicht mehr als 24 Stunden hat.

Entsprechend durchgetaktet war mein Tagesablauf; jeden Handgriff hatte ich geplant. Ich kam zum Beispiel aus der Uni und hatte nur eine Stunde Zeit, bis ich zum Training musste: schnell die Post aus dem Briefkasten geholt, mit der Post in der Hand zum Computer, On-Knopf gedrückt (damals dauerte es ja noch einige Minuten, bis er hochgefahren war), dann in die Küche, Nudelwasser aufgesetzt, rasch aufs Klo und dabei die Post gelesen, zurück zum PC, E-Mails gecheckt, wieder in die Küche, Nudeln ins kochende Wasser, nochmals zum PC und E-Mails beantwortet, sobald Nudeln fertig, Nudeln verschlungen und ab zum Training … Heute würde ich sagen: Wenn einer auf dem Klo seine Post liest, hat er ein Problem. Aber ich war unfassbar effektiv – und nur das zählte. Keine Ahnung, wie mein Umfeld das ertragen hat, aber dass meine damalige Partnerin inzwischen ausgewandert ist, wird wohl trotzdem Zufall sein …

Um mich noch intensiver auf den Ironman vorzubereiten, absolvierte ich ein dreiwöchiges Trainingslager auf Lanzarote. Das kann man sich in etwa so vorstellen: Junge Leute fahren den ganzen Tag Fahrrad, schwimmen und laufen. Danach essen sie das Büfett leer, um den Kalorienverbrauch von 5000 Kilokalorien auszugleichen, und dann ab ins Bett, denn am nächsten Morgen um 7 Uhr heißt's bereits: Lauftechnik am Strand trainieren. Wenn man in der letzten Woche täglich fünf Stunden netto trainiert hat, kommt man – planmäßig – ziemlich geplättet nach Hause. Leistungssportler spielen stets mit dem bewussten Wechsel zwischen Be- und Entlastung. Sie lernen früh, die Ermüdung exakt so weit zu treiben, dass der Körper sich in der vorgegebenen Regenerationsphase wieder erholt und an die erhöhte Anforderung anpasst, wodurch die Leistungsfähigkeit nochmals steigt. Eine Erfahrung, von der ich heute als Sportmediziner und Internist sehr profitiere.

Als ich aus dem Trainingslager zurückkehrte, hielt ich mich – anders als viele andere Sportler – exakt an die vorgeschriebene Regenerationswoche. Es nicht zu tun, das wusste ich, kann zu schwerer Überlastung führen – und das hätte ich mir bei meinem Tagespensum nicht leisten können. Anschließend wollte ich mein Radtraining bei einer Freundin im Weserbergland fortsetzen. Ich freute mich schon auf die zusätzlichen Steigungen. Doch es erwischte mich eiskalt: Ich setzte mich zum ersten Mal aufs Rad, rollte die Straße entlang – und schon war mein Puls auf 140. Scheiße. Da haste wohl überzockt, dachte ich. Das mit der Be- und Entlastung ist nämlich eine ganz schön komplizierte Angelegenheit. Mein Trainingsplan war absolut korrekt gewesen. Aber wenn die Belastung sehr groß ist und die Erholungsphase aufgrund anderer Stressoren nicht effektiv genug (ich sag nur »Buchautor« und »Staatsexamen«), dann kann das System leicht entgleisen.

Aufgrund meines Trainerscheins und Medizinstudiums wusste ich, wie der Körper auf sogenanntes Übertraining reagiert, und beschloss, noch eine Woche länger zu pausieren. Das war zwar vernünftig, half aber nichts. Auch in den folgenden vier Wochen wurde es nicht besser. Mein Puls wollte einfach nicht runtergehen. Erst schlief ich total schlecht, dann schlief ich irgendwann jede Nacht elf Stunden. Es wurde immer schlimmer. An körperliche Aktivitäten war überhaupt nicht mehr zu denken. Selbst Treppensteigen fiel mir schwer, nach zwei Stockwerken war ich platt. Das sollte ich sein, ich, der zuletzt 35 Stunden pro Woche auf hohem Niveau trainiert hatte und Trainingsläufe über zehn Kilometer in 37 Minuten absolvierte? Allmählich bekam ich Angst. Mir blieb nichts anderes übrig, als mich in ärztliche Hände zu begeben.

Sowohl an meiner Uniklinik als auch an der sportmedizinischen Abteilung einer weiteren Uniklinik wurde ich durchgecheckt, doch es kam nicht mehr dabei heraus. In Ermangelung einer anderen Diagnose wurde dann anhand der typischen Symptome die Diagnose »Übertraining« gestellt. Eine Besserung sollte sich im Laufe der nächsten drei Monate einstellen. Mit jeder Woche, die danach verging, ohne dass sich mein Zustand verbesserte, wuchs meine Sorge. Was war bloß mit mir los?

Nach drei Monaten rief ich die Sportmediziner wieder an. »Tja, wenn es jetzt immer noch nicht besser ist«, erklärte man mir, »dann haben Sie offenbar ein chronisches Erschöpfungssyndrom.« Das war das erste Mal, dass ich mit dem Thema Erschöpfung konfrontiert wurde. »Und nun?«, fragte ich. »Was kann ich dagegen unternehmen?« Die Antwort war wenig befriedigend, denn es gab weder ein Arzneimittel noch einen Therapieplan. Ich solle mal weiter abwarten. Blöd nur, dass ich bereits sechs Monate des erfolglosen Abwartens hinter mir hatte. Ich bekam zwar noch mein Studium auf die Reihe, aber meine Lebensqualität war gleich null. So konnte es nicht weitergehen. Irgendetwas musste ich tun.

Schließlich erinnerte ich mich an das Buch *The Seven Habits of Highly Effective People*. Darin empfiehlt der Autor Stephen Corvey, bei einem Problem nicht in einsames Brüten zu versinken, sondern sich an Menschen zu wenden, deren Know-how einem aus der Klemme helfen könne. Probleme werden aktiv gelöst, nicht passiv – und ganz wichtig: Menschen freuen sich, wenn man sie um Rat fragt. Alles, was Sie dafür tun müssen, ist, offen zu sein und ehrlich von Ihrer Misere zu berichten. Also überlegte ich, wer das in meinem Fall sein könnte. Wenn's die Sportmediziner nicht sind, dann vielleicht ja jene Menschen, die ganz nah an der Sportelite dran sind: die Trainer.

Kurzerhand rief ich verschiedene Trainer an, schilderte meine Situation – und siehe da: Alle kannten jemanden, der so etwas auch schon erlebt hatte. Chronisches Erschöpfungssyndrom, das wusste ich inzwischen aus der Fachliteratur, ist in unserer Gesellschaft zwar ziemlich verbreitet, eine Therapie gibt es aber tatsächlich nicht. Umso gespannter war ich darauf, mit Spitzensportlern reden zu können, die es geschafft haben, sich daraus zu befreien. Ihr Rezept: abwarten, abwarten, abwarten. Und wenn das nicht hilft, irgendwann das Training wiederaufnehmen. Auf einem angemessenen Niveau. Geduldig sein und Rückschläge akzeptieren. Beharrlich sein, auch wenn die Leistungsfähigkeit Lichtjahre von dem ursprünglichen Level entfernt ist. Damit hatte ich immerhin wieder ein Ziel: raus aus dieser zermürbenden Erschöpfungsfalle – und zwar Schritt für Schritt …

Anfangs sah mein selbst gezimmerter Trainingsplan (einen Arzt zu fragen hatte ich mir schon abgewöhnt) folgendermaßen aus: 50 Meter gehen, 50 Meter traben, 50 Meter gehen, 50 Meter traben für maximal zehn Minuten. Natürlich kam ich mir zunächst vor wie im falschen Film. Meine Kameraden ballern gerade die 1000 Meter in drei Minuten durch, und ich gehe und trabe hier mühsamst eine 400-Meter-Runde, nach der ich auch noch Muskelkater haben und richtig im Eimer sein werde … Der Höhe- oder besser Tiefpunkt dieses schmerzvollen Neuanfangs war bei einer Rennradausfahrt mit meinem jüngeren Bruder. »Das wird aber nicht schnell«, warnte ich ihn vor. Und so rollerten wir auf unseren Rädern die Straße entlang – als uns plötzlich ein alter Mann auf seinem rostigen Drahtesel überholte. Das war schon krass. Spätestens ab dem Augenblick wusste ich aber, wo ich – mit gerade mal Mitte zwanzig – kräftemäßig stand.

»Krankheit« habe ich mein Problem zwar nie genannt, aber wenn du deinen Sportkumpels erzählst, dass du ein Erschöpfungssyndrom hast, dann erwarten alle, dass du nach einigen Wochen wieder beim Training bist. Bist du nach drei Monaten immer noch nicht zurück, ohne dass ein gebrochenes Bein oder eine Lungenentzündung, also eine »richtige« Erkrankung«, vorliegt, wird schnell gemunkelt, dass du nicht alle Latten am Zaun hast. Meine Trainingskameraden waren zum Glück gnädig mit mir und haben mich nach Kräften unterstützt.

Allerdings ploppten bei mir nun immer häufiger Fragen auf wie: War das alles gut, was und wie ich es bisher gemacht habe? Was ist denn das Learning aus dieser ganzen Geschichte? Ich neige wirklich nicht zur Esoterik, doch dieser Knock-out zwang mich regelrecht, mal einen Schritt zurückzutreten und mir mein Leben anzugucken.

Eines Tages spürte ich dann auch, dass es wieder aufwärtsging. Ich konnte mein Trainingspensum peu à peu steigern. Über den Berg war ich allerdings noch längst nicht. Offenbar fehlte noch der typische Wink mit dem Zaunpfahl: Zusammen mit ein paar Freunden hatte ich im Nachbarort gefeiert und, ich geb's zu, so manchen Drink intus, als wir auf dem Rückweg waren. Auf einmal kam jemand auf die Idee, wir sollten einen Liegestütz-Contest am Straßenrand einlegen. Und siehe da, ich schnitt gar nicht so schlecht ab; noch überraschender war jedoch, dass ich anschließend, zwar besoffen, aber relativ schnell und relativ lange, neben dem fahrenden Auto hergelaufen bin. (Aus Sicht des nüchternen Fahrers hatte ich wohl etwas zu ausgiebig die Drinks entsorgt.) Eine krude Situation. Ich kam mir vor wie im Nebel. Was war das denn plötzlich?

Ein enger Freund, der dabei gewesen war, meinte am nächsten Tag beim Katerfrühstück: »Tja, geht ja wohl doch irgendwie mit dem Laufen …« Auf einmal verstand ich, dass mir mein Körper etwas signalisierte, das mit meinem Leben und wie ich es lebte zusammenhing. Okay Matthias, dachte ich, du musst dein Leben auf die Kette kriegen, sonst wirst du dieses Erschöpfungsding nie richtig los. Dieser Freund hat übrigens später, als es mir wieder besser ging, gesagt – und da kommen wir jetzt zum Learning: »Wenn du es zu dem Zeitpunkt nicht verstanden hättest, hätte ich dir die Freundschaft gekündigt.«

Fakt ist: Ich war ein kompletter Egozentriker. Immer hatte ich nur meinen Sport, meine Erfolge, meine Projekte gesehen. Muße, Freizeit, bewusstes Wohlfühlen, echter Gedankenaustausch mit anderen Menschen? Dafür hatte ich weder Sinn noch Zeit gehabt. Was fehlte, war ein Ausgleich zu dem ehrgeizigen »Höher-schneller-Weiter«, das mein Leben bis dahin ausgemacht hatte. Dieser Knock-out hat mir letztlich die Augen geöffnet. Er hat mir gezeigt, wie wichtig es für ein gutes Leben ist, rechtzeitig auf die Bremse zu treten, mehr Raum für andere Dinge und Bedürfnisse sowie mehr Lockerheit zuzulassen.

So gelang es mir tatsächlich, der Erschöpfungsfalle zu entkommen. Aber es hat insgesamt ein Jahr gedauert, bis ich wieder in der Lage war, in das Triathlon-Training einzusteigen. Im Gepäck meine neu gewonnene Lockerheit. Anfangs war ich manchmal selbst erstaunt, mit welcher Verbissenheit ich bislang an die Dinge herangegangen war. Einen Regentag während eines Trainingslagers auf Mallorca hätte ich als verschenkten Tag verflucht; jetzt zuckte ich nur mit den Schultern und freute mich über den unverhofften Ruhetag, ganz ohne inneren Stress.

Was danach passierte, klingt wie aus einem Anti-Stress-Lehrbuch: Meine Bestzeiten purzelten nur so. Beim Radfahren, beim Laufen, beim Schwimmen. Als wäre ein Knoten geplatzt.

Obwohl ich Trainingseinheiten sausen ließ und mir Auszeiten gönnte, wenn mir danach war. Denn nun war da der Sinn für zwischenmenschliche Beziehungen, für Impulse und wertvolle Momente jenseits des Sports. Nun war da der nötige Ausgleich, der meine geistig-körperlichen Kraftreserven immer wieder auffüllte. Output und Input im Gleichgewicht. So konnte ich mir sogar – trotz intensiven Trainings und großer Ziele – am Abend vor dem Berlin-Marathon zwei Portionen Tiramisu schmecken lassen (ziemlich crazy vor so einem wichtigen Rennen!) und getrost auf das ganze Vorbereitungs-Tamtam, mit dem ich mich früher gestresst hätte, verzichten. Ich wusste ja, dass ich topfit war; daran würden auch so eine leckere Süßspeise um 23 Uhr und eine unruhige Nacht nichts ändern (niemand schläft vor einem wichtigen Rennen gut!). Selbst das Tiramisu-bedingte Magengrummeln am nächsten Morgen habe ich gelassen weggesteckt. Und genau diese Gelassenheit hat für den nötigen Bestzeit-Kick gesorgt. Ich spulte ab, was ich mir erarbeitet hatte – und als ich nach 2 Stunden und 51 Minuten (inklusive 16-sekündigem WC-Aufenthalt) über die Ziellinie lief, war ich stolz und überglücklich.

Normalerweise hätte ich gleich im nächsten Moment gedacht: Was kommt als Nächstes? Diesmal aber war es anders. Diesmal wusste ich: Das ist deine Bestzeit! Dafür hast du zehn Jahre gearbeitet. Dich gegen alle Verletzungen gestemmt, die es mehr als gerechtfertigt hätten, diesen Sport an den Nagel zu hängen und Schachspieler zu werden. Du hast es trotzdem durchgezogen. Du hast all deine Erfahrungen eingesetzt. Schweiß, Blut, Tränen. Alles für dieses eine Rennen. Mehr wirst du niemals geben können. Scheiß auf den amerikanischen Traum, dass du alles schaffen kannst. Scheiß auf: »The sky is the limit.« Es gibt Grenzen. Auch für meinen Körper. Und die waren jetzt erreicht. Eine Erkenntnis, die mich schwer schlucken ließ. Es folgten zwar noch einige Triathlon-Wettkämpfe und auch die Ironman-Teilnahme, aber nie wieder trainierte ich mit dieser Ausschließlichkeit. Der Drang, nun als Arzt zu arbeiten und vieles in meinem Leben anders zu machen, überwog.

Sicherlich rührt mein besonderes Interesse an dem Phänomen Erschöpfung auch aus dieser extremen Erfahrung her. Eigentlich sind mir Therapeuten, die aufgrund ihres eigenen Schicksals meinen, ihre Berufung gefunden zu haben, suspekt. Denn ein guter Arzt muss in den entscheidenden Momenten die nötige Distanz haben und darf seine Patienten nicht durch eine subjektiv gefärbte Brille betrachten. Wissenschaft und eine gute Ausbildung sind dafür die unabdingbare Basis. Andererseits helfen eigene Erfahrungen, Verständnis für andere Menschen zu entwickeln. Auf diese Weise spreche ich dieselbe Sprache wie meine Patienten. Egal, ob Sportler oder nicht. Wenn ein Patient mir zum Beispiel erzählt, wie ausgepowert er sich fühle (»Als wäre der Stecker gezogen worden«), weiß ich sofort, was er meint.

Aus dem Leben gegriffen ...

Als Manager eines DAX-Konzerns ist Herr Johnson verantwortlich für die internationalen Lieferketten. Ich kenne ihn bereits seit Jahren durch seine jährlichen Gesundheits-Check-ups. Dabei waren die Themen immer wieder die gleichen: zu viel Gewicht, zu wenig Bewegung, zu viel Cholesterin, zu wenige Vitamine, zu viel Stress, zu wenig mentale Entspannung. Dazu die häufigen Jetlags und eine Familie, die auch beachtet werden wollte. Johnson hatte jedoch stets Freude an seinem Beruf, und mithilfe kleiner, aber entscheidender Stellschrauben hatten wir seine Gesundheit immerhin auf ein Niveau gebracht, mit dem ich als Internist zufrieden war.

Dann aber drängte sich COVID-19 in sein Leben. Als Johnson Anfang März 2020 zu mir in die Sprechstunde kam, sagte er: »Diesmal hat meine Frau mich geschickt, weil ich seit ein paar Wochen ständig so müde und erschöpft bin. Könnten Sie mal schauen, ob meine Blutwerte okay sind?« Das waren sie. Dann aber erfuhr ich, was bei ihm seit der Corona-Pandemie beruflich los war. Das Virus machte ihm die Hölle heiß. Dazu der Strukturwandel … Johnson war merklich am Anschlag. Er bat um Aufbauinfusionen. Ich empfahl Auszeiten, Meditieren und Joggen. Wir einigten uns darauf, mehrgleisig zu fahren – und tatsächlich ging es ihm zunächst auch etwas besser. Aber ein gutes Gefühl hatte ich angesichts der Gesamtsituation nicht.

Im August saß Johnson wieder vor mir. »Ich kann nicht mehr.« Verblüfft, so etwas von einem gestandenen Manager zu hören, fragte ich nach, was genau denn los sei. »Ich fühle nichts mehr. Und schon seit über einer Woche habe ich nicht mehr mit meiner Frau geredet. Es ist, als hätte ich eine Haube auf dem Kopf.« Jetzt war es ganz offensichtlich da. Das jahrelange Erschöpfungssyndrom hatte sich als handfester Burnout manifestiert. Der Bogen war überspannt, die Situation ernst. Herr Johnson brauchte jetzt breite medizinische Unterstützung, musste seine Tätigkeit ruhen lassen. Zur weiteren Behandlung empfahl ich ihm eine psychosomatische Klinik.

Bei starker Erschöpfung sind natürlich erst einmal alle denkbaren körperlichen Ursachen abzuklären, parallel dazu – das macht das oben genannte Beispiel deutlich – frage ich aber immer nach, ob es im Leben des Patienten irgendwo hakt. Manchmal mündet die medizinische Behandlung dann in ein Coaching. Mir ist wichtig, dass der Patient für kraftraubende Faktoren sensibilisiert wird und genau auf seine Situation blickt. Welche das sein können, dazu später mehr … Bei mir war es eindeutig die fehlende Lockerheit. Dazu die viel zu vielen Projekte bei zu wenig Regeneration.

Der Knock-out hat mich demütig gemacht, denn mir ist klar, dass es auch hätte ins Auge gehen können. Es gibt Menschen, die nie wieder arbeitsfähig werden, weil sie nicht zu ihrer Energie zurückfinden. Darum habe ich mir damals geschworen, von nun an meine Grenzen anzuerkennen; sie nicht als Schwäche zu bekämpfen, sondern sie als Voraussetzung für ein gutes Leben wertzuschätzen. Als ich dann beruflich durchstartete, war es mir wichtig, meinen Arbeitsalltag so zu organisieren, dass ich immer ausreichend Freiräume für meine Familie, für Freunde und Sport, für Muße und Spontaneität habe, um ja nicht noch mal derart zu kollidieren. Das ist auch jahrelang gut gegangen. Allerdings ist die Tendenz geblieben, meine ganze Energie – und manchmal etwas mehr – in Projekte zu investieren und mein Umfeld mit überschäumenden Ideen und funkenschlagender Motivation in den Wahnsinn zu treiben. Einmal Junkie, immer Junkie. Und so kam schließlich der Tag, an dem ich das Stoppschild ein zweites Mal übersehen habe.

Es begann eigentlich ganz simpel. Denn im Leben geht's ja permanent rauf und runter. Im Herbst 2019 lief es gerade nicht so rund; sowohl in der Praxis als auch zu Hause mit drei kleinen Kindern war es mitunter recht anstrengend. Ich hatte das Gefühl, etwas ändern zu müssen, wusste aber nicht genau, was. Dieses Gefühl stand auch schon auf meiner Agenda für die nächste Standortbestimmung, die meine Frau und ich ein- bis zweimal im Jahr vornehmen, damit wir mit den wirklich wichtigen Dingen auf Kurs bleiben. Als ich zudem merkte, dass ich manchmal, was für mich untypisch ist, nicht so richtig gern zur Arbeit fahre (mit dem Fahrrad versteht sich), habe ich mich sogar gefragt, ob ich mal auf die Bremse treten sollte.

Als dann im November ein lange geplanter und aus meiner Sicht wichtiger Vortragstermin anstand, plagte mich eine heftige Erkältung. Vernünftigerweise hätte ich den Vortrag absagen müssen, aber als ein zu Pflichtbewusstsein erzogener Mensch widerstrebte mir dieser Schritt. Schließlich hatte ich noch nie einen Vortrag abgesagt. Auf Marquardt war Verlass, ein Mann, ein Wort, so mein Mantra, das es zu erfüllen galt. Also nahm ich mir vor, die Veranstaltung im Schongang zu absolvieren.

In solchen Fällen setze ich mir eine imaginäre Haube auf: nix an mich ranlassen. Regenerationsmodus. Vor Ort ließ ich mir einen Tee servieren, und wer mich kennt, weiß, dass ich dann schon ein ziemliches Problem haben muss. Vorsichtshalber teilte ich den Verantwortlichen auch mit, ich sei krank, und zog mich in eine stille Ecke zurück. Für den Vortrag gab ich dann einmal richtig Gas, um nach einem weiteren Tee zurückzufahren. Doch mit diesem Kraftakt hatte ich den Bogen überspannt, wie ich in den kommenden Monaten zu spüren bekam. Ständig kränkelte ich, nie so stark, dass ich hätte im Bett bleiben müssen, ich hatte ja kein Fieber, aber ich war definitiv angezählt, sodass ich mich mehr oder weniger durch den Alltag quälte. Mit angezogener Handbremse durch die Praxis. Immer wieder bat ich mein Team, mir einen Tee zu bringen, was dieses besorgt aufhorchen ließ. Auch meine Frau und meine Kinder hatten darunter zu leiden: Für niemanden hatte ich so recht Kraft übrig. Für meine Patienten machte ich vordergründig einen guten Job, doch das Team war führungslos und meine Familie ohne Mann und Vater.

Drei Monate lang jagte ein Infekt den anderen. Immer dachte ich, es wird schon vorbeigehen. Bis ich im folgenden Februar – zum ersten Mal in meinem Leben – eine Mittelohrentzündung bekam. Da ich höchst ungern zu Antibiotika greife, behandelte ich mich mit allem (und wenn ich alles sage, meine ich alles!), was sonst noch dagegen hilft. Normalerweise. Denn bei mir wurde und wurde es nicht besser. Einmal nahm ich sogar ein Schmerzmittel, weil das Ohr so verflucht wehtat. Wenn ich abends aus der Praxis nach Hause kam, war ich fix und fertig, lag nur auf dem Sofa und kriegte nichts mehr geregelt. Und wollten meine Kinder am Wochenende zum Beispiel ein Hochbeet mit mir bauen, raffte ich mich zwar tapfer auf, musste mich aber nach jedem gesägten Balken hinsetzen, weil ich so schwach war … Dass das nicht normal ist, war natürlich auch dem Internisten klar, aber ich schob es auf die Infekte. Und weiter ging's …

Inzwischen hatte das Coronavirus nach Südeuropa auch Deutschland in die Zange genommen. Als Arzt an der Front musste ich natürlich up to date sein. Die Patienten hatten viele Fragen. Wir selbst auch. Von früh bis spät war Corona Thema. Ich beendete meinen News-Detox, der mich sonst vor Reizüberflutung schützt, und hörte oder las nun wieder rund um die Uhr Nachrichten, um über die Corona-Entwicklung auf dem Laufenden zu sein; in der Praxis kümmerte sich ein Medizinstudent im Praktikum um das Corona-Tracking und versorgte uns stündlich mit aktuellen Informationen. Eine unfassbar stressige Zeit voller Unsicherheit und Orientierungslosigkeit. Sollten wir ohne Schutzausrüstung und ohne Desinfektionsmittel weiterarbeiten? Würden wir die Praxis schließen müssen? Würde ich bei einer Zuspitzung der Situation im Krankenhaus wieder auf der Intensivstation arbeiten müssen? Würde das Team in Kurzarbeit gehen?

Nichts war mehr wie vorher – und niemand wusste, wie es morgen weitergehen würde. Jede Mittagspause war jetzt eine Teambesprechung. Und wenn ich in den zurückliegenden Wochen auf Sparflamme agiert hatte, so musste ich das Steuer nun wieder fest in die Hand nehmen. Mein Team würde ich nie im Regen stehen lassen; und ich hatte schließlich eine Familie zu ernähren. Alles andere war zweitrangig. Notfallmodus: Die Kräfte waren kurzzeitig wieder da.

Deshalb fuhr ich auch eines Abends zur Apotheke und holte es doch: das Antibiotikum. Sogar Patienten, die zu mir ins Sprechzimmer kamen, sagten nämlich immer öfter: »Oh, Sie sehen aber schlecht aus, Herr Doktor.« Also überwand ich meinen Widerwillen gegen das Antibiotikum, um meine anhaltenden Ohrenprobleme endlich in den Griff zu bekommen.

Zum x-ten Mal baute ich darauf, dass es jetzt besser werden würde, aber das Gegenteil war der Fall: Meine Kraft schwand zusehends – und keine vierzehn Tage später war der Ofen endgültig aus. Mit Schüttelfrost und starken Ohrenschmerzen landete ich im Bett. Ich bat mein Praxisteam, alle Termine für die nächste Zeit abzusagen. Ich, der erfolgreiche Internist, war völlig kraft- und ratlos. Keine Therapie hatte angeschlagen. Alles hatte ich versucht, nur – zugegebenermaßen – keinen Urlaub gemacht, sprich, ich hatte es versäumt, die Notbremse zu ziehen. Unterdessen erreichte die Corona-Krise ihren Höhepunkt, und ich realisierte, dass das hier keine einfache Mittelohrentzündung sein konnte. Vorsorglich entschied ich vom Krankenbett aus, die ganze Familie in Quarantäne zu schicken. Ich hatte nie Angst vor einer COVID-19-Infektion gehabt, aber in meinem geschwächten Zustand hätte es fatal werden können. An dieser Stelle ein Hoch auf mein Praxisteam, das nicht nur die Praxis über Wasser hielt, sondern uns auch noch die Einkäufe bis zur Haustür brachte.

Bis zu achtmal schwitze ich nachts das Bett durch und bekam es mit der Angst zu tun, weil das durchaus ein Anzeichen für sehr ernste Erkrankungen sein kann. Es musste dringend etwas passieren. Ich brauchte Diagnostik und ärztliche Hilfe. Um die Quarantäne aufrechtzuerhalten, beschloss ich, mir selbst Blut abzunehmen. Die erforderliche Hals-Nasen-Ohren-ärztliche Untersuchung war kaum möglich, weil eine Auflage des Berufsverbands die Nasen-Rachenspiegelung ohne Schutzausrüstung, die eh kaum jemand hatte, untersagte. Was für Zeiten! Also ein noch stärkeres Antibiotikum. Unterdessen traten neue Symptome auf. Blut und Eiter liefen mir aus der Nase, und allein der Weg zur Toilette war ein immenser Kraftakt. Nicht nur körperlich, auch nervlich war ich am Ende.

Per Handy organisierte ich schließlich die Diagnostik mit FFP2-Maske und Schutzbrille in einem von Corona lahmgelegten Land. Labor, CT, MRT, Endoskopie. Ergebnis: Der gesamte Nasen-Rachen-Raum war vereitert, und es griff bereits auf den Knochen über. Dagegen half glücklicherweise das Antibiotikum, doch meine Kraft kehrte nicht zurück. Ich konnte nicht einmal die paar Meter durch unseren Garten gehen, was bei 250 Quadratmetern durchaus als veritables Problem gelten kann.

Das Ende von diesem elend langen Lied: Ich hatte – on top – ein reaktiviertes Pfeiffersches Drüsenfieber. Eine Viruserkrankung, die mich als Jugendlichen schon mal erwischt hatte und nun infolge von Erschöpfung reaktiviert worden war. Sportler sind von dieser Rarität höchstens mal betroffen, wenn sie längere Zeit an ihr Limit und darüber hinaus gehen. Das Immunsystem ist dann wie bei HIV- und Krebspatienten extrem geschwächt, was dem Virus, das ja nach wie vor im Körper steckt, die Möglichkeit gibt, erneut auszubrechen. Und genau das war bei mir der Fall: Mein Immunstatus war eine Katastrophe. Kein Wunder, dass ich komplett im Eimer war.

Nun wusste ich aber immerhin, woran ich war, dass ich mich davon erholen konnte und wie ich damit umzugehen hatte. Vor allem musste ich aber erst einmal weiterhin in Quarantäne bleiben, um dem Coronavirus aus dem Weg zu gehen. Mehrere Wochen lang war die Praxis geschlossen, danach habe ich mich mit einer Viertagewoche und langen Pausen zwischen den einzelnen Patienten an den Alltag herangetastet. In der Mittagspause versorgte mich mein Team mit Pizza, bevor ich mich eine Stunde aufs Ohr legte. Die Pizzadiät hatte mir meine Frau verordnet, weil ich so stark abgenommen hatte. In der Zeit bin ich sogar mit dem Auto zur Arbeit gefahren, um keinen Rückfall zu riskieren. Autofahren finde ich noch grässlicher als Teetrinken. Ich tue es nur, wenn ich unbedingt muss.

So habe ich mich nach und nach berappelt, und nach vier Wochen bin ich auch endlich wieder aufs Rad gestiegen. Für den Weg in die Praxis nahm ich mir allerdings wesentlich mehr Zeit als sonst. Denn das Zaubermittel der Erschöpften lautet ja: unbedingt wieder anfangen, aber in ganz kleinen Schritten.

Natürlich muss ich mir die Frage stellen: Wie konnte mir so ein Knock-out ein zweites Mal passieren? Sicher war es auch eine Verkettung ungünstiger Umstände. Shit happens? Das wäre eine zu kurze Analyse. Fakt ist, dass ich knapp zwanzig Jahre nach meiner ersten Lehrstunde wieder meine Grenze ignoriert und stattdessen Pflichtbewusstsein und Ehrgeiz mehr Raum gegeben habe, als mir und damit meiner Familie gutgetan hätte. Und dann noch die Corona-Krise obendrauf. Selbst kerngesunde, zupackende Kollegen wurden von dieser völlig unbekannten und bedrohlichen Situation, in der die eigenen Gestaltungsmöglichkeiten plötzlich extrem eingeschränkt waren, aus der Bahn geworfen. Wenn der Stress jedoch als nicht handhabbar empfunden wird, löst das Unsicherheit aus, was das Stresslevel, die Fehleranfälligkeit und den gefühlten Druck nochmals verstärkt. Spätestens jetzt meldet sich der erschöpfte Organismus in der Regel lautstark, zum Beispiel in Form einer Gürtelrose oder eines Reizdarmsyndroms: STOPP.

Nach dem April 2020 erlebte ich viele Patienten wie besagten Herrn Johnson, die ich schon seit mehreren Jahren medizinisch betreue und bei denen die Belastungen der Corona-Monate deutliche Spuren hinterlassen haben, sei es, dass auf einmal der Blutdruck ungewöhnlich hoch ist, der Bauchumfang erheblich zugelegt hat oder Ängste auftreten, die bislang kompensiert werden konnten. All das sind Reaktionen auf eine Zeit, die in besonderer Weise von Unsicherheit (bis hin zu Existenzangst) und sozialer Isolation geprägt ist und jeden Einzelnen entsprechend fordert. Jeder und jede Einzelne reagiert natürlich anders auf solche Belastungssituationen – je nach Konstitution und Lebenslage. Doch eines lässt sich bestimmt nicht leugnen: Die Corona-Krise hat uns allen unsere Verletzlichkeit aufgezeigt. Individuell und als Gesellschaft. Keine Frage: Das macht Angst. Und auf einmal rücken die Aspekte, die für das Wohlbefinden – ich nenne es: ein gutes Leben – entscheidend sind, verstärkt in den Blickpunkt. Dazu gehört vor allem das grundlegende Gefühl der (wirtschaftlichen) Sicherheit und sozialen Zugehörigkeit. Beides geriet bei vielen Menschen ins Wanken, als die Lockdown-Maßnahmen im Frühjahr 2020 einsetzten.

Die Belastungen, Ängste und Stressreaktionen, die aus der Corona-bedingten Ausnahmesituation resultierten, sind jedoch nur die Spitze des Eisbergs. Ich behaupte: Unter der gesellschaftlichen Oberfläche hat das Gefühl, nicht mehr hinterherzukommen, sich tagtäglich abzustrampeln, ohne dass der empfundene Druck weniger wird, den Herausforderungen des Lebens nicht gewachsen zu sein, für nichts mehr Zeit und Kraft zu haben, schon vor der Corona-Krise tiefe Spuren der Erschöpfung hinterlassen.

Umso wichtiger, dass jeder Einzelne sich der energieraubenden Einflüsse in seinem Leben bewusst wird und für sich Wege findet, die eigene Widerstandskraft zu stärken. Genau das war die Motivation für mich, dieses Buch zu schreiben. Abgesehen davon, dass ich ja selbst dazu neige, bei Stoppschildern auf meinem Lebensweg noch mal richtig Gas zu geben, statt auf die Bremse zu treten, kulminiert in dem Thema »Erschöpfung – und was ich dagegen tun kann« mein umfassendes Wissen als Internist und Sportmediziner, zum Beispiel über Mikronährstoffe und Training, sowie als coachender Arzt, der seine Patienten dazu anleitet, die nötigen Veränderungen anzupacken.

Für ein gutes Leben.

II
MATT UND MÜDE: NEUE NORMALITÄT ODER ECHTE KRANKHEIT?

1
Die erschöpfte Gesellschaft

»Wie geht's dir denn?« – »Ach, eigentlich ganz okay, hab nur zu viel um die Ohren. Wie immer. Ich komm einfach zu nichts mehr.«

Hört sich ziemlich vertraut an, oder? Wir erledigen, antworten, haken ab, machen neue Termine, To-do-Listen, Pläne, hetzen von Event zu Event, von Verpflichtung zu Verpflichtung und nutzen jede kleine Verschnaufpause, um bloß schnell noch mal auf die *Spiegel-Online*-Seite zu gucken und ein paar WhatsApp-Nachrichten zu verschicken, bevor wir uns abends »völlig durch« mit einem Glas Wein aufs Sofa hauen und die Glotze anmachen. Erholung muss schließlich sein. Irgendwann schleppen wir uns ins Bett, greifen vielleicht noch zu dem Krimi, den wir schon vor drei Wochen angefangen haben – da sind die Augen bereits zugefallen. Doch keine drei Stunden später beginnt das Gedankenkarussell zu rotieren und uns mit bohrenden Ich-muss-noch-da-war-doch-noch-warum-hat-sie-nicht-eigentlich-müsste-ich-Fetzen vom Schlafen abzuhalten, bis wir dann vom Wecker in den nächsten vollgepackten Tag gerissen werden und uns mit einem steifen Nacken und tiefen Seufzer aus dem Bett quälen. Von Erholung keine Spur. Und wer sich jetzt noch die Morgennachrichten mit den neuesten Corona-Meldungen zum Kaffee reinzieht, bekommt sofort die ersten Hiobsbotschaften des Tages serviert.

Aber was bleibt uns übrig? Einfach aus dem Hamsterrad aussteigen? »Das kann ich mir nicht leisten.« – »Das ist was für Hippies.« – »Wie soll das gehen?« Zähne zusammenbeißen und auf den nächsten Urlaub hoffen? »Ach herrje, wir haben ja noch gar nicht entschieden, ob wir das Appartement auf Korsika buchen oder mit den Meiers nach Rügen fahren sollen.« – »Meinen letzten richtigen Urlaub hatte ich als Student.« – »Im Urlaub nehme ich ja bloß wieder drei Kilo zu.« Endlich zum Autogenes-Training-Kurs anmelden? »Soll das ein Witz sein? Mein Kalender platzt ja jetzt schon aus allen Nähten.« – »Dazu fehlt mir die Ruhe.« – »Das klappt bei mir eh nicht.« Also wieder aufgerafft und weiter im Takt. Wofür gibt es schließlich Kopfschmerztabletten, Smoothies und (teure) Wellnesspakete …

Innere Unruhe, Dauerstress, schlechter Schlaf und Anspannung gehören zum modernen Leben offenbar zwingend dazu – und damit auch das Gefühl, an seinem Kraftlimit, sprich ganz schön ausgepowert zu sein. Aber wer ausgepowert ist, hat ja immerhin was geleistet. Und darum geht es schließlich, oder nicht? Dabei sein, dazugehören, zeigen, was man kann und dass man wer ist. Dafür sorgen, dass alles wie am Schnürchen läuft und nichts auf der Strecke bleibt. Rund um die Uhr. Das kostet allerdings nicht nur Energie, sondern nagt auch an der Lebensqualität. All dieses Machen, Entscheiden, Schaffen, Terminieren und Abhaken gaukelt uns vor, alles im Griff zu haben, obwohl wir eigentlich fremdbestimmte Getriebene sind: »Ich komm einfach zu nichts mehr!«

Dabei werden doch an einem einzigen Tag zig Dinge erledigt. Vom Meeting mit dem Projektteam über den Entwurf der Einladungskarte für die Sommerparty bis zu den Hausaufgaben des Sohnemanns und dem abendlichen Umtrunk mit den Geschäftspartnern. Insofern müsste es wohl vervollständigt heißen: »Ich komm einfach zu nichts mehr, was mich zur Ruhe kommen lässt und mir neue Kraft gibt.« Die zunehmende Erschöpfung wird also durchaus wahr-, aber in Kauf genommen. Als notwendiges Übel unserer Zeit, als Kehrseite der Medaille, als (Ab-)Zeichen für Leistung? Schwingt da vielleicht sogar ein bisschen Stolz mit? Wer viel zu tun und keine Zeit hat, ist gefragt, ist wichtig, ist Teil des Systems. Und Selbstüberwindung klingt nach beeindruckender Leistungssteigerung, nach »Spiel, Satz, Sieg«.

Doch was ist mit den Begleiterscheinungen dieser »vornehmen« Erschöpfung wie Schlafstörungen, Rücken- und Kopfschmerzen? »Das hat doch jeder mal.« – »Liegt bei uns in der Familie.« – »Ich muss halt mal zum Arzt.« Der Zusammenhang zwischen Termin- und Leistungsdruck auf der einen Seite und dem Herzrasen auf der anderen wird geflissentlich ignoriert. Schließlich hat man alles im Griff und unter Kontrolle. Nichts wird dem Zufall überlassen, um bloß keine bösen Überraschungen zu erleben. Und ein Körper, der gegen das tägliche Aufgabenpensum rebelliert, passt nun mal nicht ins perfekte Bild. »Ich und überfordert? Von wegen!«

Eine Zeit lang mag das gut und sogar sehr gut gehen, zumal innere Unruhe durchaus eine Triebfeder für Tatkraft und Kreativität ist. Vor allem, wenn wir für das Geleistete Lob und Anerkennung ernten. Aber innere Unruhe – noch dazu unter Druck – ist auf Dauer anstrengend, wenn der entsprechende Ausgleich fehlt. Irgendwann geht es an die Substanz, bis die Quelle, in diesem Fall der Mensch, total erschöpft ist. Regelrecht ausgelaugt. Körperlich und geistig. Die Konzentrationsfähigkeit sinkt, die Infektanfälligkeit steigt. Das Lebensgefühl insgesamt leidet.

Haben wir es bei Erschöpfung womöglich mit einer neuen, um nicht zu sagen »vornehmen« Volkskrankheit zu tun? Ist Erschöpfung die Quittung für eine Gesellschaft, in der Wachstum, Leistung und (Selbst-)Optimierung mit Applaus bzw. einem »Gefällt mir« belohnt werden – der Psychologe Stephan Grünewald spricht in diesem Zusammenhang von »unserer Applauskultur«, in der wir nicht mehr selbstbewusst unser Werk beurteilten, sondern nur noch auf externe Bestätigung (»Likes«) aus seien, während gleichzeitig das Damoklesschwert des sozialen Abstiegs und der sozialen Isolation über allem schwebt? In der das Vertrauen in politische Strukturen und Entscheidungsträger ebenso schwindet wie der Glaube an eine bessere Zukunft? Diabetes, Herzinfarkt, Krebs, Bluthochdruck und »Rücken« gelten inzwischen als Volkskrankheiten, weil sie aufgrund erhöhter Behandlungskosten, häufig auftretender Arbeitsunfähigkeit und dadurch bedingter Frühverrentung eine gesellschaftliche Relevanz haben. Und natürlich sind viele dieser Volkskrankheiten gleichzeitig Zivilisationskrankheiten: zu viel falsches Essen, zu viel Stress, zu wenig Bewegung und Entspannung.

Nun wird wohl niemand bestreiten, dass das lähmende Gefühl, völlig ausgepumpt, regelrecht leer zu sein, weit verbreitet ist. Natürlich waren auch die Menschen im 18. Jahrhundert nach einem harten Arbeitstag erschöpft und rechtschaffen müde. In der Regel genügten jedoch eine halbwegs vernünftige Mahlzeit und eine gute Mütze Schlaf, um sich wieder fit und dem Tageswerk gewachsen zu fühlen. Körper und Geist haben sich über Nacht regeneriert. Heute hingegen ist der Modus »Always on« für viele Menschen vollkommen normal, ebenso wie die daraus resultierende Überaktivität und Anspannung.

Abschalten? Wie ging das noch mal? Innehalten? Was war das noch gleich? Momente, in denen wir den Tag, die Woche, das Jahr Revue passieren lassen, sind rar. Wer nimmt sich denn heute einfach mal die Zeit, sozusagen eine lange Weile, um Gedanken kommen und gehen zu lassen? Wo ist noch Raum für zufällige Begegnungen und Erlebnisse? Man schaue sich nur mal die Zeit »zwischen den Jahren« an. Früher waren diese Tage zwischen Weihnachten und Jahresanfang eine Art Auszeit; selbst die Hausfrau, die sonst von morgens bis abends beschäftigt war, durfte nun keine Wäsche waschen und aufhängen, weil sich darin, so der Aberglaube, böse Geister verfangen konnten. »Zwischen den Jahren« war eine Zeit der allgemeinen Ruhe und somit des Regenerierens. Und heute? Was wird da nicht alles hineingepackt: der Besuch bei den Schwiegereltern, das längst überfällige Essen mit den Nachbarn, ach ja, auch das Büro müsste dringend aufgeräumt und das Protokoll der letzten Sitzung noch ausformuliert werden … Stress statt Stille. Tempo und Termine statt Ruhe zum Runterkommen.

Aber nicht nur das Weihnachtsfest ist heillos überfrachtet, auch sonstige Feste haben längst ihren einstigen Highlight-Charakter eingebüßt. Waren Hochzeiten, Geburtstags- und Dorffeste vor ein paar Jahrzehnten noch etwas Besonderes, worauf die Gäste sich schon Wochen vorher freuten und worüber man danach noch wochenlang sprach, weil man dort mit Menschen zusammenkam, die man lange nicht gesehen hatte, ausgelassen tanzen, lecker essen und trinken konnte, so begibt man sich heute – fast ein wenig genervt, weil einem eigentlich nach Ruhe zumute ist – auf die fünfte Sommerparty des Jahres, amüsiert sich dort mehr oder weniger, vergleicht das Gebotene mit den vier anderen Einladungen, isst, was man inzwischen an jeder Straßenecke essen kann, bedankt sich überschwänglich und geht – gedanklich womöglich schon bei der nächsten Verpflichtung oder bei der Frage, wie man sich bestmöglich revanchieren und diese Party toppen kann. Kurz: Der Sektor »Feiern«, der eigentlich für Freude und lockeres Beisammensein steht, ist unfassbar überspannt. Auch hier hat die mürbe machende Reizüberflutung und -übersättigung zugeschlagen.

Hand aufs Herz: Wann waren Sie zuletzt so richtig hungrig auf eine Party? Und wann haben Sie zuletzt so richtig abgeschaltet?

Das Verhältnis zwischen Anspannung und Entspannung ist in eine gefährliche Schieflage geraten. Und das, obwohl wir uns eigentlich alle nach diesem angenehm leichten Gefühl sehnen, das ein entspannter Lebensstil mit sich bringt. Nicht umsonst haben Yogakurse und Entspannungsgurus seit Jahren Hochkonjunktur. Magazine wie *Landlust* und *Flow*, die auf Entschleunigung und Naturverbundenheit, auf das Besondere im Einfachen setzen, erfreuen sich großer Beliebtheit. Und da deutsche Gemütlichkeit allzu bieder und verstaubt klingt, gehen wir Glücksgefühle bei unseren *hyggeligen* dänischen Nachbarn stibitzen. Das eigentliche Zauberwort unserer an (gemeinsam verbrachter) Zeit armen Gegenwart ist jedoch »Achtsamkeit«. Kein Ratgeberregal kommt ohne aus. Letztlich aber sind all diese Glück und Entspannung verheißenden Produkte Ausdruck für den Wunsch vieler Menschen, der sinnentleerten, kräftezehrenden Erschöpfungsspirale des Alltags zu entkommen. Andere hingegen überlassen sich – scheinbar sicher in ihrer überschaubaren, wunderbar bequemen Komfortzone – dem betäubenden Strudel an Reizen mit seinem enormen Stresspotenzial, bis sie darin unterzugehen drohen.

Nun ist Erschöpfung natürlich nicht gleich Erschöpfung. Wer sich zum Beispiel beim Lauftraining verausgabt, ist danach zwar körperlich erschöpft, fühlt sich aber unter Umständen trotzdem sauwohl und voller Elan. Er spürt, was er gepackt hat, und genießt die Erholung danach umso mehr. Hier stimmt also die Balance zwischen Anspannung und Entspannung, gekrönt von dem Stolz auf die eigene Leistung. Es kann auch eine Masterarbeit oder eine selbst gezimmerte Kommode sein, die einen viel Kraft gekostet hat. Doch nun ist sie fertig, man lehnt sich zurück und spürt, wie sich nach der gewaltigen Anstrengung wohlige Zufriedenheit ausbreitet.

Ganz anders sieht es aus, wenn sich Menschen permanent matt und müde und ihrem Leben nicht mehr richtig gewachsen fühlen, wenn sich womöglich eine Antriebslosigkeit einstellt, die mit der Zeit auf alle Lebensbereiche ausstrahlt und auch dem Körper zusetzt. Wenn zu der Erschöpfung Ängste, Unruhe und Schlafstörungen hinzukommen. Wenn der Körper mit Schmerzen reagiert, obwohl organisch eigentlich alles gesund ist.

Wenn Zahlen sprechen könnten: das Diagnose-Dilemma

Statistische Daten wie im *Gesundheitsreport 2020* der Techniker Krankenkasse, in dem die Zahlen bis 2019 ausgewertet wurden, zeigen eine erschreckende Bilanz: Psychische Erkrankungen sind inzwischen verantwortlich für die meisten Krankschreibungen! Auf hundert Menschen, die ein Jahr lang bei der Krankenkasse versichert waren (man spricht im Fachjargon von hundert Versicherungsjahren), kamen im Jahr 2019 589 Arbeitsunfähigkeitstage wegen psychischer Störungen. Damit liegen diese Erkrankungen inzwischen vor den langjährigen Spitzenreitern Muskel- und Skeletterkrankungen mit 542 Arbeitsunfähigkeitstagen sowie Atemwegserkrankungen (mehrheitlich Erkältungen) mit 480 Arbeitsunfähigkeitstagen. Dies entspricht einem Anstieg von Fehlzeiten aufgrund psychischer Erkrankungen zwischen 2000 und 2019 um sage und schreibe 100 Prozent. Andere Erkrankungen veränderten sich in ihrer Häufigkeit hingegen kaum. Keine Frage, diese Zahlen sind schockierend. Trotzdem lohnt ein kritischer Blick hinter die Statistik.

Menschen lieben statistische Zahlen, weil sie Ordnung und Orientierung verheißen. Und sobald etwas in Zahlen gepresst wurde, tendieren wir dazu, das sich daraus ergebende Bild zu glauben. Dazu müssen allerdings erst einmal Rohdaten erfasst werden – in unserem statistischen Beispiel mithilfe von Diagnosen, wie sie nicht zuletzt in hausärztlichen Praxen gestellt werden. Beispielsweise so: In der wieder einmal überfüllten Montagmorgen-Sprechstunde klagt eine Patientin über schwere Erschöpfung und dass sie deshalb nicht in der Lage sei zu arbeiten. Der Arzt erkennt im Rahmen seiner empathisch zugewandten, gleichwohl nur kurzen Gesprächszeit, in der ihm die Patientin unter Tränen von Schlafstörungen, Unwohlsein und Ängsten erzählt, die Notwendigkeit, die Reißleine zu ziehen, indem er sie krankschreibt. Aber womit haben wir es hier zu tun? Mit Erschöpfung, Depression, Burnout, Angststörung? Eine konkrete Diagnose ist für die Krankmeldung zwingend erforderlich. In einem solchen Zweifelsfall wählt der Arzt aus der Internationalen Klassifikation der Krankheiten[2] eine allgemein gehaltene Diagnose wie »Anpassungsstörung« (ICD-10 F42). Noch unschärfer wird es in dem Klassifikationskapitel R, das Symptome erfasst, die anders nicht klassifiziert werden können. So kann der Arzt zum Beispiel auch die Diagnose »Unwohlsein und Ermüdung« (ICD-10 R53) in das Krankenblatt der Patientin schreiben.

Jetzt bleibt eigentlich nur zu hoffen, dass die Patientin nach dieser Erstdiagnose durch ihren Hausarzt eine differenzierte fachärztliche Diagnose erhält. So könnte die beklagte Erschöpfung zum Beispiel durchaus genauer mit dem ICD-10-Code F32.0 als »leichte depressive Episode« bestimmt werden. Aber eine zielgenaue Diagnostik findet keineswegs automatisch statt.

2 *International Statistical Classification of Diseases and Related Health Problems*, herausgegeben von der Weltgesundheitsorganisation (WHO). Liegt inzwischen in der 10. Version (ICD 10) vor. Die einzelnen Kapitel sind jeweils mit einem Buchstaben gekennzeichnet. F-Diagnosen betreffen psychische Störungen.

Einer Studie zufolge werden gerade einmal zehn Prozent der psychisch erkrankten hausärztlichen Patienten an den Nervenarzt überwiesen. Und allzu oft dürfte es selbst dem Spezialisten schwerfallen, das spezifische Problem der Patienten in eine lupenreine, klar abgrenzbare ICD-10-Diagnose zu gießen, weil einzelne Diagnosekriterien möglicherweise nicht erfüllt sind. Und dann wird trotz aller Expertise doch wieder eine recht allgemeine Diagnose ins Krankenblatt geschrieben.

So darf man sich zu Recht fragen, was tatsächlich hinter all den »psychischen Diagnosen« im TK-Report steckt, als da wären Depression (ICD F32), wiederkehrende Depressionen (ICD F33), Anpassungsstörungen (ICD F43), somatoforme Störung (heißt: körperliche Beschwerden, für die keine klare körperliche Ursache gefunden werden kann = ICD F45), Angststörungen (ICD F41) sowie Unwohlsein und Ermüdung (ICD R53). Was davon sind scharf abgegrenzte Diagnosen? Was ist in Wirklichkeit ein Burnout, obgleich dieser Symptomkomplex noch immer nicht zufriedenstellend definiert werden konnte? Keiner weiß es. Doch Papier und elektronische Datenbanken sind bekanntlich geduldig. Ich würde das Differenzierungspotenzial oben genannter Diagnosen jedenfalls auf keinen Fall zu hoch hängen.

Noch interessanter wird es, wenn wir einen Blick auf das Thema Rückenschmerz im Zusammenhang mit der TK-Statistik werfen. Wer von Rückenschmerzen hört oder liest, denkt unwillkürlich an Bandscheibenvorfälle, Nerveneinengungen, verschlissene Wirbelkörper und Verbiegungen der Wirbelsäule. All das, was sich auf Röntgenbildern oder mittels Kernspintomographen sichtbar machen lässt. Aber eine so eindeutige Diagnose gelingt selbst bei »Rücken« ziemlich selten. Man geht sogar davon aus, dass gerade einmal 20 Prozent aller Rückenschmerzen eine klare körperliche Ursache zugrunde liegt. 80 Prozent der Fälle gelten als unspezifisch. Das heißt, den Schmerz könnte eine Muskelverspannung, aber auch ein Zwischenwirbelgelenk verursachen. Insofern ist es wenig verwunderlich, dass 91,7 Prozent aller Rückenschmerz-Diagnosen, die laut TK-Gesundheitsreport 2019 zur Krankschreibung führten, unspezifisch sind (»Rückenschmerz«). Wie groß mag da der Anteil muskelverspannungsbedingter Schmerzen sein, die der Arzt als Rückenschmerz codiert, die aber eigentlich eine Folge von Erschöpfung, Angst und Überlastung sind?

Wir kennen schließlich eine ganze Reihe von Redewendungen, die den Zusammenhang von psychischen Prozessen und körperlichen Beschwerden verdeutlichen: Mir »sitzt die Angst im Nacken«, jemand »hat eine große Last auf den Schultern« oder geht »von Gram gebeugt«. Schon unsere Ahnen wussten also um diese Zusammenhänge, die sich so schwer in Statistiken gießen lassen, weil jedes Leiden, jeder Einzelfall in der Medizin doch einzigartig bleibt und nicht als drei- oder vierstelliger ICD-Code abbildbar ist. Natürlich versuchen wir's trotzdem immer wieder. Ein solches Fundstück ist die vierte Europäische Erhebung über die Arbeitsbedingungen[3] von 2005. Demnach klagen nur 11 Prozent der Menschen ohne Stress über Rückenschmerzen, während 71 Prozent der Menschen mit Stress Rückenschmerzen haben. Bei Muskelschmerzen sind es 68 Prozent gegenüber 93 Prozent bei Stress.

Natürlich führen Überlastung und Erschöpfung nicht nur zu Rückenschmerzen, sondern können auch das Immunsystem schwächen, was zu höherer Infektanfälligkeit führt. Und dem Thema Verdauungsbeschwerden und Stress, sprich dem »Blähbauch im Büro« wurde auch schon so manches Buch gewidmet. Und dass Erschöpfung die Schwelle, sich krankschreiben zu lassen, grundsätzlich senkt, dürfte ebenfalls klar sein.

3 European Work Conditions Survey (EWCS)

In der gesamten Krankenstandstatistik haben wir es also mit einem großen ICD-10-Verallgemeinerungs-Bias oder, anders ausgedrückt, mit einer Verzerrung zu tun, weil Ärzte schwierigen Sachverhalten einen Namen geben müssen. Viele erschöpfungsbedingte psychosomatische Beschwerden bekommen dann eine allgemeine Symptom-Diagnose (z.B. »Schwäche«), eine vielleicht nicht immer sachgerechte psychiatrische Diagnose (z.B. »Anpassungsstörung«) oder eine körperliche Diagnose (z.B. »Rückenschmerz«). Ich behaupte daher: Ließe sich die komplette Krankenstandstatistik realistischerweise um einen »Erschöpfungs-, Depressions-, Stress- und Burnout-Faktor« bereinigen, wäre wohl mehr als die Hälfte der Krankschreibungen auf psychologische Ursachen zurückzuführen.

Die Erschöpfung in der Arztpraxis

Nie war der Zusammenhang zwischen (gesellschaftlicher) Erschöpfung und körperlichen Beschwerden offensichtlicher als momentan während der Corona-Krise. Zwar werden die Restriktionen zur Eindämmung des Virus inzwischen so weit möglich gelockert, doch die Folgen – auch die psychosomatischen – werden wohl erst später so richtig sichtbar. Zu mir in die Praxis kommen jedenfalls seit der SARS-CoV-2-Pandemie mehr Menschen als je zuvor, die unter Schlafstörungen, Herzrasen, Bluthochdruck und Ängsten leiden. Darunter sind auch einige Patienten, die durchaus eine Kausalität erkennen: »Ich war schon vorher immer wieder kurz davor, ärztliche Hilfe in Anspruch zu nehmen. Wegen meiner Ängstlichkeit und diesem unangenehmen Herzrasen. Aber seit COVID-19 alles bestimmt, geht es mir noch viel schlechter.«

Bereits im Medizinstudium lernt man, dass der Anteil psychosomatisch bedingter Krankheitsbilder ziemlich hoch ist. Besonders augenfällig ist dieses Phänomen in hausärztlichen Praxen, denn hierher kommen Menschen mit allem, was sie bewegt. Studien belegen, dass über 30 Prozent aller Beschwerden, die dort behandelt werden, psychischer oder psychosomatischer Genese sind. Somatoforme Erkrankungen – also jene, bei denen körperliche Symptome eine psychische Ursache haben – sind dabei diagnostisch besonders anspruchsvoll.

Nehmen wir mal den Bauchschmerz. Hier lässt sich natürlich nicht auf Anhieb sagen, ob dieser organisch oder psychosomatisch ist. Deshalb steht der Arzt grundsätzlich vor der Aufgabe, erst einmal alle möglichen körperlichen Ursachen auszuschließen – selbst wenn es sich um einen langjährigen Patienten handelt und der Arzt ziemlich sicher ist, dass der Bauchschmerz eine fast logische Reaktion auf die – ihm bekannte – akute Lebenskrise des Patienten ist. Schließlich könnte der Schmerz auch genauso gut ein Anzeichen für ein Magengeschwür sein. Die psychosomatische Ebene zu ignorieren wäre allerdings eine vertane Chance, sowohl zur Entlastung des medizinischen Versorgungsapparates, der heute zig kostspielige Untersuchungsmöglichkeiten für das Symptom Bauchschmerz parat hält, als auch für den Patienten, der durch die vielen Untersuchungen unnötig verängstigt und somit noch mehr belastet wird (und umso mehr an ein körperliches Leiden glauben wird).

Insofern sind wir Mediziner dazu übergegangen, parallel vorzugehen und auf beiden Ebenen, der psychischen wie der somatischen, nach der Ursache zu forschen. In anderen Fällen werden eindeutig somatische Beschwerden wie entzündliche Knieschmerzen infolge psychischer Belastungssituationen, seien sie beruflicher oder privater Natur, sowie durch ständige emotionale Überlastung verstärkt: Was vorher nur latent vorhanden und somit erträglich war, tritt auf einmal mit voller Wucht zutage, denn die Abwehrmechanismen und Selbstheilungskräfte des Körpers sind genauso erschöpft wie der Patient.

Auch in meiner ärztlichen Praxis als Internist und Sportmediziner habe ich Tag für Tag mit dieser Schnittstelle Psychosomatik zu tun – und momentan besonders intensiv. Nun ist Psychosomatik mittlerweile ein fester Bestandteil der medizinischen Ausbildung und auch für den Laien bestimmt kein Fremdwort mehr, trotzdem beobachte ich, dass viele Menschen sich spontan stigmatisiert fühlen und eine Abwehrhaltung einnehmen, wenn ich diese Ebene als möglichen Faktor für die Symptomatik anspreche, so nach dem Motto: »Ich bin doch nicht plemplem.« Diese Schublade hat sich in den Köpfen der Menschen offenbar ziemlich festgeklemmt. Oder: »Nee, das isses nicht. Das fühlt sich ganz anders an. Es tut ja richtig weh.« Darum erkläre ich den Patienten, was Psychosomatik genau ist und warum jeder Mensch psychosomatische Reaktionen zeigt. Denn natürlich hat der Patient einen Schmerz, doch lässt sich dieser nicht ansatzweise von einem somatisch bedingten Schmerz abgrenzen. Es ist nämlich exakt der gleiche. Nur die Ursache ist eine andere. Ich selbst bin immer wieder davon beeindruckt.

Aus dem Leben gegriffen ...

Bei dem Sohn eines guten Freundes und Kollegen habe ich miterlebt, wie drastisch so eine psychosomatische Reaktion ausfallen kann. Kurz nach seinem vierten Geburtstag klagte der Junge immer öfter über Bauchschmerzen. Als Arzt war der Vater geneigt, den Ball erst mal flach zu halten. »Das wird schon wieder.« Zwischendurch schien es sich auch tatsächlich erledigt zu haben. Dann aber kamen die Schmerzen wieder, und irgendwann schrie das Kind und krümmte sich, so weh tat es. Die Wärmflasche half zwar vorübergehend, doch dann bemerkten die Eltern, dass ihr Sohn nicht mehr wuchs. Da war für sie endgültig der Zeitpunkt gekommen, die Diagnostik in Gang zu setzen. Und die Diagnose war auch erstaunlich schnell da: Zöliakie[4]. Keine Frage, eine blöde Geschichte, aber gut behandelbar und mit entsprechender Ernährung in den Griff zu bekommen.

Die Eltern erklärten ihrem Sohn, was das bedeutet und dass er von nun an bestimmte Lebensmittel nicht mehr essen dürfe, weil die Bauchschmerzen sonst sofort wieder da seien. Der Kleine hat die Dringlichkeit von Anfang an verstanden und die nötigen Veränderungen in seinem Leben tatsächlich nie infrage gestellt. Innerhalb weniger Wochen war er beschwerdefrei. Doch nach etwa einem halben Jahr hatte er abermals heftige Bauchschmerzen. Teilweise lag er wieder mit den Fäusten trommelnd vor Schmerz auf dem Boden. Diesmal zögerten die Eltern nicht lange, sondern stiegen gleich in die große Diagnostik ein. Aber selbst an der Universitätsklinik fanden die Ärzte nichts, woraufhin der Kinder-Gastroenterologe das Gespräch mit den Eltern suchte; es ergab sich jedoch kein einziger Anhaltspunkt.

In dem Moment war dem Vater klar, dass die Bauchkrämpfe seines Sohnes eine psychische Ursache haben mussten. »Und ich witterte auch schon, was es sein könnte«, erzählte er. »Denn natürlich wussten alle in unserem engeren Familien- und Freundeskreis von der Zöliakie-Diagnose. War jemand von denen zu Besuch, kam das Thema immer wieder auf den Tisch, gewissermaßen als Beilage zu den glutenfreien Nudeln oder Brötchen für den Enkel. Die Oma sagte dann zum Beispiel: ›Das machst du aber toll, super, wie das klappt.‹ Das sollte ermutigen, aber unserem Sohn führten all diese Äußerungen rund um die Zöliakie ständig vor Augen, was er alles nicht essen konnte und dass er anders war als alle anderen. Und das kleinste Magengrum-

4 Die Zöliakie ist eine Autoimmunerkrankung. Beim Verzehr von Gluten aus Weizen, Dinkel, Gerste, Roggen und ähnlichen Getreiden kommt es zu einer Entzündungsreaktion der Dünndarmschleimhaut, die wiederum zu einer Vielzahl von Beschwerden, vor allem des Verdauungstraktes, führt.

meln ebenso wie jede Stuhlunregelmäßigkeit genügte, um seine Umgebung in Sorge zu versetzen.«

Der Vater wusste: Hier mussten sie ansetzen. Erst sprach er mit seiner Frau darüber, dann mit Familie und Freunden. »Von da an wurde die Krankheit nicht mehr an die große Glocke gehängt und nur noch auf der allernötigsten Sachebene erwähnt. Ohne jeden weiteren Kommentar. Und wenn zwischendurch mal Bauchweh aufgetreten ist, galt es, dieses erst einmal zu bagatellisieren, nach dem Motto: Kommt vor, geht aber auch wieder vorbei. Bloß kein langes Gespräch drüber führen.« Das Ergebnis: Die Schmerzattacken blieben aus.

Für mich ist diese Geschichte eine Steilvorlage, um zu verstehen, was Psychosomatik ist: Unser Geist kann jedes Symptom erzeugen, von der Inkontinenz bis hin zum Herzinfarkt.

Und noch ein anderes, zudem ganz typisches »Erschöpfungsbeispiel« aus meiner Praxis: Ein Mann, Mitte vierzig, sichtlich in Topform, kommt in die Sprechstunde und klagt über »so ein Ziepen und Stechen in der rechten Rippengegend«. Er vermutet einen Leberschaden. Sein Hausarzt (der natürlich weiß, dass die Leber selbst ein stilles Organ ist und daher allenfalls indirekt Schmerzen verursacht) hat die Leberwerte bereits untersucht: kein Befund. Auch der Heilpraktiker konnte nicht helfen. Jetzt ist er bei mir und bittet mich, »alles abzuklären«. Klar, es könnte ein Tumor sein oder auch eine Rippenblockade. Nichts zu finden. Nach einem kompletten Check-up liegt unweigerlich das »Psychothema« Stress respektive Erschöpfung in der Luft, das sich einen körperlichen Kanal sucht. Häufig eben jenes diffuse Ziepen und Stechen unter dem Rippenbogen. Oder die Stiche in der Brust, der verspannte Nacken, der Magenschmerz, der Blähbauch, der Bluthochdruck …

Bei all diesen Symptomen geht es mir als Arzt darum, den Patienten und Patientinnen diagnostisch die Sicherheit zu vermitteln, dass auf der körperlichen Ebene alles in Ordnung ist, um sie dann dafür zu sensibilisieren, dass es sich bei diesem Symptom um ein eindringliches Signal handeln könnte, den eigenen Lebensstil und Alltag auf den Prüfstand zu stellen: Nehmen die Belastungen überhand? Gönne ich mir Auszeiten, und wie genau sehen diese aus? Welche einstigen Kraftquellen sind versiegt? Denn unsere Leistungsgesellschaft hin oder her: Jeder von uns ist nun mal nur bis zu einer gewissen Grenze belastbar. Und diese sollten wir unbedingt kennen und achten, weil wir sonst krank werden.

Viele Patienten, denen ich diesen Spiegel vorhalte, tun sich schwer damit zu akzeptieren, dass gegen ihre Beschwerden langfristig weder eine Spritze noch Tabletten noch Massagen helfen werden, sondern nur gezielte Veränderungen in ihrem Leben. Jedes Weiter-So würde die Symptome verschlimmern. Insofern bietet es sich an, mehrdimensional zu arbeiten, indem die akuten Schmerzen behandelt und gleichzeitig Stellschrauben im Alltag ausfindig gemacht werden, um die übergroße Spannung, den immensen Druck herauszunehmen.

Auch Werner Kugler, seines Zeichens selbstständiger Steuerberater und ambitionierter Marathonläufer, merkte, dass etwas nicht stimmen konnte, denn sein Blutdruck war viel höher als sonst. Er hatte sogar schon eigenständig die Dosis der Blutdrucktabletten erhöht, was insofern bemerkenswert ist, als er Jahre brauchte, um die Einnahme von Blutdrucktabletten überhaupt zu akzeptieren und sich bis heute damit schwertut. Da wir uns schon länger kennen, fragte ich Werner direkt, wie es denn so laufe und ob er aufgrund der Corona-Krise mehr zu tun habe. Seine Antwort: »Alles kein Problem. Ich arbeite nach wie vor höchstens 45 Stunden die Woche.«

Ein Arzt sollte sich mit solchen Aussagen nie vorzeitig zufriedengeben. Die ersten Äußerungen sind oftmals Fassade,

Wunschdenken oder eben beides. Im Laufe der weiteren Untersuchungen kam dann auch heraus, dass er gerade zusätzlich viel von zu Hause aus arbeitete und sein tatsächliches Arbeitspensum somit bei gut sechzig Stunden lag. Außerdem gab es Stress mit den Kindern, weil es schulisch nicht gut lief, und zum Lauftraining komme er wegen Corona auch seit Wochen nicht. »Außerdem fange ich jetzt jeden Morgen eine Stunde früher an, um alles zu schaffen.« Aha, dachte ich, Schlafdefizit also auch noch. Von wegen »Alles kein Problem« und »Corona macht nichts mit mir«. Der Druck und damit der Blutdruck waren enorm gestiegen. Nur die Tablettendosis zu erhöhen ging folglich klar am Problem vorbei.

Psychosomatik hat es allerdings nicht nur gesamtgesellschaftlich ziemlich schwer. Auch in unserem medizinischen Versorgungssystem mangelt es bislang an den Voraussetzungen, die psychische Ebene immer gleichwertig zu behandeln. Denn was macht der gehetzte Hausarzt, der in seinem Praxisalltag überwiegend mit Husten, Schnupfen, Diabetes oder umgeknicktem Fuß kämpft, der jeden Tag sechzig bis hundert Patienten sieht und für jeden von ihnen nur fünf Minuten Zeit hat, mit einer 45-jährigen Frau, die schon seit zwei Jahren wegen Nackenverspannungen in Behandlung ist und nun weinend vor ihm sitzt? »Ich kann einfach nicht mehr. Mir wird alles zu viel!« Wird er sich mit psychologischem Fingerspitzengefühl nach ihrer Lebenssituation erkundigen können? Wird er abklären können, ob er es hier mit einem chronischen Erschöpfungssyndrom oder einer Depression zu tun hat? Stattdessen schreibt er sie in der Kürze der zur Verfügung stehenden Zeit erst mal krank – zu Recht –, wofür er allerdings eine Krankheit aus der ICD-Liste diagnostiziert haben muss. Und so wird, wie wir bereits wissen, aus der Kategorie der psychischen Störungen (F) eine unspezifische Diagnose gewählt.

Insofern ist es wichtig, dass wir uns nun die verschiedenen Ausprägungen und Symptome von krankhafter Erschöpfung einmal genauer anschauen – schließlich kennt wohl jeder von uns jemanden, der unter Erschöpfung bzw. dem, was oft Burnout genannt wird, leidet oder gelitten hat.

2

Erschöpfung, Burnout, Depression: die verschiedenen Symptome

Kleine Anekdote vorweg: Ich mag es, die Menschen, mit denen ich im Alltag immer wieder zu tun habe, über den einen oder anderen Klönschnack näher kennenzulernen. Meinen Holzhändler, den Busfahrer und auch den Fischhändler. Neulich war ich wieder bei ihm im Laden, weil ich Fisch fürs Chinesische Fondue brauchte, und erzählte, dass ich gerade an einem Buch schreibe. »Worum geht's denn da?«, wollte er wissen. »Ach, darin geht es ums Erschöpftsein, woher es kommt, auch um Burnout und wie man dem vorbeugen kann …« »Burnout!«, rief er sofort. »Das hatte ich am Wochenende auch. Mein Gott, was war ich fertig. Da hatte ich richtig Burnout!« Ich habe verständnisvoll genickt und mich darüber gefreut, dass es ihm heute sichtlich besser ging. Es ist davon auszugehen, dass der Fischhändler in der Woche zuvor viel gearbeitet hatte, weshalb er am Wochenende total platt und erschöpft war. Und große Erschöpfung ist für ihn gleichbedeutend mit Burnout. Kennt man ja aus den Medien … Doch angesichts der schnellen Regeneration dürfen wir die Diagnose Burnout in diesem Fall getrost ausschließen.

Was aber ist denn dann Burnout eigentlich? Wie lässt sich Burnout von Erschöpfung und Depression abgrenzen? Und wie hängt das alles miteinander zusammen? Tatsächlich sind die

Grenzen nicht immer so eindeutig zu ziehen, weil die einzelnen Symptome sich in mancherlei Hinsicht ähneln und ineinander übergehen können. Dennoch möchte ich hier versuchen, die einzelnen Krankheitsbilder so gut wie möglich voneinander zu differenzieren. Dafür ist es sinnvoll, sich erst mal klarzumachen, wie man zu diesen definierten Krankheitsbildern kommt. Der Fachbegriff dafür ist Morbus (lat. Krankheit): Morbus Parkinson, Morbus Crohn, Morbus Meulengracht … All das sind eindeutig diagnostizierbare Krankheiten, in der Regel benannt nach ihrem Entdecker. Einen »Morbus Erkältung« hingegen gibt es nicht, weil diese Erscheinung eben nicht klar abgrenzbar ist – aber nur dann gibt es den Titel »Morbus«. Husten, Schnupfen = Erkältung? Das klappt so nicht, weil die Symptome Husten und Schnupfen auch bei Allergien auftreten können.

Auch ein Morbus Freudenberger – so hieß der Erstbeschreiber des Burnout-Syndroms – existiert nicht. Das hängt nicht zuletzt damit zusammen, dass es im psychisch-psychiatrischen Bereich viel schwieriger ist, scharfe Diagnosekriterien festzulegen. Jeder weiß, wie fließend die Grenzen zwischen normal und krank hier bisweilen sein können. Diese Problematik haben wir nicht nur bei Erschöpfung, sondern auch bei Traurigkeit. Hat jemand einen geliebten Menschen durch Unfalltod verloren, reißt ihn eine Woge der Traurigkeit mit sich. Das Leben erscheint leer und düster. Auch Appetit-, Schlaf- und Antriebslosigkeit sind typische Symptome tiefer Trauer – genauso wie bei einer handfesten Depression. Dennoch würde niemand ernsthaft auf die Idee kommen, bei einem aus nachvollziehbaren Gründen trauernden Menschen sofort von einer Depression zu sprechen. Allerdings – und das macht es kompliziert – kann Trauer durchaus in eine Depression münden.

Um möglichst präzise Definitionen psychischer Erkrankungen wird in der Fachwelt sehr gerungen, teilweise über Jahre. So versucht man Haupt- und Nebenkriterien festzulegen, die zur Bedingung für eine bestimmte Diagnose, zum Beispiel Depression, gemacht werden.

Das kann für eine alltägliche Erfahrung wie »Erschöpfung« natürlich nicht gelingen. Diese ist ein oftmals physiologisches Symptom und nur in bestimmten Konstellationen eine Krankheit. Vielleicht sorgt es für etwas mehr Klarheit, wenn wir uns ansehen, was bei Erschöpfung auf körperlicher Ebene geschieht. Bei einer Sportlerin, die gerade einen Marathon gelaufen und nun völlig »alle« ist, spricht man von physiologischer Erschöpfung: Die Beine schmerzen, weil Muskelzellen durch die immense Anstrengung Schaden genommen haben, entleerte Energiespeicher machen kraftlos, das Nervensystem fordert Ruhe. Essen und Schlafen sind hier ebenso nachvollziehbare wie wirksame Maßnahmen gegen die »gesunde« Erschöpfung.

Und auf psychischer Ebene? Was ist, wenn ich drei Tage durchgearbeitet habe, um ein Projekt fristgerecht abzuschließen, und danach komplett »im Eimer« bin? Dann handelt es sich ebenfalls um eine normale Erschöpfung. In diesem Fall gilt es, sich mal tüchtig auf die Schulter zu klopfen und dafür zu sorgen, dass man den Kopf wieder frei kriegt und neue Kraft schöpft, bevor das nächste Projekt in Angriff genommen wird.

Dieses aufmerksame Be- und Entlasten beherrscht ein guter Sportler perfekt: Er muss genau wissen, wann es an der Zeit ist, eine Trainingspause einzulegen, um seine Leistungsfähigkeit nicht aufs Spiel zu setzen. Überspannt er den Bogen und trainiert zu viel, ohne zu regenerieren, sinkt die Leistungsfähigkeit – und er gerät in einen »unnormalen« Erschöpfungszustand. Bei Sportlern wird in diesem Zusammenhang, wie wir bereits wissen, von Übertraining gesprochen, was im Grunde nichts anderes ist als ein Sportler-Burnout: eine chronische Überlastungsreaktion.

Aber nicht jede Erschöpfung hat einen »gesunden«, physiologischen Hintergrund. Erschöpfung kann sich durchaus als eigenes Krankheitsbild verselbstständigen. So handelt es sich bei dem sogenannten chronischen Erschöpfungs- oder auch Müdigkeitssyndrom (Chronic Fatigue Syndrome, CFS), von dem Sie vielleicht schon mal gehört haben, um eine – so der Wissensstand heute – neuroimmunologische Erkrankung, die zu dauerhafter Erschöpfung führt. Wodurch CFS verursacht wird, ist zwar noch nicht abschließend geklärt; als mögliche Auslöser gelten aber eine Infektionskrankheit, eine schwere Verletzung, eine Operation in einer besonders anstrengenden Phase oder auch ein emotionaler Schock. In solchen Fällen tritt diese pathologische Form der Erschöpfung plötzlich auf. Den schleichenden Beginn gibt es allerdings ebenso. Zu den einzelnen Symptomen, unter denen CFS-Patienten leiden, kommen wir noch.

Erschöpft fühlen sich aber auch Menschen, die so schlapp sind, dass sie kaum noch die Treppe hochkommen, ohne danach total aus der Puste zu sein. Wenn man bei diesen zu wenige rote Blutkörperchen im Blut findet, möglicherweise aufgrund eines gravierenden Eisenmangels, liegt eine Blutarmut vor. Die Folgen sind typischerweise chronische Müdigkeit und Schlappheit. Hier würde man kaum von einer physiologischen Erschöpfung sprechen, sondern von Erschöpfung als Krankheitssymptom.

Aber auch die Depression geht oft mit einem Grundgefühl von tiefer Erschöpfung einher. Gerade neulich kam eine Frau zu mir mit der Bitte, ich solle einmal ihren Eisenstatus überprüfen. Sie fühle sich derart erschöpft, sie habe bestimmt Eisenmangel. Natürlich musste ich das abchecken – und es kam auch ein leicht erniedrigter Wert dabei heraus, doch als Ursache für die Symptome, die sie beschrieb, hätte er nicht ausgereicht. Wie sich im Gespräch ergab, litt die Frau neben der Müdigkeit und Erschöpfung vor allem unter extremer Hoffnungs- und Freudlosigkeit, was sehr dafür sprach, dass hier eine Depression vorlag.

Bleibt nun noch der Burnout, der häufig und nicht zu Unrecht in einem Atemzug mit Erschöpfung genannt wird, oft als Folge besonderer Leistung, dem überengagierten »Brennen«. Beim Burnout (»ausgebrannt sein«) handelt es sich aber nicht um eine medizinische Diagnose mit einem offiziellen Diagnose-Kriterienkatalog, obgleich es etliche psychosomatische Kliniken gibt, die sich auf Burnout-Patienten spezialisiert haben. Ab 2022 hat die WHO Burnout immerhin als Syndrom definiert, das im Zusammenhang mit Belastungen bei der Arbeit steht. Insofern ist Burnout ein Phänomen, das unmittelbar mit unserer modernen Lebensweise zu tun zu haben scheint und als Erschöpfungsreaktion auf chronische Überforderung gilt.

Menschen mit Burnout haben oft den Eindruck, »aufgerieben« zu werden, fühlen sich permanent unter Druck und getrieben, ohne je anzukommen, häufig in Verbindung mit ihrer beruflichen Situation. Daher wurde Burnout anfangs auch in erster Linie den helfenden Berufen zugeschrieben, der Krankenschwester, dem Arzt, dem Rettungssanitäter, die – im Falle einer Burnout-Symptomatik – weniger Anerkennung erfahren als erhofft und trotzdem ständig Höchstleistungen erbringen müssen (vielleicht auch in der anhaltenden Hoffnung, doch noch die gesuchte Bestätigung zu bekommen). Später galt Burnout als typische »Managerkrankheit« und »Lehrerkrankheit«. Inzwischen aber weiß man, dass es eigentlich jeden treffen kann. Auch die Mutter von zwei Kindern, die parallel ihren kranken Mann pflegen und den Teilzeitjob bewältigen muss, ist eine Burnout-Kandidatin. Sogar Kinder, die sich ständig gestresst und überfordert fühlen, können ausbrennen.

Obgleich Mediziner sich bislang auf keine klare Definition von Burnout als Krankheit einigen konnten, können Befinden und Lebensqualität der Betroffenen mit Burnout-Symptomen stark beeinträchtigt sein und bei schwerem Verlauf in eine (Erschöpfungs-)Depression münden. So sagt auch der bekannteste Burnout-Forscher Matthias Burisch, das Burnout-Syndrom im Endstadium sei nicht mehr von einer Depression zu unterscheiden.

Fakten, Fakten, Fakten: die Erscheinungsformen der Erschöpfung im Detail

Die *physiologische Erschöpfung* steht in unmittelbarem Zusammenhang mit einer vergleichsweise kurzfristig erbrachten Leistung, sei es nun die 100-Kilometer-Radtour oder die dreistündige Disputation. Danach fühlt man sich platt und würde am liebsten keinen Schritt mehr tun oder gleich 15 Stunden durchschlafen. Das ist das Signal: Körper und Geist brauchen eine angemessene Erholungspause bzw. Regenerationsphase. Nimmt man diese wahr, ist das Erschöpfungs-/Ermüdungssymptom danach verschwunden, und man kann wieder »Bäume ausreißen«. Dabei ist es auf der körperlichen Ebene oft sehr viel leichter, dem Signal »Jetzt mach mal Pause!« Gehör zu schenken als auf der geistig-emotionalen bzw. psychischen Ebene. Wenn ich den Garten umgrabe, halte ich »freiwillig« zwischendurch immer mal wieder ein paar Minuten inne, um mir den Schweiß von der Stirn zu wischen, einen Schluck Wasser zu trinken, einen zufriedenen Blick auf das Geschaffte zu werfen und den Energiespeicher auf diese Weise etwas aufzufüllen, bevor es weitergeht. Bei meiner täglichen Arbeit in der Praxis hingegen neige ich viel eher dazu, die »Pause!«-Signale meines Körpers und meines Geistes geflissentlich zu ignorieren: Nur noch schnell die E-Mails bearbeiten oder das überfällige Telefonat mit dem Geschäftspartner führen …

An dieser Stelle bietet sich ein »sportlicher« Exkurs an. Wie bereits erwähnt, kommt es bei Leistungssportlern, die die notwendigen Erholungspausen nicht einhalten, zu dem sogenannten Übertrainingssyndrom. Läuft es im Training normal, dann findet während der gezielt gesetzten Erholungsphasen eine Superkompensation statt. Das heißt, der Körper führt alle Wiederherstellungsprozesse besonders intensiv durch: Die Muskulatur zum Beispiel wird nicht nur repariert und wieder aufgebaut, sondern sogar stärker, was dazu führt, dass ich nach dieser Erholungsphase – bei vorausgegangenem Hochleistungstraining kann diese bis zu einer Woche dauern – noch sehr viel leistungsfähiger bin als vorher.

Die Gefahr besteht jedoch darin, dieses Prinzip zu überstrapazieren – und zack, ist man in der Übertrainingsfalle und braucht mitunter Monate, um wieder fit zu sein. Für Leistungssportler mit festen Wettkampfzielen ein Desaster. Typische Übertrainingssymptome sind Gewichtsabnahme, Schlaflosigkeit, Muskelschmerzen, Ängste und Konzentrationsstörungen.

Interessant ist in diesem Zusammenhang die 1958 von dem Sportmediziner Siegfried Israel, der als Mannschaftsarzt des DDR-Olympiateams wegweisend in diesem Bereich publizierte, getroffene Unterscheidung zwischen parasympathischem und sympathischem Übertraining. Der Parasympathikus (auch Vagusnerv genannt) ist im Grunde unser Erholungsnerv: Der Puls geht runter, die Verdauung wird befördert, der Magen-Darm-Trakt ist gut durchblutet, die Muskulatur locker, ein Gefühl der wohligen Müdigkeit breitet sich aus. Der Sympathikus hingegen ist unser Stressnerv, der dafür sorgt, dass der Puls hochgeht, der Blutdruck steigt und die Verdauung sich verlangsamt (eine gute Verdauung ist beim Kämpfen nämlich höchst unpassend). Sportler, die unter einem parasympathischen Übertrainingssyndrom leiden, sind deshalb einfach nur down, extrem müde, unmotiviert, niedergeschlagen, während jene mit sympathischem

Übertrainingssyndrom *on fire*, aufgekratzt und rastlos sind und deshalb sportlich nichts mehr auf die Reihe kriegen.

Kommen wir nun zu den Ursachen für diese beiden Formen des Übertrainings; hier gibt es gleich mehrere Erklärungsansätze. Der erste bezieht sich auf die erschöpften Glykogen-, sprich Kohlenhydratspeicher, was nichts anderes bedeutet, als dass die Energiereserven verbraucht sind. Belegbar ist das allerdings nicht, denn eigentlich sind diese Speicher nach drei Portionen Pasta zum Abendessen am nächsten Tag wieder aufgefüllt. Zum zweiten gibt es die zentrale Erschöpfungshypothese, wonach – stark vereinfacht – der Kopf einfach dichtmacht und dem Körper einen Riegel vorschiebt. Diese Erklärung kann ich aufgrund meiner eigenen Erfahrungen mit dem Übertrainingssyndrom nur unterschreiben, medizinisch belegen lässt sie sich aber ebenfalls nicht. Auch alle weiteren Ansätze (zu niedriger Glutaminspiegel, Muskelschädigung durch freie Radikale, Störung der Hypothalamus-Nebennierenachse, Entzündungsstoffe im Körper) haben bisher zu keinen handfesten Ergebnissen geführt. Das heißt für den Sportmediziner, dass er den Sportler mit Übertrainingssymptomen erst mal komplett durchchecken muss, um körperliche Ursachen auszuschließen. Wird er dabei nicht fündig, hat er es offenbar mit einer Form der Erschöpfung zu tun, für die Ruhe nach wie vor die wichtigste Therapie ist.

Dieser Exkurs veranschaulicht, dass das Überforderungssyndrom bei Sportlern durchaus vergleichbar ist mit dem erwähnten *chronischen Erschöpfungssyndrom* (CFS) bei Nichtsportlern. Das CFS wird häufig auch als ME bezeichnet, wobei ME für Myalgische Enzephalomyelitis steht. Dieser komplizierte Begriff verweist auf eine organische Ursache in den Muskeln sowie im Zusammenspiel von Gehirn und Rückenmark, doch nach wie vor fehlen dafür die entsprechenden stichhaltigen wissenschaftlichen Belege.

Die Anzahl der an ME erkrankten Personen in Deutschland wird auf etwa 250 000 (0,3 Prozent der Bevölkerung) geschätzt; davon betroffen sind mehrheitlich Frauen (etwa 70 Prozent). Die Definition des Krankheitsbildes ist ebenso Gegenstand fortwährender Diskussionen wie die trennscharfe Abgrenzung zu ähnlichen Erkrankungen. Die gängigen Diagnosekriterien für ME wurden 2015 vom Institute of Medicine erstellt. Demnach müssen die drei folgenden Punkte erfüllt sein:

1. Erhebliche Beeinträchtigung bei der Ausübung von Beruf, Bildung, sozialen oder persönlichen Aktivitäten:
   - die mehr als sechs Monate anhält und von oft stark ausgeprägter Erschöpfung begleitet ist,
   - die einen eindeutigen Beginn aufweist (nicht von Geburt an existiert),
   - die nicht das Resultat von fortwährender starker Belastung oder Anstrengung ist,
   - die sich durch Schonung und Ausruhen nicht erheblich lindern lässt.
2. Zustandsverschlechterung nach Anstrengung.
3. Nicht erholsamer Schlaf.

Und es muss mindestens eine kognitive Beeinträchtigung oder eine orthostatische Intoleranz vorliegen (längeres Stehen, oft auch aufrechtes Sitzen, ohne dass der Kreislauf zusammenklappt, ist unmöglich).

Während ME eine seltene Diagnose ist, handelt es sich bei dem nächsten, nicht minder komplexen Feld der *Depression* um eine häufige Erkrankung. Das Risiko, im Laufe des Lebens an einer Depression zu erkranken, liegt bei 16 bis 20 Prozent. Hier haben wir es also definitiv mit einer Volkskrankheit zu tun! Auch Patienten, die unter einer Depression leiden, haben ein Grundgefühl tiefster Erschöpfung, doch anders als beispielsweise ME-Patienten, die eigentlich gern aktiv wären, dazu aber körperlich partout nicht in der Lage sind, fehlt ihnen jegliche Motivation zur Aktivität. Ein Kernaspekt der Depression ist daher neben der Traurigkeit die ausgeprägte Antriebslosigkeit, und zwar oft *ohne* nachvollziehbaren Anlass, worin sie sich zum Beispiel von einer Trauerreaktion unterscheiden kann.

Bevor wir zu den Diagnosekriterien kommen, hier noch ein paar Worte zur *depressiven Verstimmung*. Vermutlich kennt jeder von uns Momente im Leben, in denen es schwerfällt, sich morgens aufzuraffen, in denen man den Eindruck hat, dass sich die ganze Welt gegen einen verschworen hat, in denen man selbst einem strahlenden Sommertag nichts Schönes abgewinnen kann, weil einen die Sorgen so stark bedrücken. Das fühlt sich nicht gut an, ist aber nur ein vorübergehendes, melancholisch gefärbtes Stimmungstief und resultiert oft aus einem bestimmten Negativereignis. Die depressive Verstimmung kann aber auch durch hormonelle Veränderungen wie in der Pubertät und in den Wechseljahren hervorgerufen werden. Mit anderen Worten: Sie gilt als normales Phänomen, das im Laufe eines Lebens immer mal wieder auftritt und von allein wieder vergeht.

Nun also zu den klar umrissenen, international gültigen Diagnosekriterien[5] des psychischen Krankheitsbildes *Depression* bzw. *depressive Episode*.

Zwei der drei Hauptkriterien

- Niedergeschlagenheit, Hoffnungslosigkeit, Verzweiflung, Zukunftsangst,
- Interessenverlust und Freudlosigkeit,
- Antriebsmangel mit erhöhter Ermüdbarkeit (bereits nach geringer Anstrengung wie Anziehen und Waschen); sozialer Rückzug

5 Laut den Nationalen Versorgungsleitlinien des Ärztlichen Zentrums für Qualität in der Medizin, 2. Auflage 2015. Quelle: https://www.leitlinien.de/nvl/html/depression/kapitel-2#section-4

sowie mindestens zwei der folgenden Nebenkriterien müssen erfüllt sein:

- verminderte Konzentration,
- vermindertes Selbstwertgefühl bis hin zu dem Gefühl der Wertlosigkeit,
- Schuldgefühle,
- negative und pessimistische Zukunftsperspektiven,
- Suizidgedanken, erfolgte Selbstverletzung oder Suizidhandlungen,
- Schlafstörungen,
- verminderter Appetit.

Wer zwei Haupt- und zwei Zusatzsymptome aufweist, hat eine leichte Depression; wer alle drei Haupt- und mehr als fünf Nebenkriterien erfüllt, leidet an einer schweren Depression.

Bemerkenswert finde ich in diesem Zusammenhang die recht kurze Mindestdauer von zwei Wochen, sodass – vorausgesetzt, der Betroffene hat keine suizidalen Gedanken – große Überschneidungen mit depressiver Verstimmung bestehen. Das macht einmal mehr deutlich, wie anspruchsvoll die Diagnose psychischer Krankheitsbilder ist, zumal auch die Depression häufig mit verschiedensten körperlichen Beschwerden einhergeht, womit wir wieder bei der Psychosomatik sind. Fraglos aber sind Freudlosigkeit, Hoffnungslosigkeit und Antriebsarmut *die* Signale für eine vorliegende Depression und sollten daher nicht auf die leichte Schulter genommen werden.

Der ebenso kurze wie aussagekräftige »Gesundheitsfragebogen für Patienten«, kurz PHQ-9, wird zur Depressionsdiagnostik in der ärztlichen Praxis verwendet und liefert erste Hinweise auf den Schweregrad der Depressivität. Den Fragebogen finden Sie in diesem Buch auf Seite 303.

Nicht wenige Menschen, die unter einer Depression leiden, mutmaßen anfangs, sie seien »einfach nur erschöpft« oder hätten »höchstens« einen Burnout. Denn richtig ist ja auch, dass viele, die eine Depression haben, erschöpft sind. Aber nicht jeder, der erschöpft ist, hat eine Depression. Tatsächlich gibt es also auch zwischen Burnout und Depression Überschneidungen; allerdings gilt *Burnout*, anders als Depression, nicht als psychische Krankheit anhand international anerkannter Kriterien, mit denen sich Burnout-Patienten klar von anderen Patientengruppen abgrenzen lassen. Selbst Burnout-Experte Burisch bezeichnet Burnout als »begriffliche Qualle«. Im aktuell gültigen ICD 10 konnte Burnout lediglich unter dem Code Z73 als »Probleme mit Bezug auf Schwierigkeiten bei der Lebensbewältigung« erfasst werden. Eine eigenständige Krankheit ist Burnout somit nicht. Für den ICD 11, der am 1.1.2022 in Kraft tritt, soll Burnout – weiterhin ohne Anerkennung als Krankheit – als »Faktor, der den Gesundheitszustand beeinflusst« wie folgt definiert werden:

- das Gefühl des Ausgebranntseins,
- eine innere Distanz zur Arbeitsstelle, oft verbunden mit einer negativen Haltung zum eigenen Job oder Zynismus,
- geringere berufliche Leistungskraft.

Der Komplexität des Burnout-Prozesses wird diese Definition sicherlich nicht gerecht, weshalb schon vor Veröffentlichung des ICD 11 Kritik laut wurde. Insbesondere weil die »Definition« auf den beruflichen Kontext beschränkt ist.

Trotz aller Definitionsquerelen ließ sich das Robert Koch-Institut (RKI) nicht davon abhalten, im Rahmen der Studie zur Gesundheit Erwachsener in Deutschland 2012 eine Häufigkeit zu ermitteln. Demnach litten vor knapp zehn Jahren 5,2 Prozent der Frauen und 3,3 Prozent der Männer an dem Syndrom. Die Häufigkeit von Burnout stieg übrigens mit zunehmendem sozioökonomischem Status: mehr Geld, mehr Prestige, mehr Burnout? Das würde mich nicht wundern. Etwas anderes hingegen schon: Wie misst das RKI, bitte schön, etwas, das noch gar nicht klar definiert ist? Achtung, jetzt kommt's: »Zum Burnout-Syndrom wurde im ärztlichen, computergestützten Interview (CAPI) gefragt, ob es jemals von einem Arzt oder Psychotherapeuten festgestellt wurde.« Das ist wissenschaftlich betrachtet das hauchdünnste Brett, das man bohren kann. Letztlich handelten die Studienautoren aber in »Notwehr«. Denn Burnout ist – unklare Definition hin oder her – eine De-facto-Realität im medizinischen Versorgungsalltag. Die Zahlen sollte man dennoch nicht zu hoch bewerten.

Beschreiben lässt sich Burnout wohl am besten als das andauernde Gefühl grenzenloser Überforderung und Ausgelaugtheit, ständig angetrieben von einem »Du musst (funktionieren, Erfolg haben, stark sein, es jedem recht machen …)«. Die Betroffenen empfinden sich als inkompetent, wert- und hilflos, haben den Eindruck, nichts an ihrer Situation ändern zu können. Zudem löst das Burnout-Syndrom oft diverse körperliche Beschwerden aus, zum Beispiel Tinnitus, Rückenschmerzen und Magen-Darm-Probleme. Inzwischen geht die Fachwelt davon aus, dass es sich um eine psychovegetative Reaktion auf langfristiges Stresserleben ohne ausreichenden Energienachschub handelt. Bildlich gesprochen ist die Batterie leer, nachdem die meisten Betroffenen zuvor eine Menge an Energie und Ehrgeiz in bestimmte Aufgaben oder Projekte investiert haben, jedoch ohne dafür die nötige Anerkennung und somit einen erfrischenden Motivationsschub zu bekommen. Auf das unbefriedigte Gefühl, das daraus resultiert, wird dann oft mit noch mehr Engagement reagiert. Irgendwann ist es gar nicht mehr möglich, abzuschalten und neue Energie zu tanken, bis schließlich nichts mehr geht.

Burnout ist folglich ein schleichender Zermürbungsprozess von Körper und Seele, an dem stets äußere und innere Faktoren beteiligt sind. Zu den äußeren Faktoren zählen unablässiger Leistungs-, Konkurrenz- und Termindruck, Mobbing, drohender sozialer Abstieg; als innere Faktoren gelten unter anderem das Streben nach Selbstbestätigung, Perfektionismus, Geltungsdrang, die mangelnde Fähigkeit zur Abgrenzung (»Ich kann einfach nicht Nein sagen«), Versagensängste sowie die Angst vor Ablehnung.

DIE VERSCHIEDENEN BURNOUT-PHASEN
(nach Matthias Burisch)

PHASE I **Überbordender Energieeinsatz**
Warnsignale: chronische Müdigkeit; das Gefühl, nie ausreichend Zeit zu haben und/oder zu genügen; Missachten eigener Bedürfnisse; unbefriedigter Wunsch nach Selbstbestätigung bzw. Anerkennung; Rastlosigkeit und innere Unruhe; erhöhte Infektanfälligkeit.

PHASE II **Frustration und sozialer Rückzug**
Symptome: »innere Kündigung«; abnehmende Empathiefähigkeit; Zynismus; das Gefühl, ausgenutzt zu werden und sich für andere aufzuopfern.

PHASE III **Resignation und Schuldzuweisungen**
Symptome: Aggression; (Selbst-)Vorwürfe; Pessimismus; das Gefühl, ein Versager zu sein; Intoleranz; Antriebslosigkeit.

PHASE IV **Kognitiver Leistungsabbau**
Symptome: mangelnde Konzentrations- und Entscheidungsfähigkeit; Abwehr jeglicher Veränderung; Schwarz-Weiß-Denken; selbst »Dienst nach Vorschrift« fällt schwer.

PHASE V **Desinteresse und soziale Isolation**
Symptome: Der Energiemangel erfasst sämtliche Lebensbereiche und raubt den Betroffenen jegliche Lebensfreude. Ein »Alles-egal«-Gefühl breitet sich aus. Erste Anzeichen einer drohenden Depression.

PHASE VI **Psychosomatische Reaktionen (die oft bereits während der ersten Phasen auftreten)**
Symptome: Schlafstörungen, Muskelverspannungen, Bluthochdruck, sexuelle Probleme, Verdauungsbeschwerden, Herzrasen.

PHASE VII **Existenzielle Verzweiflung**
Symptome: Gefühle von Sinnlosigkeit und Hoffnungslosigkeit, Suizidgedanken. »Burnout-Depression«.

Wie bei jedem Modell, so gilt auch hier, dass sich die einzelnen Phasen durchaus verlagern und überschneiden können und dass natürlich nicht jeder Mensch, der in die Burnout-Falle gerät, alle genannten Phasen genauso erleben muss. Um das Burnout-Syndrom trotzdem halbwegs greifbar zu machen, entwickelten die US-amerikanischen Professorinnen Christina Maslach und Susan E. Jackson Anfang der 1980er-Jahre einen diagnostischen Patientenfragebogen, das sogenannte Maslach Burnout Inventory (MBI). Dieser 22 Fragen umfassende Selbsttest (siehe Seite 305) erfasst die drei Burnout-Dimensionen emotionale Erschöpfung, Depersonalisation (Selbstentfremdung, also das Gefühl, neben sich zu stehen) und reduzierte Leistungsfähigkeit. Zwar wurde das MBI niemals validiert, wird aber bis heute weltweit verwendet, ein »Ritterschlag« der Fachwelt also.

Auch Professor Matthias Burisch hat zusammen mit seinem Team am Burnout-Institut Norddeutschland (BIND) einen Burnout- bzw. Burnout-Risiko-Test entwickelt. Dieser Test namens Hamburger Burnout-Inventar 40, kurz HBI40, misst zehn Dimensionen und ist wissenschaftlich geprüft.

DIE ZEHN DIMENSIONEN DES HBI40

Emotionale Erschöpfung (Abgestumpftheit, fehlende Schwingungsfähigkeit),
Leistungsunzufriedenheit,
Depersonalisation,
depressive Reaktionen,
Hilflosigkeit,
innere Leere,
Arbeitsüberdruss,
Unfähigkeit zur Entspannung,
Selbstüberforderung und -abwertung,
aggressive Reaktionen auf emotionale Belastungen.

Menschen, die sich professionelle Hilfe suchen wollen, weil sie das Gefühl haben, komplett »ausgebrannt« zu sein, sollten zunächst diesen (kostenpflichtigen) Selbsttest machen und sich dann das Ergebnis ausdrucken, um es zu dem Erstgespräch mit dem Therapeuten oder der Therapeutin mitzunehmen. Der HBI40 liefert gute Anhaltspunkte für den Grad des Burnouts, seine möglichen Ursachen und damit für erste Therapieansätze. Sie finden den HBI40 auf der Website des BIND.[6]

6 https://www.burnout-institut.eu/Burnout-Test.8.0.html

Nach all diesen Symptomen, Kriterien, Dimensionen und Abgrenzungsversuchen – vor allem im Hinblick auf Burnout und Depression – schwirrt einem womöglich mächtig der Kopf, aber immerhin können wir folgende Punkte zur Abgrenzung festhalten, wenngleich auch diese nicht hundertprozentig trennscharf sind:[7]

1. Das Burnout-Syndrom ist eine geistig-körperliche Überlastungsreaktion, wenn Warnsignale längere Zeit überhört und negative Rückkoppelungen des Organismus ignoriert wurden, die unter Umständen in eine Depression münden kann.

Negative Rückkoppelungen (Gegenkoppelungen) sind körpereigene Regler, die dafür sorgen, dass das Gleichgewicht in verschiedenen Systemen des Körpers aufrechterhalten wird. In einer Stresssituation wiederum – der Körper ist in Alarmbereitschaft! – steigen zum Beispiel Blutdruck und Pulsschlag, während Verdauungs- und Sexualfunktionen heruntergeregelt werden. Bleibt die erforderliche Erholungsphase aus, wird das Immunsystem geschwächt, und es kommt unter anderem zu Gedächtnis- und Konzentrationsstörungen.

2. Burnout wird – anders als die Depression – mit größtmöglichem Einsatz bis hin zur Selbstaufgabe assoziiert. Menschen, die sich offensichtlich überfordert fühlen, aber partout nicht an ihrem Selbstbild einer leistungsstarken Persönlichkeit kratzen wollen, weisen die Diagnose »Burnout« erst einmal reflexartig von sich. Erst wenn sie gar nicht mehr anders

7 In Anlehnung an Prof. Matthias Burisch: Das Burnout-Syndrom. 2014

können, integrieren sie die Burnout-Diagnose entlastend in ihr Selbstbild: »Das kann ich ja auch gar nicht mehr schaffen, weil ich Burnout habe.«

3. Der Burnout-Patient kämpft mit einer konkreten, nachvollziehbaren und daher prinzipiell lösbaren Problemlage, während der Depressive in einem Strudel der Hoffnungslosigkeit gefangen ist, ohne dass es dafür einen definierbaren Grund gibt.

4. Die vorherrschenden Affekte bei Burnout sind Angst und Wut, bei Depression sind es Traurigkeit und Melancholie.

5. Burnout-Betroffene neigen dazu, ihre Kräfte zu überschätzen, und geben sich erst geschlagen, wenn auch der allerletzte Ressourcenrest erschöpft ist. Depressive hingegen trauen sich nichts zu, resignieren bereits angesichts alltäglicher Aufgaben.

Wenn wir uns die Entstehungsvoraussetzungen für Burnout anschauen, liegt tatsächlich die Vermutung nah, dass es sich hierbei um ein Phänomen unserer auf Schnelligkeit und Wachstum getrimmten Gesellschaft handelt, in der man sich »Auszeiten« erst verdienen muss. Doch über deren Fallstricke machte sich schon Johann Wolfgang von Goethe vor gut 200 Jahren so seine Gedanken:

»Alles aber, mein Teuerster [gemeint ist sein Duz-Freund Carl Friedrich Zelter], ist jetzt ultra, alles transzendiert unaufhaltsam, im Denken wie im Tun. Niemand kennt sich mehr, niemand begreift das Element, worin er schwebt und wirkt, niemand den Stoff, den er bearbeitet. Junge Leute werden viel zu früh aufgeregt und dann im Zeitstrudel fortgerissen; Reichtum und Schnelligkeit ist, was die Welt bewundert. Und wonach jeder strebt; Eisenbahnen, Schnellposten, Dampfschiffe und alle möglichen Fazilitäten der Kommunikation sind es, worauf die gebildete Welt ausgeht, sich zu überbieten, zu überbilden und dadurch in Mittelmäßigkeit zu verharren.«[8]

3

Alarmsignal Erschöpfung: wenn Stress krank macht

Die Themen Erschöpfung und Stress sind offenbar nicht voneinander zu trennen. Oder ist es etwa nicht der Stress, der uns erschöpft?

Stress, abgeleitet vom lateinischen »stringere« (»anspannen«; »in Spannung versetzen«), ist alles andere als ein Phänomen der Moderne; die Menschen waren schließlich zu jeder Zeit diversen Stressfaktoren wie Hunger, Armut, Schulden, Angst und belastenden Lebensereignissen (z.B. Trennung und Tod) ausgesetzt. Mit Beginn des 20. Jahrhunderts aber wurden die psychischen und physiologischen Reaktionen erstmals wissenschaftlich mit dem Begriff Stress verknüpft. Der US-amerikanische Physiologe Walter B. Cannon (1871–1945) beschrieb als Pionier der »Fight or Flight«-These die verschiedenen Reaktionen von Tieren auf Schmerz, Hunger und Angst. Solche stressauslösenden Faktoren werden heute gemeinhin als Stressoren bezeichnet. Seitdem gewann das Thema »Stress« zunehmend an Popularität: anfangs nur ein wissenschaftlicher, heute auch ein gesellschaftlicher Gassenhauer. Der Mediziner Hans Selye (1907–1982) widmete dem Stress sein Lebenswerk und definierte das allgemeine Adaptationssyndrom (auch Selye-Syndrom genannt), womit in

8 Johann Wolfgang von Goethe in einem Brief an Carl Friedrich Zelter vom 6. Juni 1825

der Fachsprache die Reaktionen des menschlichen Körpers auf Stress gemeint sind. Zweifelsohne ein wichtiger medizinischer Vorstoß, denn die Auswirkungen von Stress auf unseren Körper sind bemerkenswert.

Allerdings ist Stress erst einmal nichts anderes als ein starker Spannungszustand und somit nicht per se etwas Schlechtes. Im Gegenteil. Stress im Leben ist wie das Salz in der Suppe. Wir müssen gefordert werden, damit wir daran wachsen; jede Hürde auf unserem Lebensweg, die wir überwinden, macht uns selbstbewusster, stabiler und oft auch um einiges glücklicher. Ein Schauspieler würde wohl nur ungern auf das Lampenfieber vor dem Auftritt verzichten, denn diese Phase nervöser Gespanntheit sorgt dafür, dass der Fokus voll und ganz auf den einen wichtigen Moment ausgerichtet wird und alles, was einen sonst noch so im Alltag beschäftigt – die Steuererklärung, das kaputte Auto, der Abiball der Tochter –, in den Hintergrund rückt.

Hierbei handelt es sich um eine akute Stressreaktion. Großartig, was unser Körper so alles anstellt, um uns Höchstleistung zu ermöglichen. Die Extremform ist die bereits erwähnte Fight-or-Flight-Reaktion: Sind Sie in Gefahr, zum Beispiel, weil plötzlich ein brüllender Braunbär oder Nachbars Dobermann vor Ihnen auftaucht, müssen Sie sich entscheiden: kämpfen oder flüchten? Für beides brauchen Sie Energie und einen Körper, der »bereit« ist. Dafür sorgt Ihr Nervensystem in Sekundenbruchteilen: Nervenbahnen bringen Ihre Pupillen dazu, sich weitzustellen, sodass Sie besser sehen. Ihr Herz rast, wodurch wiederum der Blutdruck steigt und die Muskulatur optimal mit Nährstoffen und Sauerstoff versorgt wird. Die Hormone Adrenalin und Noradrenalin werden ausgeschüttet, was den Blutzuckerspiegel in die Höhe schnellen lässt; die Blutgefäße der Muskulatur weiten, die des Verdauungstraktes verengen sich. Letzteren brauchen Sie nämlich nicht für den bevorstehenden Kampf oder die rettende Flucht. Erinnern Sie sich an eine Situation, in der Sie sich heftig erschreckt haben? Dann wissen Sie, dass all diese Mechanismen von jetzt auf gleich ablaufen, denn in Ihren Genen sind Sie eben noch immer ein Tier, das jederzeit kämpfen kann.

AKUTE STRESSREAKTION

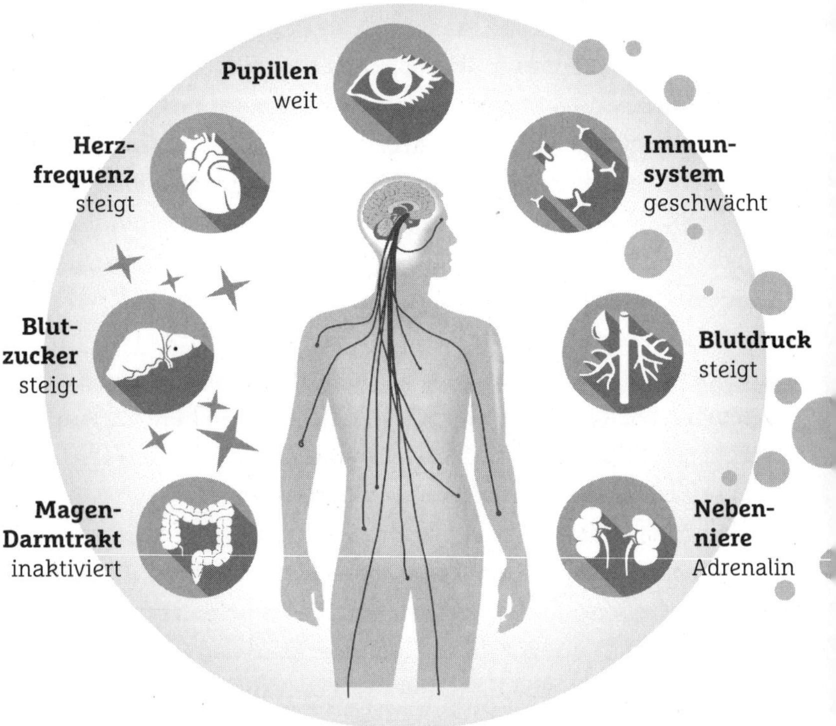

Diese akute Fight-or-Flight-Reaktion erleben wir in unserem Alltag in verschiedenen Abstufungen. Schmerz, Hunger, Angst und Wut sind die stärksten Auslöser. Richtiger Hunger und unerträgliche Schmerzen kommen in unserer Gesellschaft aber Gott sei Dank nur noch vergleichsweise selten vor. Angst und Wut hingegen kennen wir alle. Hätte der Schauspieler nichts zu »fürchten«, würde er ja tiefenentspannt auf die Bühne gehen. Tut er aber nicht. Er stellt sich Fragen wie: Werde ich das Publikum überzeugen können? Bin ich wirklich gut genug? Wird diese Kritikerziege mich wieder einmal in die Pfanne hauen? Prompt spürt er bange Nervosität in sich aufsteigen. Diese führt zu den genannten Stressreaktionen, die bei der Bewältigung der »bedrohlichen« Situation helfen können, solange sie nicht überhandnehmen.

Insofern entspricht die anschließende schauspielerische Leistung auf der Bühne gewissermaßen dem Kampf eines bedrohten Tieres (»Denen werde ich es zeigen!«). Die bereitgestellte Energie (Blutzucker!), der erhöhte Blutdruck (Adrenalin!), das rasende Herz – all das ist jetzt nötig. Ist der Kampf bzw. der Auftritt geschafft und die »Gefahr« gebannt, fällt die Spannung ab, und der erholsame Regenerationsprozess beginnt.

Doch nicht immer haben wir es mit einer gesunden Abfolge von Anspannung und Entspannung, von Stress und Erholung, von äußerer Bedrohung und innerer Ruhe zu tun. So steigen Angst und Wut mitunter auch auf, wenn der Chef einem unfaire Kritik um die Ohren und eine unrealistische Deadline fürs anstehende Projekt auf den Schreibtisch knallt. Hellwach, Blutdruck, Blutzucker, weite Pupillen, angespannte Muskeln … Der körpereigene Motor dreht richtig hoch. Die Maschine läuft auf »Vollgas«. Jetzt einfach nur die Kupplung fliegen lassen und tun, was die Natur vorgesehen hat: aufspringen und dem blöden Angeber mal richtig die Fresse polieren. Wetten, dass Sie sich danach viel entspannter fühlen würden? Zumindest, bis Sie die Kündigung in der Hand halten.

Vorausschauend, wie wir inzwischen sind, haben wir uns allerdings sozial angepasst. Keine Kupplung, die unkontrolliert fliegt. Stattdessen gute Miene zum bösen Spiel und freundliches Zustimmen. Die Folge: Spannung, Blutdruck, Blutzucker bleiben unverändert hoch, was mit der Zeit zu körperlichen Beschwerden führt.

Marathonläufer kennen das. Körperliche Belastung im Allgemeinen und Wettkämpfe im Speziellen sind stressig. Die Gefäße der Beine geweitet, die Verdauungsgefäße infolge der Adrenalinausschüttung eng gestellt. Eine schlechte Durchblutung des Darms bedeutet jedoch immer auch eine schlechte Verdauung in Form von Gären und Rumoren, was dem Sportler teils unangenehme Blähungen, Magenschmerzen oder Durchfall beschert. Ähnliches kennt übrigens die Doktorandin, die über Wochen erheblichen Prüfungsstress hat, möglicherweise noch begleitet von finanziellen Sorgen: Der Blähbauch will und will nicht verschwinden. Häufig vermuten die Betroffenen dahinter eine Nahrungsmittelunverträglichkeit, dabei ist allzu oft einfach nur zu großer Stress daran schuld.

Nun leiden die Doktorandin und der Sportler aber nicht nur für Sekunden, Minuten oder wenige Stunden unter den schmerzhaften Reaktionen ihres Körpers. Hans Selye bezeichnete die körperlichen Antworten auf länger anhaltende Stressreize als Adaptationssyndrom; ich nenne es gern auch *chronische* Stressreaktion in Abgrenzung zu der *akuten* Stressreaktion (Fight or Flight).

CHRONISCHE STRESSREAKTION

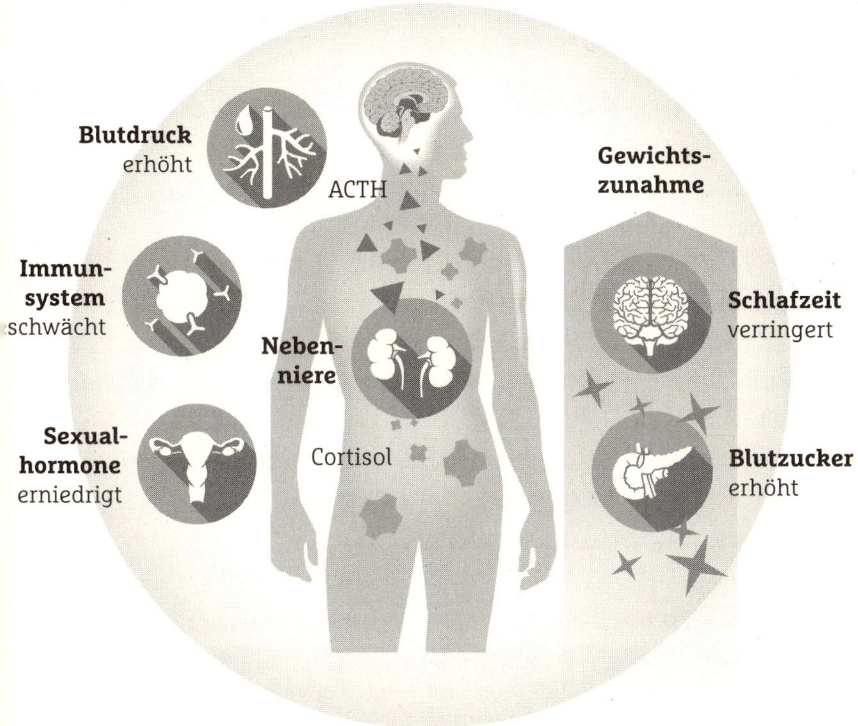

Neben dem vegetativen Nervensystem (Pupillen weit!) und den Stresshormonen Adrenalin und Noradrenalin (Muskeldurchblutung rauf!) wird nun die (auch schon bei der akuten Stressreaktion aktivierte) hormonelle »Stressachse« zwischen Gehirn und Körper zur tragenden Kraft bei der körperlichen Stressbewältigung. Die Hypothalamus-Hypophysen-Nebennierenrinden-Achse, wie die »Stressachse« korrekt heißt, funktioniert folgendermaßen: Der Hypothalamus ist ein Teil des Zwischenhirns und steuert über das vegetative Nervensystem so lebenswichtige Abläufe wie Atmung und Herzschlag. Die hormonelle

Steuerung hingegen wird über die Hirnanhangsdrüse (Hypophyse) mittels des corticotropen Hormons (CRH) vorgenommen. Dieser Botenstoff setzt wiederum die Ausschüttung des adrenocorticotropen Hormons (ACTH) in Gang, das über das Blut zur Nebenniere transportiert wird, um dort final für die Ausschüttung von Cortisol zu sorgen.

Das als Stresshormon bekannte Cortisol ist ein durchaus lebenswichtiges Hormon, das mit Höchstwerten am Morgen und sinkenden Werten im Tagesverlauf freigesetzt wird und entzündungshemmend wirkt. Besonders gering ist die Produktion nachts. Sinnvollerweise, denn Cortisol ist dafür verantwortlich, dass mehr Blutzucker (Glucose) zur Verfügung steht und wir somit mehr Energie haben. In Maßen wirkt Cortisol also wie ein ungefährliches Dopingmittel. Was aber, wenn wir gar nicht mehr zur Ruhe kommen, wenn wir die angesammelte Energie nie abbauen (weil der aufgeblasene Chef ja nach wie vor nicht von uns vermöbelt wird) und unserem Körper somit dauernd signalisieren: »Weitermachen, bloß keine Müdigkeit vorschützen!«?

Dem Organismus bleibt nichts anderes übrig, als zu ackern und zu ackern, bis die permanente Ausschüttung von Adrenalin und Noradrenalin sowie der ständig erhöhte Cortisolspiegel den ganzen Körper so richtig durcheinanderbringen:

- Ein zu hoher Blutzuckerspiegel führt zu Übergewicht und Diabetes.
- Sinkende Sexualhormone machen lustlos und führen zu Erektionsstörungen.
- Die nächtlichen Schlafphasen sind viel zu kurz.
- Das Immunsystem schwächelt. Wissenschaftlich umstritten ist, ob Krebserkrankungen dadurch befördert werden.
- Der zu hohe Blutdruck schädigt die Gefäße.
- Konzentrations- bis hin zu Gedächtnisstörungen treten auf.

- Muskelverspannungen chronifizieren sich.
- Aufgrund der steigenden Magensäureproduktion drohen Magengeschwüre.
- Die Gerinnungsneigung des Blutes nimmt zu – Thrombose, Schlaganfall und Herzinfarkt können die Folge sein.

Das klingt jetzt vielleicht ein bisschen nach heruntergedampftem Illustrierten-Wissen. Aber sich diese Reaktionen mal auf diese Weise, also auf einen Blick klarzumachen, ist wichtig, denn sie prägen den ärztlichen Arbeitsalltag. Statt nun verzweifelt nach der organischen Ursache zu suchen und den verängstigten Patienten von Pontius zu Pilatus zu schicken, wäre es sehr viel hilfreicher und im Sinne des Patientenwohls, nach systematischer, meist jedoch ergebnisloser Diagnostik das Thema Stress in den Fokus zu nehmen. Ob nun beim Blähbauch der Studentin oder bei den Nackenschmerzen des Büroangestellten, der – sozial adaptiert – Angst und Wut in schmerzhafte Verspannungen ableitet, die Massagen und Physiotherapie womöglich lindern, aber doch nie beseitigen können.

Und unterschätzen Sie bitte nicht den Leidensdruck der alleinerziehenden Mutter zweier Kinder, die Vollzeit arbeitet, trotzdem finanzielle Sorgen hat und sich während der Corona-Krise noch ums reibungslose Homeschooling der Kinder kümmern muss. Da ertasten Sie als Arzt keine Nackenmuskeln, da ertasten Sie Stahlseile! Und die tun verflucht weh. Kein Wunder, dass die Frau der Meinung ist, dass »da etwas Schlimmes sein muss« und auf ein MRT-Bild des Nackens besteht. Natürlich kommt auch in diesem Fall nichts dabei heraus. Doch die Ursache Stress in der ärztlichen Sprechstunde anzugehen ist wenig beliebt, weder bei dem Arzt noch bei den Patienten, denn die Diagnose Stress braucht Zeit (wovon der Arzt wenig hat) und den Mut zur Veränderung (woran es Patienten oft mangelt) …

Aus dem Leben gegriffen ...

Der erfolgreiche Manager. 51 Jahre alt. Schlank. Sportlich. Immer begeistert bei der Sache. Ein Funkenschläger. Einer, den Sie nicht so schnell vergessen, wenn Sie einmal zusammen mit ihm in einem Raum waren. Der hat auch weder Bluthochdruck noch Diabetes. Schließlich geht er ja jeden Abend joggen, egal, ob er heute in Frankfurt, morgen in Singapur oder übermorgen in Dublin ist. Aber er arbeitet wie besessen und rund um die Uhr, weil es so viel Spaß macht. Seine Sekretärin weiß gar nicht, wohin mit all seinen Ideen.

Und eines Tages dann die Hiobsbotschaft: Krankenhaus. Schlaganfall. Sehzentrum geschädigt. Da *muss* es doch eine körperliche Ursache geben. Vielleicht eine Thrombose, die aus den Beinvenen über ein Loch im Herzen[9] ins Gehirn getragen wurde und dort ein Gefäß verstopft hat? Eine Herzrhythmusstörung, die ein Blutgerinnsel erzeugt hat? Eine geplatzte Gefäßerweiterung im Kopf (Aneurysma)? Eine verkalkte Halsschlagader? Oder liegt doch eine familiäre Disposition zum Schlaganfall vor? Die Ärzte finden absolut nichts. Und auf einmal erinnert man sich daran, was anhaltender Stress, auch wenn er als »positiver Stress« empfunden wurde, mit der Blutgerinnung macht: dickes Blut und infolgedessen Blutgerinnsel. Auch im Kopf.

Da war es gerade: das Stichwort für so manchen Motivationstrainer und Entspannungscoach, um endlich die beiden Begriffe »Eustress« und »Distress« herauszukramen. Eustress, der »gute«, weil motivierende, zum Durchhalten animierende, kurz schöpferische Stress, Distress, der »böse«, weil frustende, blockierende, kurz erschöpfende Stress. Ich kann diese Unterscheidung durchaus nachvollziehen. Die anstehende Steuererklärung

9 Persistierendes Foramen ovale (PFO), das etwa 20 Prozent aller Menschen haben.

und die nahende Deadline für einen kniffligen Vortrag lösen ganz andere Gefühle bei mir aus als das neue Projekt mit dem besten Kumpel oder die Organisation der eigenen Hochzeit.

Ja, auch freudige Ereignisse können einem über den Kopf wachsen. Ich erinnere mich noch gut daran, dass ich die ersten drei Tage der Flitterwochen – im Anschluss an ein bis zur Erschöpfung und ins kleinste Detail geplantes Fest – wie erschlagen in einem Bett an der Küste Cornwalls verbracht habe. De facto waren die monatelangen Anstrengungen im Vorfeld dieses wunderbaren Ereignisses zu viel gewesen. Viel zu viel. Glücklicherweise wurden wir mit einem höchst erfreulichen Schlusspunkt in Form eines rauschenden Festes belohnt – und hatten danach ausreichend Zeit, um uns zu erholen und voller Dankbarkeit zu erinnern. (Meine Frau schwört übrigens, dass dieser ganze Stress der einzige Grund sei, warum sie mich kein zweites Mal heiraten möchte …)

Besagter Manager hingegen rotierte und rotierte unermüdlich. Die Freude an den einzelnen Projekten hat ihn zwar lange getragen. Doch es kam und kam kein Schlusspunkt. Keine Pause. Keine Regeneration. Stattdessen kam der Schlaganfall.

Eustress? Distress? Die Grenzen können also fließend sein, und Eustress kann unbemerkt in Distress umschlagen, wenn er entweder überhandnimmt oder zunehmend von anderen Faktoren beeinflusst wird. Womit wir bei dem Zusammenhang zwischen Stress, Erschöpfung und Burnout angelangt wären. Kommen wir deshalb noch einmal auf unseren Schauspieler zurück: Jahrelang feiert er Erfolge; das Lampenfieber vor dem Auftritt ist für ihn mit dem Ausblick auf Anerkennung verknüpft. »Gleich geht's raus auf die Bühne. Gleich kann ich wieder allen zeigen, was in mir steckt.« Die Vorfreude auf den Applaus macht die innere Anspannung zu einem positiven Erlebnis. Irgendwann aber wendet sich das Blatt. Andere Schauspieler rücken nach, ziehen an ihm vorbei. Sein Stern und damit sein Selbstwertgefühl beginnen zu sinken. Und auf einmal sind die einst anspornenden Fragen – »Werde ich das Publikum überzeugen? Bin ich gut genug?« – mit Versagens- und Existenzangst verknüpft. Und die angstvollen Fragen hören einfach nicht mehr auf. Sie bohren und schwächen – und machen schließlich krank: Burnout.

Das heißt, eine Stresssituation wird so lange als positiv erlebt, wie sie als überschaubar und gestaltbar empfunden wird – »Das ist jetzt zwar anstrengend, aber zu packen« – und (ganz wichtig!) die wohlverdienten Erholungspausen ordentlich ausgekostet werden. Problematisch ist es hingegen, wenn (selbst positiv erlebter) Stress zum ständigen Begleiter wird, sodass die auf Hochtouren arbeitenden Notsysteme gar nicht mehr abschalten. Lassen Sie sich also nicht erzählen, dass Stress gut sei, solange Ihnen die Aufgabe Spaß macht. Möglicherweise hat die Freude an einer Aufgabe bereits die wichtigen, Erholung einfordernden Rückmeldungen Ihres Körpers betäubt! Dann wird aus dem kurzfristig hilfreichen Ausnahmezustand nach und nach ein giftiger Normalzustand. Fühlen wir uns den auf uns einprasselnden Stressoren dann auch noch ausgeliefert, ohne ihnen etwas entgegensetzen zu können und ohne dass ein (gutes) Ende in Sicht ist – das berühmte Licht am Ende des Tunnels –, dann geht's so richtig an die Substanz. Darum ist es im Grunde lebenswichtig, die Signale, die der Körper bei Stress aussendet, wahr- und ernst zu nehmen. Andernfalls büßen wir nicht nur an Lebensqualität ein, sondern riskieren tatsächlich, ernsthaft zu erkranken.

Insofern sollten alle Alarmglocken läuten, sobald Sie merken, dass die Symptome der Erschöpfung wie Schlafstörungen und Schlappheit, Kopfschmerzen oder Nackenverspannungen keine Ausnahmeerscheinungen mehr sind, sondern anfangen, »normal« zu sein. Auch wenn Sie sich und damit Ihrem Körper immer wieder die erforderlichen Erholungsphasen vorenthalten, weil Sie sozusagen ständig unter Strom stehen, laufen Sie Gefahr, krank zu werden oder gar – überspitzt gesagt – den »Erschöpfungstod« (jap. »Karōshi«[10]) zu sterben. Denn in beiden Fällen verlernt Ihr Körper mit der Zeit, den auf Höchstleistung programmierten Stressmodus abzuschalten. Ganz egal, ob er gerade gefragt ist oder nicht.

Dabei ist das Trio »Sofa, Soap und Snacks« verständlicherweise ebenso wenig geeignet, die nötigen Erholungsprozesse in Gang zu setzen, wie das Daddeln mit dem Smartphone. Auch bringt es meines Erachtens gar nichts, sich seine Pausen und Sporteinheiten von digitalem Schnickschnack, sprich Trainingsuhren mit irgendwelchen Algorithmen, diktieren zu lassen. Denn die einzigen Warnsignale, auf die wirklich Verlass ist und auf die wir frühzeitig hören sollten, sind unsere körpereigenen Rückkoppelungen: schlafen, wenn ich müde bin; essen, wenn ich hungrig bin …

Aber wie oft überhören wir sie einfach? Dabei wären zum Beispiel ein zügiger Abendspaziergang oder noch eine Runde mit dem Fahrrad enorm effektiv, um erst mal runterzukommen und den eigenen Bedürfnissen nachzuspüren, weil der Körper bei jedem Bewegen (am besten an der frischen Luft) automatisch Stresshormone abbaut. Schließlich sind die hormonellen Fight-or-Flight-Helfer ursprünglich dafür angetreten, uns bei dem bevorstehenden Kampf oder Wegrennen bestmöglich zu unterstützen. Und sowohl das eine als auch das andere ist nun mal mit körperlicher Kraftanstrengung verbunden. Das bedeutet für uns heute letztlich, dass wir umso mehr körperlich aktiv sein, also Dampf ablassen sollten, je größer die akute Stressbe-

10 In Japan wird damit der plötzliche Tod durch zu hohe, beruflich bedingte Stressbelastung bezeichnet.

lastung gerade ist, um chronischem Stress vorzubeugen und Problemen mit halbwegs klarem Kopf begegnen zu können. Deshalb habe ich auch ein Faible fürs Treppensteigen: Stresshormone abbauen und Kalorien verbrennen. Ganz nebenbei …

4
Der medizinische Check-up: was untersucht werden muss, wenn Sie dauernd erschöpft sind

Dass Patienten mit einem Erschöpfungssyndrom es in unserem Gesundheitssystem nicht leicht haben, ist ein offenes Geheimnis. Da Erschöpfung als Krankheitsbild nicht so klar abzugrenzen ist wie eine Blinddarmentzündung, ein gebrochenes Bein oder ein Magengeschwür, hapert es in den meisten Fällen an einer strukturierten Diagnostik und folglich an den richtigen Therapieansätzen. Deshalb bleibt vielen erschöpften und zunehmend frustrierten Patienten nichts anderes übrig, als von Arzt zu Arzt zu pilgern, bis irgendjemand den Fall qualifiziert in die Hand nimmt. Warum aber ist das so? Böser Wille steckt bestimmt nicht dahinter. Schließlich sind Ärzte ja angetreten, um zu helfen. Vielmehr liegt das Problem – neben dem zu Recht viel gescholtenen Zeitmangel in den Sprechstunden – am »Kolibri-Phänomen«.

Erfahrene Ärzte stellen Ärzten in der Ausbildung gern folgende Frage: »Wenn du einen Vogel in einem weit entfernten Baum siehst, was wird es wahrscheinlich für ein Vogel sein? Eine Taube oder ein Kolibri?« Handelt es sich um einen in Deutschland stehenden Baum, lautet die Antwort natürlich: »Bestimmt eine Taube.« Aber sind Sie sicher, dass es nicht doch ein Kolibri sein *könnte*? Dafür müssten Sie nun ganz genau hinschauen, denn diese Vogelspezies ist nicht nur exotisch, sondern ob ihrer geringen Größe auch schwer zu erkennen. Es bedarf somit eines gehörigen Aufwands, einen Kolibri zu entdecken, falls überhaupt gerade einer in dem Baum herumschwirrt. Lohnt es sich also, einen Kolibri in einer Buche in Ostwestfalen zu suchen? Nicht wirklich, oder? Gleichwohl: Unmöglich ist es nicht … Der Spruch »Das ist ein Kolibri« steht deshalb für extrem seltene und höchst unwahrscheinliche Diagnosen, die aber keinesfalls völlig ausgeschlossen sind. Das »Kolibri-Phänomen« beschreibt folglich das Spannungsverhältnis zwischen Aufwand und Angemessenheit des diagnostischen Einsatzes.

Allgemeinversorgende Ärzte haben es in ihrer Praxis mit vielen recht unspezifischen Beschwerden zu tun. »Zuwarten!« – wie es im Ärztejargon heißt – oder typische Behandlungen wie Schmerzmittel und Massage können auch so manches kleinere Leiden sinnvoll lindern. Selbst ein medizinischer Laie würde wegen einer Erkältung (»Taube«) kein MRT des Kopfes und auch keine kostenintensive Laboruntersuchung durchführen wollen. Aber da gibt es doch auch jene seltene Autoimmunkrankheit Morbus Wegener, die durchaus Schnupfen verursacht (»Kolibri«). Die Frage ist stets, wann man sinnvollerweise anfängt, nach den »Kolibris« zu suchen. Um das große Diagnostikbesteck herauszuholen, sollten – so die ungeschriebene Regel – verschiedene Verdachtsmomente vorliegen. Und genau hier beginnt die eigentliche ärztliche Kunst.

Aus dem Leben gegriffen …

Zu mir in die Check-up-Sprechstunde kommt ein 45-jähriger Patient mit einer erzählenswerten Krankheitsgeschichte: Vor knapp zwei Jahren litt er unter einem ausgeprägten Kräfteverfall. Infekt folgte auf Infekt, und er nahm stark ab. Schon seit Wochen ging es ihm hundeelend. Der Hausarzt, der die Beschwerden zunächst als Grippe interpretierte, stellte schließlich einen erheblichen Eisenmangel fest, den er kurzerhand mit Eisentabletten therapierte. Was für den Laien vernünftig klingen mag, ist ein fataler Kunstfehler. Denn bei einem Mann mit Mitte vierzig ist ein ausgeprägter Eisenmangel eine Seltenheit, die jeden Mediziner aufhorchen lassen muss und regelrecht dazu zwingt, die Ursache dezidiert abzuklären. Trotz der Eisentabletten ging es dem Mann immer schlechter, bis er sich schließlich selbst ins Krankenhaus einwies. Die Diagnose: schwere eisen- und folsäuremangelbedingte Blutarmut infolge von Zöliakie! Der Mann litt also unter jener Unverträglichkeit von Getreidebestandteilen, die eine chronische Entzündungsreaktion im Dünndarm hervorruft, was zu den entsprechenden Mangelerscheinungen mit all ihren (Erschöpfungs-)Symptomen führt. Dank einer glutenfreien Diät genas der Mann vollständig.

Bei anhaltenden Erschöpfungssymptomen ist es grundsätzlich erforderlich, eine weitreichende körperliche Diagnostik vorzunehmen, ganz gleich, ob man als Arzt psychische Ursachen dahinter vermutet oder nicht. Schließlich könnte es ein »Kolibri« sein, der möglichst rasch gefunden werden sollte, damit man Patienten keine langwierigen, möglicherweise aber unbegründeten psychosomatischen Interventionen zumutet.

Auf Patientenseite hat das Internet – nicht zuletzt aufgrund des »Kolibri-Phänomens« – bedauerlicherweise zu einer zunehmenden Verunsicherung geführt. So ein exotischer Kolibri ist ja auch viel spannender als eine banale Taube. Auch wenn es naheliegend ist, die meisten Menschen denken bei dauernder Erschöpfung eben nicht an Schlafmangel, Überarbeitung oder daran, dass in ihrem Leben etwas nicht stimmt. Und schwuppdiwupp landet der durchs World Wide Web surfende Betroffene bei einer sehr seltenen Autoimmunkrankheit mit dramatischen Auswirkungen, von der nur *ein* Symptom die Erschöpfung ist.

Ganz abgesehen davon, dass sich diverse Möchtegernschlaumeier und spinnerte Scharlatane im Internet tummeln, kriegt der Betroffene es nun zusätzlich mit der Angst zu tun …

Aber ich verteufle das Internet nicht. Ganz im Gegenteil. In meiner Praxis erlebe ich immer häufiger, dass die Patienten sich erst mal ausgiebig – und meist auf vernünftige Art und Weise – über ihr Problem im Internet informieren, bevor sie in die Sprechstunde kommen. Der Arzt wird nicht mehr als Halbgott in Weiß verehrt; dafür sind die meisten Menschen heute viel zu realistisch. Und ich bespreche ein Problem tatsächlich viel lieber mit einem mündigen, gut informierten Patienten. Gegebenenfalls kann er sich dank seiner Detailkenntnisse sogar einen unnötig langen Leidensweg ersparen und mich auf die richtige Fährte bringen. Bei mir muss sich also niemand dafür entschuldigen, dass er vorab »gegoogelt« hat. Zeigen Sie mir einen Arzt, der das nicht tun würde, wenn er selbst ein Problem hat, ob nun mit seinem Fuß (wenn er nicht gerade Orthopäde ist) oder seiner Heizungsanlage.

Wie gesagt, das ist auch völlig okay, solange sich die Patienten von den teils widersprüchlichen, manchmal auch drastischen Beschreibungen von Krankheitssymptomen und -verläufen im Netz nicht irritieren oder regelrecht verängstigen lassen. An dieser Stelle kann ich nur den Tipp geben, nicht noch tiefer zu graben und sich stattdessen einem Spezialisten anzuvertrauen, um mit ihm alle offenen Fragen zu besprechen. Denn hat sich eine bestimmte Angst erst einmal breitgemacht, komme ich als Arzt mit medizinischen Fakten kaum noch dagegen an. Ängste sind nun einmal irrational. Aus meiner Erfahrung lässt sich diese Hürde, die Ärzte heimlich »Morbus Google« nennen, im Patientengespräch nur auf der emotionalen Ebene überwinden. Indem ich dem Patienten Vertrauen in meine ärztliche Kompetenz und Erfahrung vermittle – und das geht nun einmal am besten über eine strukturierte Diagnostik, der Fachmann spricht von Differentialdiagnostik – löse ich den Angstknoten nach und nach auf. »Ich habe Sie genau untersucht. Es besteht keine Gefahr. Wäre ich in Sorge um Sie, würde ich sofort alle Hebel in Bewegung setzen.«

Wenn Sie nun schon seit Längerem unter starker Erschöpfung leiden, ist es auf jeden Fall sinnvoll, neben »Lifestyle-Faktoren« wie Schlafdefizit und »ungeschicktem« Freizeitverhalten (mehr dazu in Kapitel VI) auch psychische und körperliche Ursachen abklären zu lassen. Erschöpfung ist eben nicht gleich Erschöpfung – und die eine Erschöpfungsform kann komplett andere Ursachen und auslösende Faktoren haben als die andere.

Die folgenden Diagnosen sind zwar selten, im Zusammenhang mit anhaltender Erschöpfung aber relevant. Und hat der Arzt angesichts der Symptomatik eine Verdachtsdiagnose, so wird er die entsprechende Abklärung selbstverständlich einleiten. In dem Fall tragen die Krankenkassen auch die Kosten.

Die Diagnosen, die bei Erschöpfung abzuklären sind:

- Blutarmut,
- niedriger Blutdruck,
- Herzschwäche,
- Schilddrüsenunterfunktion,
- Lebererkrankungen,
- Nierenerkrankungen,
- Lungenerkrankungen,
- Epstein-Barr-Virus bzw. Pfeiffer'sches Drüsenfieber (EBV) oder Cytomegalievirusinfektionen (CMV),
- Nebenwirkung von Medikamenten (Betablocker, Schlaf- und Beruhigungsmittel, Psychopharmaka, Migräne- und Aknemittel, Antihistamine, Opiate),
- Rheuma, aber auch andere Autoimmunerkrankungen
- Vitamin- und Mineralstoffmangel,

- Schlafapnoe[11],
- psychische Diagnosen wie Depression, Angst- und Essstörung.

Das klingt nach extrem viel Aufwand? Mit einem EKG und einem Zehn-Minuten-Termin ist es tatsächlich nicht getan. Aber nur eine gut strukturierte Untersuchung sorgt für ausreichend Klarheit im Hinblick auf die Ursachen für die chronische Erschöpfung. Doch keine zielgerichtete Untersuchung ohne ein ebenso vertrauensvolles wie professionelles *Anamnesegespräch im Vorfeld*. Weniger als dreißig Minuten dauert es selten, womit es leider jede normale ärztliche Sprechstunde sprengt. Zunächst hört sich der Arzt Ihre individuelle Geschichte an. Das ist für mich der eigentlich spannende Moment meines Berufes: Warum ist dieser Mensch hier? Was sucht er? Ist das, was er sagt, auch tatsächlich sein Problem, oder steckt etwas ganz anderes dahinter? Traut er sich womöglich nicht, darüber zu sprechen, oder was ist ihm selbst nicht bewusst? Für diese Gespräche, die nie gleich ablaufen und die mir meine gesamte Energie, all meine Professionalität und mein ganzes Menschsein abverlangen, bin ich Arzt geworden. Jede Regung meines Gegenübers ist in diesem Moment wichtig, jede Bemerkung und Wendung im Gesprächsverlauf, jedes Ausweichen auf Nachfragen, jedes Detail aus der Vorgeschichte könnte ja die Lösung sein.

Auf diese Weise verschaffe ich mir ein möglichst umfassendes Bild, und zwar sowohl von den Symptomen als auch von den Hintergründen des Patienten. Was ist zum Beispiel mit seinen Lebensumständen (Familie, Beruf, Sport, Ernährung, Hobbys), die das seelische Befinden ebenso wie jede körperliche Krankheit beeinflussen können? Stellt sich beispielsweise heraus, dass den Patienten Zukunftsängste plagen oder er sich von seinem

11 Atemstörungen während des Schlafens

Chef unter Druck gesetzt fühlt, muss ich einhaken, wofür ich unter anderem psychologische Fragebögen verwende. Diese *psychologischen Tests* ermöglichen es, psychische Einflüsse wie ein zugrundeliegendes Burnout-Syndrom oder eine Depression schneller und sicherer zu erkennen. Bei anhaltender Erschöpfung üblich sind das erwähnte MBI oder das HBI40 sowie der PHQ-9-Test.

Bei der Suche nach »Kolibris« ist ein Qualitätsmanagement (QM) entscheidend. Egal, ob es sich um eine Sehnenüberlastung oder ein Erschöpfungssyndrom handelt, wenn es kompliziert wird, kläre ich das Problem stets in der gleichen, wissenschaftlich fundierten und erprobten Weise ab, damit nichts übersehen wird, keine Fehler passieren und am Ende gezielt therapiert werden kann.

Bei Patienten, die unter Erschöpfung leiden, erfolgen nach der Anamnese die *medizinischen Voruntersuchungen*: Das Elektrokardiogramm (EKG), der Lungenfunktionstest (LuFu), die Ermittlung der Körperzusammensetzung (Muskel- und Fettanteil), die Urinanalyse sowie die Blutentnahme werden in der Praxis selbst durchgeführt. Die Blut- und gegebenenfalls Stuhlproben werden in ein Speziallabor geschickt, wo sie sowohl auf die Standardwerte für Leber, Niere, Schilddrüse, Herz und Muskulatur als auch auf folgende besondere Aspekte hin analysiert werden:

- Virusinfektionen wie CMV und EBV,
- Autoimmunerkrankungen (bei denen das Immunsystem körpereigene Organe schädigt) wie Zöliakie, Hashimoto-Thyreoiditis (Schilddrüsenerkrankung) oder Rheuma,
- Mikronährstoffe (Vitamine und Spurenelemente).

Nach der *körperlichen* (man spricht auch von der klinischen) *Untersuchung* mit Händen, Stethoskop und Reflexhammer sind die *Ultraschalluntersuchungen* an der Reihe. Dabei untersuche ich zunächst sämtliche Bauchorgane nach Organ- oder Gefäßveränderungen. Dann sehe ich mir die Funktion der Herzklappen und die Schlagkraft des Herzens an, bevor ich Halsgefäße und Schilddrüse nach Veränderungen absuche. Das Ganze kann bis zu einer Stunde dauern.

Danach wechseln die Patienten in das Leistungslabor, wo sowohl ein Belastungs-EKG als auch eine *Spiroergometrie* durchgeführt werden. Letztere ermöglicht die exakte Bestimmung der Leistungsfähigkeit: Ist jemand schwach und erschöpft, oder fühlt er sich nur so? Beides ist möglich, beides ist behandlungsbedürftig – und ein wichtiges diagnostisches Puzzleteil.

Liegen alle Untersuchungsergebnisse vor, erfolgt das *Auswertungsgespräch* zwischen Arzt und Patient. Sind sämtliche Untersuchungsergebnisse, was gar nicht so selten vorkommt, unauffällig, ist es erforderlich, noch einmal näher auf die Lebenssituation des Patienten einzugehen, denn bei Erschöpfung können folgende »Lifestyle«-Faktoren eine entscheidende Rolle spielen:

- Bewegungsmangel,
- Schlafmangel, schlechte Schlafhygiene,
- Über- oder Untergewicht,
- Ernährungsgewohnheiten (z. B. Low-Carb-Diät, vegan, zucker- und/oder fettreich),
- berufliche oder/und private Überlastung,
- psychische Belastungen,
- Raumklima,
- Giftstoffe (Kohlenwasserstoffe, Kohlenmonoxid, Amalgam, Schwermetalle wie Blei und Quecksilber),
- Drogenkonsum (Alkohol, Nikotin, Haschisch u. a.),
- Detraining (Übersäuerung bei der geringsten körperlichen Aktivität wie Treppensteigen).

Auf diese Weise ergibt sich ein Gesamtbild, das nicht nur mir als Arzt, sondern vor allem auch dem erschöpften Patienten eindeutige Anhaltspunkte für den therapeutischen Weg liefert. Natürlich sind durch die Untersuchung weder das Gefühl der Erschöpfung noch seine Begleitsymptome verschwunden, aber nun besteht zumindest Klarheit, was die beste Voraussetzung für eine effektive Therapie ist! Denn das Wissen um die Ursachen der Beschwerden wirkt auf den Patienten beruhigend und motivierend zugleich.

III

DER MODERNE STRESS UND UNSERE SCHWINDENDE WIDERSTANDSKRAFT: EINE GEFÄHRLICHE KOMBINATION

1

Ist das Smartphone wirklich schuld? Unser Stressempfinden unter der Lupe

Bei Stress passiert also so einiges in unserem Körper, was uns durchaus nützlich sein kann. Zu viel und anhaltender Stress aber führt früher oder später zu einem lebensfeindlichen Zustand der Erschöpfung. So weit, so klar. Nun brauchen wir bloß noch darauf zu achten, dass wir übermäßigen Stress vermeiden und uns unseres Lebens freuen. Aber mit dem Stress ist das eben so eine Sache. Da gibt es, wie wir gesehen haben, den guten Stress, den schlechten Stress, den guten, aber ausufernden Stress, der uns schlecht bekommt, den Stress von außen und den Stress, den wir uns selbst machen. Vor lauter Stress wissen wir oft nicht, wo uns der Kopf steht – und jetzt auch noch der Stress, den Stress irgendwie begrenzen zu müssen, um ja nicht komplett auszubrennen oder eines Tages zusammenzuklappen …

Dagegen erscheint der einstige Alltag unserer Großeltern und Eltern wie ein Schlaraffenland der Ruhe, Gemächlich- und Überschaubarkeit. Bar jeder Hektik ging man damals seiner Arbeit nach, erledigte sein Tagessoll, trank zwischendurch einen Kaffee und unterhielt sich mit seinem Kollegen, steckte abends seine Brotdose wieder ein und begab sich nach Hause, wo die entspannte Familie schon mit dem Abendessen auf der Terrasse wartete. Und natürlich schien immer die Sonne. Da waren zwar noch der Zweite Weltkrieg mit Hunger, Flucht, Vertreibung und Tod in schier unvorstellbarem Ausmaß, ein drohender Atomkrieg, die Tschernobyl-Katastrophe und das Waldsterben. Und trotzdem kommt uns das »Früher« stets stressfreier, weil weniger hektisch und vollgestopft, vor. Ist das die typische Verklärung vergangener Zeiten? Oder ist unser Alltag tatsächlich stressiger geworden?

Falls dem so ist, wirft das die Frage auf, wann dieses Gefühl von Stress im Sinne von Hektik und Unübersichtlichkeit begonnen hat. Vielleicht mit der Erfindung des Automobils, das unsere Transportwege beschleunigte und einen schnelleren Warenverkehr ermöglichte? Oder erst mit jenem Automobil, das sich auch Otto und Erna Normalverbraucher leisten konnten? Von nun an wurde der Urlaub in Italien verbracht und nicht mehr wie bisher im deutschen Mittelgebirge. Jetzt hieß es: am Strand brutzeln statt über Stock und Stein wandern. Dafür wurde auch die lange Anreise gern in Kauf genommen, obwohl die, wie wir alle aus eigener Erfahrung wissen, nicht unbedingt zu einem stressfreien Urlaubsauftakt beiträgt.

War das also der Beginn des modernen Stresses, der uns heute so zusetzt? Oder hielt der mit Personal Computer und elektronischer Datenverarbeitung Einzug? Das ist absurd, werden Sie jetzt vielleicht denken, schließlich gingen damit doch zahlreiche Erfindungen einher, die unser Leben erleichtert haben. Seitdem können wir vieles viel schneller, genauer und im Handumdrehen erledigen. Das spart doch eine Menge Zeit! Aber wird damit auch der Stress geringer? Was machen wir denn mit all der gesparten Zeit?

Wenn ich mich mit Freunden, Geschäftspartnern oder Patienten über das Thema Stress und seinen Ursprung unterhalte, vertreten die meisten Menschen die Ansicht, dass die eigentliche Stresswelle mit der Einführung von Internet und Handy eingesetzt habe. Und seit das Smartphone unser Leben dominiere, gebe es erst recht kein Entrinnen mehr. Dauernd blinkt, piepst oder vibriert es, permanent werden E-Mails im Push-Verfahren zugestellt. Inzwischen habe ich sogar Patienten, die zwar ihr Smartphone während der Untersuchung auf »lautlos« stellen, dann aber doch immer wieder auf ihre Armbanduhr schauen, um eingehende Anrufe und Textnachrichten zu checken. Es ist wirklich erstaunlich, was wir uns zumuten. Ich zucke zum Beispiel jedes Mal zusammen, wenn mein Handy in der Hosen- oder Jackentasche bei jeder neuen E-Mail unüberhörbar auf sich aufmerksam macht. Ein solches Smartphone-Piep, -Pling oder -Ring genügt nämlich, um unser Alarm- und Stresssystem anzuheizen. Und piepst es mal länger als eine halbe Stunde nicht, geraten wir sofort in Panik, weil das Gerät ja kaputt sein könnte, womit wir von der Welt abgeschnitten wären …

Der empfundene Stresslevel vieler Menschen scheint also mit dem Siegeszug des Smartphones einherzugehen. Aber hält diese oberflächliche Einschätzung einer wissenschaftlichen Betrachtung stand? Schließlich geht es um eines der einflussreichsten Themen unserer Zeit. Da sollten wir uns nicht mit »Küchenpsychologie« zufriedengeben. Es genügt nicht, 100, 1000 oder 100 000 Menschen zu fragen, ob sie Stress haben. Stress ist schließlich ein Begriff, den jeder anders interpretiert. So hat das subjektive Stressempfinden auch höchstens ansatzweise etwas mit der Wochenarbeitszeit zu tun. Es gibt genügend Menschen, die im Rahmen einer Halbtagstätigkeit enormen Stress empfinden, sei es, weil die Tätigkeit gar nicht zu ihnen passt oder ihnen die Kollegen jeden Tag aufs Neue das Wasser abgraben oder die Stimmung zu Hause keinen entspannenden Ausgleich zulässt. Es können zig Gründe sein.

Fest steht: Stress hat eine nicht zu unterschätzende subjektive Komponente und ist insofern durchaus tagesform- bzw. situationsabhängig. Würden Sie heute unter Ihren Freunden eine Umfrage machen, wer gerade Stress hat oder als wie stressig das Leben empfunden wird, erhielten Sie lediglich Momentaufnahmen des jeweiligen Befindens. Vorausgesetzt, Ihre Freunde sind aufrichtig. Möglicherweise wären auch Antworten darunter, die darauf abzielen, sich in ein möglichst gutes Licht zu rücken. Diese Antworttendenz wird als soziale Erwünschtheit bezeichnet und gilt in Studien, die auf der Befragung von Menschen beruhen, als verzerrender Faktor. Insbesondere Interviewsituationen verleiten dazu, so zu antworten, wie es die soziale Norm nahelegt: Stellen Sie sich vor, eine attraktive Studentin macht eine Datenerhebung in einem Einkaufscenter und fragt ältere Männer nach der Häufigkeit ihrer wöchentlichen Sexualkontakte. Was denken Sie: Wird die Studentin objektive Ergebnisse erhalten? Wohl kaum.

Nun könnte man meinen, dass die Frage nach dem persönlichen Stressempfinden eine weniger heikle, weniger von gesellschaftlichen Vorstellungen beeinflusste Frage ist. Doch ist das so? Immerhin haben wir bereits festgestellt, dass ein gewisses Maß an Gestresstheit heutzutage sogar als »Leistungsabzeichen« gilt. Oder würden Sie Ihrer ehrgeizigen Kollegin auf die Nase binden, dass Sie keinen Stress haben? Was also sollen wir mit den Ergebnissen einer repräsentativen Umfrage unter 1200 Mitgliedern der Techniker Krankenkasse[12] anfangen, wonach sich mehr als 80 Prozent der 30- bis 40-Jährigen gestresst fühlten und über 76 Prozent der 50- bis 60-Jährigen angaben, »mindestens manchmal gestresst zu sein«? Selbst mehr als 30 Prozent der über 60-Jährigen klagten noch über Stress. Zweifellos hält die

12 »Entspann dich, Deutschland« – TK-Stressstudie 2016

Rush Hour des Lebens so manches an Herausforderungen bereit: berufliche Orientierung und Etablierung, Partnerfindung, Familiengründung, Hausbau … Da kann einem schon mal die Kraft ausgehen. Und natürlich hört der Stress mit dem Ende des Arbeitslebens nicht auf; schließlich machen auch Altersbeschwerden, zahllose Freizeittermine oder Existenzsorgen den Alltag schwer. So einfach messbar ist Stress deshalb aber noch lange nicht. Und ob der Stress vor hundert Jahren geringer war als heute, ist damit auch nicht beantwortet.

Stress, lass nach! Die Ergebnisse der großen Stress-Studie und was sie uns sagen

Zum Glück für unseren Wissenshunger gibt es jedoch Wissenschaftler, die über Jahrzehnte einen wahren Datenschatz gesammelt und ausgewertet haben.

So ließ das Forscherteam der San Diego State University 63706 College-Studenten im Beobachtungszeitraum zwischen 1938 und 2007 sowie 13870 Highschool-Studenten zwischen 1951 und 2002 einen entsprechenden Fragebogen, den sogenannten Minnesota Multiphasic Personality Inventory (MMPI) ausfüllen. Dabei handelt es sich um einen sehr umfangreichen, auf wissenschaftliche Genauigkeit und Zuverlässigkeit hin geprüften Persönlichkeitsfragebogen, der weltweit in der klinischen Psychologie und Psychiatrie eingesetzt wird. In diesem Fall ist also weder an der Testqualität noch an der Anzahl der Teilnehmer oder an der Länge des Beobachtungszeitraums etwas auszusetzen. Interessanterweise bekommen wir von der hiesigen Presse trotzdem nur die leichte Kost präsentiert: 80 Prozent der Deutschen fühlen sich gestresst! Für eine Schlagzeile mag das gut sein. Wirklich erhellend im Hinblick auf Ursachen und Zusammenhänge in puncto Stress und Erschöpfung ist so eine Aussage nicht.

Schauen wir uns also lieber die Ergebnisse dieser außergewöhnlich differenzierten Studie an. Dafür müssen wir uns zunächst vor Augen führen, dass der MMPI die Ausprägung verschiedener Persönlichkeitsmerkmale misst: Schizophrenie, Depression, Hypochondrie, Hypomanie, Psychasthenie, Paranoia und psychopathische Abweichung. Keine Sorge, Sie können ganz entspannt weiterlesen. Die Grenze zwischen gesund und krank ist aber nun mal in etlichen Bereichen der Medizin fließend, insbesondere in Psychologie und Psychiatrie.

Da wäre zum Beispiel die Hypochondrie, also jenes Krankheitsbild, bei dem man sich voller Angst und unter erheblichem Leidensdruck einbildet, womöglich ernsthaft erkrankt zu sein. Wenn jemand deshalb seine Lebensfreude und soziale Integration verliert, braucht er dringend psychologische Hilfe. Aber Hand aufs Herz: Haben Sie nicht auch beim letzten Herzstolpern oder Taubheitsgefühl in den Fingern kurz darüber nachgedacht, ob es vielleicht doch gefährlich ist? Das ist auch völlig normal und ganz gesund, denn jeder Mensch nimmt seine Körperfunktionen mehr oder weniger stark wahr und macht sich natürlich auch dann und wann seine Gedanken, allerdings ohne deshalb in Panik zu geraten.

Mit der Depression verhält es sich ähnlich. Auch hier gilt es, zwischen Traurigkeit, großer Traurigkeit, Phasen depressiver Verstimmung, leichter und schwerer Depression zu unterscheiden. Traurigkeit ebenso wie zeitweilige Hoffnungslosigkeit kann jeden gesunden Menschen ereilen. Das heißt, dass ich genauso Aspekte von Depressivität erlebe wie Sie; entscheidend für die Einstufung als Krankheit sind das Ausmaß und die Dauer.

Schizophrenie wiederum geht einher mit bizarren Gedanken, einer Wahrnehmung, die nicht der Realität entspricht, und mit sozialer Entfremdung. Charakteristisch sind ferner Konzentrationsschwierigkeiten und Probleme bei der Impulskontrolle.

Sicher kennen auch Sie Momente, in denen Sie groteske Gedanken hatten oder Ihre Umwelt anders wahrgenommen haben, als es unter vermeintlich objektiven Gesichtspunkten sinnvoll gewesen wäre. Und wenn eine gesunde Person sich nicht sicher ist, ob da gerade jemand etwas zu ihr gesagt hat, dann ist das kein Grund für die Einweisung in eine psychiatrische Klinik, sondern eine Regung, die menschlich ist und somit als normal gilt.

Auch Paranoia bedeutet nichts anderes als eine über das Normale gesteigerte zwischenmenschliche Sensibilität, die von großer moralischer Selbstgerechtigkeit und riesigem Misstrauen gegenüber anderen Menschen und der Umwelt geprägt ist. Doch wer hat noch nie gedacht, dass irgendwie gerade alle im Büro gegen einen sind? Vielleicht laufen einige Dinge im Leben vorübergehend nicht so wie gewünscht, und schon ploppt dieses Gefühl, ausgegrenzt zu werden, auf. Wenn sich dann noch ein Kollege wortlos abwendet (vielleicht war er nur in Gedanken), kommt es einem vor, als hätte sich alle Welt gegen einen verschworen. Nichts Ungewöhnliches, oder? Aber eine Reaktion, die sich zweifellos auf dem Kontinuum von normal bis krank bewegt.

Werfen wir noch kurz einen Blick auf die übrigen drei Persönlichkeitsmerkmale, die das MMPI ermittelt: Psychasthenie beschreibt zwanghafte Gedanken und Verhaltensweisen sowie abnormale Ängste, eine überzogene Selbstkritik und Konzentrationsschwierigkeiten. Auch solche Züge kann jeder ansonsten psychisch gesunde Mensch, der danach sucht oder gefragt wird, phasenweise an sich feststellen.

Mit Hypomanie wird in der Psychiatrie eine aufgeregte, instabile Stimmung erfasst, eine psychomotorische Aufregung mit flatterhaften Gedanken. Dieser unangenehme Zustand innerer Unruhe kommt bei dem einen Menschen nur ansatzweise und selten vor, bei dem anderen stärker und öfter, ohne dass es deshalb pathologisch sein muss. Vor allem Menschen, die in unserer enorm beschleunigten Welt unter Stress stehen, kennen so eine Unruhe, diese Hibbeligkeit, dieses nicht ruhen wollende Gedankenkarussell …

Fehlt noch die psychopathische Abweichung. Damit ist eine soziale Fehlanpassung mit übersteigertem Selbstwertgefühl, großem Erlebnishunger und schnell auftretender Langeweile gemeint. Weitere markante Aspekte der psychopathologischen Abweichung sind Lügen und mangelnde Empathie sowie betrügerisch-manipulatives Verhalten, was dazu führt, dass angenehme Erfahrungen im sozialen Austausch mit anderen immer seltener werden. Möglicherweise stellen Sie angesichts dieser Definition fest, dass auch Sie schon eine Lebensphase hinter sich haben, in der Sie sich allen anderen überlegen fühlten und extrem viel erleben wollten. Dafür muss man nicht krank sein. Und ein Mensch, der immer wieder lügt, um sich einen Vorteil zu verschaffen, und manipulatives Verhalten an den Tag legt, ist uns verständlicherweise nicht ganz geheuer. Deshalb muss es sich allerdings noch nicht um einen Psychopathen im klinischen Sinne handeln.

Im Zusammenhang mit Stress und Erschöpfung ist festzuhalten, dass beispielsweise die Merkmale Psychopathie, Depression, Hypomanie und Paranoia durch eine Überlastungs- und Stressreaktion befördert werden können. Erst kürzlich habe ich wieder erlebt, dass ein Patient mit leicht hypochondrischer Neigung unter dem Druck der Corona-Krise völlig aus der Spur geriet: Bislang ist er ein- oder zweimal im Jahr zu seinem Hausarzt gegangen, weil da immer mal wieder dieses Herzstolpern war. Da der Hausarzt nie etwas feststellen konnte, schaltete der Mann internistische Spezialisten ein, die allerdings ebenfalls nichts Auffälliges fanden.

Diese leichten hypochondrischen Züge, wie sie bei vielen Menschen vorkommen, kippten erst, als sich der Mann mit den – medial teils aufgeblasenen – Bedrohungen durch das Coronavirus konfrontiert sah. Die daraus resultierende angstvolle Spannung schürte seine Tendenz zur Hypochondrie, bis das bislang stabile System dekompensierte, das heißt, die Belastungen nicht mehr ausgeglichen werden konnten: Völlig aufgelöst kam der Mann in die Praxis und berichtete von hohem Blutdruck und starkem Herzrasen, unter dem er seit einigen Wochen leide und das nun unbedingt behandelt werden müsse. In der Tat war eine Behandlung der Beschwerden nötig, wenngleich die eigentliche Ursache seine Angst war und kein organischer Befund vorlag.

Doch zurück zur großen Stress-Studie der San Diego State University: Nach Auswertung aller Persönlichkeitstests stellte das Forscherteam 2007 fest, dass die Ausprägung stressabhängiger Persönlichkeitsmerkmale seit 1938 nicht nur kontinuierlich, sondern drastisch (für Statistiker: um eine Standardabweichung!) zugenommen hatte. Dieser starke Effekt lässt keinen anderen Schluss zu, als dass der erlebte Stress in der modernen Industriegesellschaft um vieles stärker ist als früher.

Bemerkenswert daran: Die Kurve steigt gleichsam geradlinig an. Es gibt weder Spitzen noch Täler, weder nach dem Zweiten Weltkrieg noch während der globalen Finanzkrise, noch nach einer technischen Innovation wie dem Computer, dem Mobiltelefon oder dem Smartphone. Nirgends ein sprunghafter Stressanstieg, stattdessen nimmt der Stress peu à peu zu. Das Smartphone allein kann also nicht schuld daran sein, dass sich immer mehr Menschen getrieben, überfordert und ausgelaugt fühlen.

2

Schutzschilde gegen stressbedingte Erschöpfung – und wie der gesellschaftliche Wandel sie zerstört

Was genau hat uns aber eigentlich in diese Stressspirale katapultiert? Der frühere US-Präsident Bill Clinton hat einmal gesagt: »Don't follow the headlines, follow the trendlines.« Meiner Ansicht nach steckt in diesem Satz ein enorm wichtiger Fingerzeig in Richtung Stressursachen. Niemand wird ernsthaft bezweifeln, dass wir in einer von Medien durchdrungenen Gesellschaft leben. Und die allermeisten Medien sind nun mal darauf getrimmt, dem Affen (uns!) Zucker zu geben: Sie füttern uns mit leicht verdaubaren Zahlen (damit's seriös rüberkommt) und mit krachenden Überschriften (Headlines). Dabei appellieren sie an unsere Sensationsgier, die uns blind macht für Hintergründe und Fakten. Im Folgenden werden Sie allerdings merken, wie sinnvoll es ist, sich auf die langfristigen Entwicklungen eines Prozesses (Trendlines) zu konzentrieren, statt den ebenso marktschreierischen wie kurzlebigen News-Headlines anzuhängen.

Sicher haben Sie auch schon beobachtet, dass sich in unserer Gesellschaft Unsicherheit, Angst, teilweise sogar Panik breitmachen. »Man kann ja abends nicht mehr auf die Straße gehen!« Überall lauern scheinbar Mord und Totschlag. Es sind die Headlines, die solche Ängste schüren. Die Realität sieht anders aus. So ist die Anzahl der Morde in Europa je 100 000 Einwohner pro Jahr von mindestens 30 (erfassten) Morden im 14. Jahrhundert auf etwa zwei (erfasste) Morde im Jahr 1850 gesunken und stagniert seither. Der damalige Aufbau von belastbaren staatlichen Strukturen respektive die Durchsetzung von »Recht und Ordnung« haben also durchaus Wirkung gezeigt. Legt man nun noch zugrunde, dass mehr als 90 Prozent aller in Deutschland verübten Morde Beziehungstaten sind, die zudem in den meisten Fällen blitzschnell aufgeklärt werden, dann bleibt wenig Raum für die Angst, ermordet zu werden. Auch wenn Ihnen irgendeine Headline etwas anderes weismachen will.

Und was ist mit der wachsenden Angst vor Terroranschlägen? »Früher war alles viel entspannter und weniger bedrohlich.« Ist das so? Dann empfehle ich einen Blick auf die folgenden Zahlen: Verloren in den 1970er-Jahren noch 150 bis knapp über 400 EU-Bürger jährlich durch Terroranschläge ihr Leben, so starben seit der Jahrtausendwende – abgesehen von drei großen Anschlägen 2004 (191 Tote bei den Madrider Zuganschlägen), 2015 (130 Tote in Paris) und 2016 (86 Tote in Nizza) – erfreulicherweise nur wenige Menschen durch derart schreckliche Gewaltakte. Terror war in den aktiven Zeiten von RAF[13] und IRA[14] also viel präsenter als in den letzten Jahren, so schrecklich jedes Einzelereignis auch ist.

Auch Krieg macht uns Angst, angefeuert von der Flut grausiger Bilder, die uns – nicht zuletzt auf Social-Media-Kanälen – aus jedem Winkel dieser Erde überschwemmt. Dabei müssten uns die Zahlen und die langfristige Entwicklung eigentlich beruhigt aufatmen lassen, denn die Kriege in jüngster Zeit fordern immer weniger Todesopfer.[15] Doch Bilder sind »Übertra-

13 Rote Armee Fraktion

14 Irish Republican Army

15 Im Zweiten Weltkrieg starben 65 Millionen Menschen, im Vietnamkrieg etwa 4 Millionen und im Koreakrieg geschätzte 3 Millionen. Der Bosnienkrieg Anfang der 1990er-Jahre forderte rund 100 000 Opfer, der Kroatienkrieg geschätzte 25 000 und der Zweite Golfkrieg rund 30 000. Besonders blutig war der Irakkrieg, bei dem bis zu 600 000 Menschen ihr Leben verloren; im Syrienkrieg gab es bislang 400 000 Tote. Das aber sind immer noch weniger als beispielsweise im Amerikanischen Bürgerkrieg, bei dem in vier Jahren rund eine Million Menschen starben.

gungsmedien der Angst«, so die Kunsthistoriker Franca Buss und Philipp Müller. Letztlich liegt es also an uns, mit welchen Bildern wir uns von früh bis spät umgeben und wie wir uns mit ihnen auseinandersetzen. Wenn wir uns ihnen ungefiltert ausliefern, hat die Angst leichtes Spiel – und wir noch mehr kraftzehrenden Stress.

Viel Kraft raubt uns auch das Gefühl, nie genug Zeit zu haben. Dabei hat sich unsere Lebenserwartung in den letzten hundert Jahren von vierzig auf fast achtzig Jahre nahezu verdoppelt. Somit haben Sie im Grunde, überspitzt gesagt, doppelt so viel Zeit für all die Dinge, die Sie tun wollen, und könnten sich – im Gegensatz zu Ihren Großeltern – ganz entspannt zurücklehnen. Hätten Sie 1900 eine Tablette verkaufen können, die die Lebensspanne verdoppelt, wären Sie Milliardär geworden. Heute bekommen Sie, zumindest statistisch betrachtet, eine verdoppelte Lebensspanne quasi zur Geburt geschenkt. Und diese müssen Sie nicht mal mit mehr Arbeitsstunden verbringen, denn die Wochenarbeitszeit, die für einige Menschen der relevante Indikator für Stress und Belastung in ihrem Leben zu sein scheint, ist in den vergangenen Jahren kontinuierlich gesunken. Seit 1991 sank laut Statistischem Bundesamt die durchschnittliche Arbeitszeit von 38,4 Stunden auf 34,8 Stunden im Jahre 2019. Zwar spielt hierbei die häufiger werdende Teilzeitbeschäftigung eine Rolle. Aber halten Sie die seit Jahren relativ konstante Wochenarbeitszeit von durchschnittlich 41 Stunden bei einer Vollzeitbeschäftigung wirklich für unzumutbar?

Darüber hinaus stieg die Anzahl der jährlichen Urlaubstage von vereinzelten Tagen zu Beginn des 20. Jahrhunderts auf aktuell – je nach Branche ein, zwei Tage mehr oder weniger – stolze 30 Tage.

Besser geht es doch fast gar nicht. Nähern wir uns nicht allmählich Lebensverhältnissen wie im Schlaraffenland? Wir haben große Probleme der Menschheit gelöst, uns sogar ein längeres Leben ermöglicht, doch was passiert? Wir sind gestresst, weil wir zwischen der Arbeit und dem Abendessen mit Klaus und Tina noch einkaufen müssen und der Babysitter mal wieder zu spät kommt. Was also ist es, das uns den letzten Nerv und so viel Energie raubt? Was hat sich in den vergangenen Jahren so massiv verändert, dass uns die Puste ausgeht und der Stress uns manches Mal zu übermannen droht?

Immer schnelleres Internet, immer schnelleres Transportwesen, immer schnellere Datenverarbeitung und immer schnellerer Fortschritt. Es ist nicht von der Hand zu weisen, dass die kontinuierliche Steigerung unseres Stressempfindens und die kontinuierliche Steigerung des Tempos in unserem Alltag mit einer kontinuierlichen Steigerung der Produktivität in unserer Gesellschaft einhergehen. Das heißt: Wir leisten beruflich immer mehr in immer weniger Arbeitszeit! Okay, das ist sicher anstrengend. Aber warum kommen wir mit diesen Anforderungen nicht mehr klar? Immerhin gibt es Urlaub, Wochenenden und Feierabende. Und hat nicht jede Generation erhebliche Fährnisse in ihrem Leben zu bewältigen? An die jungen Eltern da draußen: Kinder haben auch schon vor fünfzig Jahren geschrien. Auch nachts, ob wir es glauben oder nicht. Mütter von Neugeborenen hatten zu allen Zeiten schlaflose Nächte. Aber wurde es an die große Glocke gehängt und als derart belastend empfunden, wie es heute mitunter dargestellt wird?

Vor wenigen Monaten klagte ich meinem Vater, der ebenfalls sein Arbeitsleben lang selbstständig war, mein Leid, wie schwierig es sei, qualifiziertes Personal zu finden, und fragte ihn, ob es so was überhaupt schon einmal gegeben habe. Ich erntete ein müdes Lächeln, und dann erzählte er von der Vollbeschäftigung in den 1960er-Jahren, als Mitarbeiter munter von Arbeitsplatz zu Arbeitsplatz wechselten, um bessere Konditionen mitzunehmen. Für meinen Vater muss das eine unfassbar belastende Zeit gewesen sein, da er für die Aufrechterhaltung seines Betriebes natürlich auf loyales Personal angewiesen war.

Rückblickend erliegt man auch leicht der Versuchung zu meinen, dass man bestimmte Entwicklungen hätte vorhersehen können. Aber das ist nur äußerst selten der Fall. So basierte die Unsicherheit Ihrer Eltern bei der Frage, ob ein Hausbau mit Blick auf die Zinsentwicklung zu riskant sei, auf der gleichen Unkalkulierbarkeit des Lebens wie heute. Trotzdem sind wir heute insgesamt gestresster und häufiger überlastet. Dabei spielt der Tempozuwachs fraglos eine tragende Rolle, weshalb ich diesem Aspekt auch einen eigenen Abschnitt einräume, doch es gibt flankierende gesellschaftliche Bedingungen, die sich negativ auf unseren Umgang mit Belastungen auswirken.

Warum erleben junge Eltern ihren Alltag als besonders anstrengend, warum stecken wir das nicht besser weg? Um belastende Situationen – sei es der nächtelang schreiende Säugling, die ausbleibenden Aufträge oder das verpatzte Rendezvous – zu meistern und uns nicht von ihnen umwerfen zu lassen, müssen wir gewappnet sein. Der Fachbegriff dafür ist Resilienz und meint die Widerstandsfähigkeit eines Menschen gegen unangenehme Einflüsse bis hin zu Schicksalsschlägen.

Schutzschild »Glaube und Sinn«

Ein wesentlicher Resilienzfaktor in Gesellschaften – und somit ein Schutzschild gegen Erschöpfung – ist der Glaube. Denn der Glaube ermöglicht es jenem, der glaubt, Sinn in dem zu sehen, was er tut und erlebt. Natürlich kann sich dieser Sinn auch aus einer anderen Form tiefster Überzeugung speisen. Wenn ich genau weiß, warum ich etwas tue, erwächst daraus eine stärkende Energie. Geht es beispielsweise darum, um sein Leben zu kämpfen, erübrigt sich jede weitere Frage nach dem Sinn. Wir müssen uns hier nicht darüber auslassen, was Menschen alles ausgehalten haben, die am Ende des Zweiten Weltkrieges aus ihrer Heimat vertrieben wurden, und es geht mir auch nicht um irgendein Aufwiegen von Schuld, aber in der Geschichte unseres Landes stellt die Vertreibung von mehreren Millionen Menschen aus ihrem gewohnten Lebensraum einen immensen Stressfaktor dar, der in fast jeder Familie spürbar ist. Diese Menschen haben Unvorstellbares ausgehalten, weil sie es mussten, weil sie den Sinn darin sahen zu überleben.

Wie sinnvoll ist es hingegen, morgens mit dem Becher Kaffee in der Hand ins Büro zu hetzen, um dort die 25. Marketingkampagne für eines von 380 Mineralwässern unter großem Zeit- und Kostendruck zu erstellen, um abends mit einem Stressblähbauch nach Hause zu kommen? Niemand wünscht sich den täglichen Kampf ums Überleben zurück. Aber macht uns der fehlende tiefere Sinn einiger moderner Tätigkeiten möglicherweise anfälliger für gespürten Stress? Die Moderne hat diesbezüglich nicht nur Licht-, sondern auch Schattenseiten.

Im Zusammenhang mit »Glaube und Sinn« wirkte auch der kirchliche Rahmen stets stabilisierend, und zwar sowohl auf die Gesellschaft insgesamt als auch auf den Einzelnen. Starb vor hundert Jahren ein junger Vater und hinterließ eine Frau und drei kleine Kinder, so war dieses tragische Ereignis zumindest eingebettet in feste Rituale und gegenseitige Unterstützung, was zweifellos sinnstiftend von der Kirche begleitet wurde. Da gab es die Gemeindemitglieder, die sich kümmerten. Da gab es die Beerdigungszeremonie als Abschiedsritual. Da gab es das Trauerjahr im schwarzen Kleid, das der Gesellschaft Trauer anzeigte, die wiederum das Trauern zuließ und ermöglichte. Und da gab es ein trostspendendes Glaubenskonstrukt und einen Pfarrer, der diesen Trost vermittelte.

Alles Fassade? Viel sinnvoller ist die moderne Wissenschaft, die dem jungen Mann vielleicht das Leben hätte retten können? Ja, all die Möglichkeiten, die unter anderem unsere Hochleistungsmedizin bietet, sind in vielen Fällen nützlich. Doch wie steht es um die Menschlichkeit? Wie oft stößt auch die fortschrittlichste Medizin an ihre Grenzen? Und dann ist da eben kein Pfarrer, der mit sanften Worten oder einem verständnisvollen Schweigen Trost spendet, sondern ein hochdekorierter Mediziner der Universitätsklinik, der genau erklärt, welcher Tumor aus welchen Gründen leider nicht zu therapieren sei und dass in ein paar Wochen unweigerlich der Tod eintreten werde. Und danach? Viel kommt da nicht. Immer weniger Rituale, immer weniger Gemeinschaft, keine Gemeinde, kein tröstender Pfarrer, stattdessen eine getriebene Gesellschaft, die Menschen dazu bringt, vier Wochen nach dem Tod eines nahen Angehörigen in einer Sprechstunde zu sitzen und um Antidepressiva zu bitten, weil sie immer noch traurig sind.

Die Ambivalenz unserer Zeit: Niemand will auf das Wissen und den Fortschritt unserer modernen Gesellschaft verzichten. Doch offenbar leidet der gesellschaftliche Zusammenhalt darunter. Verliert die Wissensgesellschaft quasi automatisch ihren sozialen Kitt? Gut möglich, dass ich hier einer Scheinkorrelation aufsitze, aber einen Blick und zwei, drei Gedanken ist es zumindest wert: Während die beiden großen christlichen Kirche nach und nach viele ihrer Mitglieder verloren, ging es mit Wirtschaftswachstum und Konsum steil bergauf! Hat der deutsche Einzelhandel mit dem internationalen Player Amazon an der Spitze des immens wachsenden Onlinehandels die besseren Antworten auf die Fragen, die die Menschen bewegen, als klassische kirchliche Institutionen?

Schutzschild »menschliche Nähe«

Einen stabilisierenden Faktor, den die Kirche fast automatisch mit sich brachte, ist das soziale Miteinander und Zusammengehörigkeitsgefühl. Das Gegenteil davon ist Einsamkeit. Kaum etwas setzt uns Menschen so zu wie das Gefühl, nirgends dazuzugehören, niemanden zu haben, mit dem man lachen und weinen und Erlebtes teilen, dem man sich anvertrauen kann. Menschliche Nähe macht uns Menschen zufrieden und hilft, schwierige Phasen zu überwinden. Instagram, Facebook und Co. sind kein idealer Ersatz, auch wenn es uns manchmal so vorkommen mag.

Das lässt sich sogar belegen. So weiß man schon lange, dass Zufriedenheit und Glück des unmittelbaren sozialen Umfeldes auf den Einzelnen abfärben. Ist Ihr bester Freund glücklich, sind Sie mit gewisser Wahrscheinlichkeit ebenfalls glücklich. Diese Wahrscheinlichkeit liegt immerhin bei über 40 Prozent, vorausgesetzt, der beste Freund lebt in einem Umkreis von 800 Metern, sodass Sie ihn häufiger persönlich treffen können. Wohnt er allerdings 15 Kilometer entfernt, so sinkt die Wahrscheinlichkeit, dass er Sie mit seiner Zufriedenheit ansteckt, sofort auf unter 10 Prozent.

Gegen den kraftspendenden Einfluss von menschlicher Nähe kommen Telefon und Internet nicht an! Also lieber ein Feierabendbierchen mit dem Nachbarn am Gartenzaun als die verlinkte Instagram-Story mit dem Freund in Australien …

Allerdings haben wir diese Nähe zueinander verloren – und das schmälert nachweislich unsere Resilienz. Mit Stress und Lebenskrisen kommen wir nicht mehr so gut zurecht, weil uns ein vertrautes Umfeld fehlt, das Zeit für uns hat. Zwei Gründe dafür sind die Landflucht der letzten Jahrzehnte und die Vereinzelung in den Großstädten.

Nie war der Ansturm auf Wohnungen für Singles so stark

wie im Moment, während die dörflichen Gemeinschaften weiter zerfallen.

Wie viele Menschen kommen abends in eine Wohnung, in der alles noch genauso aussieht wie am Morgen? Da hängt keine Regenjacke zum Trocknen auf der Heizung, es riecht nicht nach angebrannten Keksen, die offene Zahnpastatube liegt immer noch auf der Fensterbank. Da ist niemand, der einen zum Lachen oder auf andere Gedanken bringt. Der Single sitzt allein vor dem Fernseher oder PC, schaut noch drei Folgen der Netflix-Serie oder verliert sich in Facebook, bevor er sich und seine Sorgen ins Bett schleppt.

Die Ambivalenz: Wir können unseren Individualismus entfalten wie nie zuvor – und lieben es. Aber große Individualität bedeutet zwangsläufig weniger Gemeinschaft. Und das raubt Resilienz. Ist das der Preis, den wir für unseren Egotrip zahlen müssen?

Schutzschild »soziale Sicherheit«

Und noch mehr hat sich verändert in unserer turbokapitalistischen Gesellschaft, in der jeder für sich selbst verantwortlich ist: Die soziale Schere geht immer weiter auf. Menschen mit einem extrem großen Einkommen werden ebenso mehr wie Menschen mit einem extrem kleinen Einkommen, sodass die Mittelschicht, die einem Gros der Bevölkerung jahrzehntelang Sicherheit und Orientierung gewährleistete, bedenklich zusammenschrumpft. Der Druck im Kessel ist gestiegen, und die Verunsicherung, die die Menschen unweigerlich erfasst, macht etwas mit der Gesellschaft. Schließlich ist nicht erst seit gestern bekannt, dass mentale Erkrankungen mit wachsender Einkommensungleichheit zunehmen.

Weltweiter Spitzenreiter sind hier die Hire-and-fire-Experten, sprich die USA. In keinem anderen Land sind Einkommen ungleicher verteilt und psychische Erkrankungen häufiger. Bislang stand Deutschland vergleichsweise passabel da, doch auch hierzulande schreitet die Polarisierung zwischen Arm und Reich, zwischen Unten und Oben seit Jahren bedenklich voran.

Die Ambivalenz: In unserer modernen Gesellschafts- und Wirtschaftsstruktur können wir alles erreichen. Zumindest theoretisch. Praktisch findet der Aufstieg vom Tellerwäscher zum Millionär wohl doch eher selten statt. Aber Sie können nicht nur aufsteigen, man erwartet es zunehmend von Ihnen. »Es nicht zu schaffen« wird zum Stigma – und gleichzeitig haben wir permanent Angst, etwas oder gar alles zu verlieren, weil ein Abstieg eben noch viel leichter möglich ist als ein Aufstieg. Somit haben wir uns seltene Chancen mit ständiger Angst und Stress erkauft. Doch wer möchte zurück zu einem Leben ohne Abstiegsängste, aber auch ohne Aufstiegschancen?

Schutzschild »Natur«

Die Natur ist ein wahres Zaubermittel gegen stressbedingte Erschöpfung. So ist mittlerweile mehrfach nachgewiesen worden, dass Patienten mit depressiven Symptomen durch den Kontakt mit der Natur ihre Psyche stabilisieren können. Den Wechsel der Jahreszeiten intensiv in der Natur zu spüren hilft, sich verbunden zu fühlen, und lindert psychische Leiden.

Aber wann haben wir denn noch Kontakt zur Natur? Dieses riesige Antistress-Reservoir wird kaum noch genutzt. Entweder haben wir einfach zu wenig Zeit, keine Möglichkeit oder sind zu bequem. Zumal ein Großteil der Menschen in der Stadt lebt. Da ist Natur – abgesehen von Park und Zoo – Mangelware. Und wer »rausfahren« will, muss es aktiv planen, Zeit und Geld in die Hand nehmen und darauf hoffen, dass der Stau auf dem Rückweg nicht wieder so lang ist wie beim letzten Mal. Naturerleben und -verbundenheit sind längst nicht mehr selbstverständlich. Früher hingegen wurde das Leben vielerorts von der Arbeit auf dem Feld, im Wald oder im Garten und somit vom Rhythmus der Natur bestimmt.

Arbeiteten in der Kaiserzeit noch über 40 Prozent der Menschen in der Landwirtschaft, sind es heute laut Statistischem Bundesamt nur noch 2 Prozent. Wir sind entrückt. Entrückt von unseren Wurzeln, und zwar nicht nur bei unserer täglichen Arbeit und der Nahrungsmittelproduktion. Unsere Sinne, die sich in der Natur erholen könnten – Vögel zwitschern und Grillen zirpen hören, den Wind, der durchs Blätterdach rauscht, seinen Blick über die Blumenwiese schweifen lassen und dem äsenden Reh am Waldrand zuschauen, kühle Kiesel aus dem Bach zwischen den Fingern reiben, das nasse Laub riechen, dem Duft von jungem Waldmeister, dem saftig-sauren Geschmack der Brombeere nachspüren –, werden tagtäglich vernachlässigt oder zugemüllt und das gechlorte Schwimmbad dem einsamen Waldsee vorgezogen.

Die Ambivalenz: Natur ist etwas Großartiges und eine wertvolle Kraftquelle – solange man sie wandernd, Rad fahrend oder faulenzend genießen darf. Ist man allerdings von ihr abhängig, dann sieht die Welt schnell anders aus. Wäre ich auf die Äpfel meines Gartens angewiesen, die mir Wühlmaus, Wurm und Apfel-Gespinstmotte jedes Jahr abtrünnig machen, hätte ich ein echtes Problem. So ärgere ich mich zwar, gehe dann aber einfach auf den Markt, um mir einen Sack Äpfel zu kaufen. Da ist mir das Entrücken von der Natur plötzlich ganz recht …

Schutzschild »positives Denken«

Ein wesentliches Merkmal von Resilienz und somit ein hervorragender Energiespender ist das positive Denken. Keine Sorge, wir werden jetzt nicht zur »Tschakka«-Motivation übergehen.

Aber im Grunde wissen Sie es ja selbst, um wie viel leichter uns die Dinge fallen, wenn wir mit einer positiven Grundhaltung durchs Leben gehen. Dummerweise trägt unser gestiegener Medienkonsum nicht gerade dazu bei, voller Freude, neugierig und optimistisch auf die Welt zu blicken. Immer wieder lassen wir uns von haarsträubenden Headlines ablenken und runterziehen, statt gelegentlich die entscheidenden Trendlines zu verfolgen.

Das scheint ein Charakteristikum unserer beschleunigten Gesellschaft zu sein: Immer mehr News rasen immer schneller über den Ticker und landen als Haare in unserer Lebenssuppe. Zu Beginn des 20. Jahrhunderts hatte man nur wenige Tageszeitungen zur Verfügung. Auch die freuten sich über schlagkräftige Schlagzeilen, doch zum einen waren diese Headlines noch nicht von Clickbaiting[16] und Angstmacherei infiziert, und zum anderen kamen Nachrichten damals oft erst um einige Tage bis Wochen verspätet in den Redaktionen an, ganz abgesehen davon, dass die Redakteure sich wohl noch öfter die Zeit für eine gründliche Recherche nehmen konnten.

Und wir? Mittlerweile verbringen wir 60 bis 80 Stunden in der Woche mit Internet, News, Gaming, YouTube, Social Media, Fernsehen, Radio, Hörbüchern oder (immer seltener) Büchern. Und das, obwohl die Woche doch nur 168 Stunden hat. Das ist fast die Hälfte. Stellen Sie sich mal vor: jede Woche dreieinhalb Tage nonstop Radio hören, Netflix gucken, im Internet und am Smartphone daddeln, ohne zwischendurch zu schlafen, zu essen, aufs Klo zu gehen … Die Digitalisierung verführt jedoch regelrecht dazu. Alles ist so schön einfach, schnell, praktisch und jederzeit verfügbar. Aber das macht etwas mit den Men-

16 Mit Clickbait ist eine reißerische Überschrift gemeint, die eine sogenannte Neugierlücke hinterlässt. Damit sollen höhere Zugriffszahlen erzielt werden, was in der Regel höhere Werbeeinnahmen oder eine größere Markenbekanntheit bedeutet.

schen. Zum einen ist ein solcher Medienkonsum kaum noch mit einem gesunden und entspannten Leben zu vereinbaren, zum anderen verändern sich die innere Haltung und das Denken. Schließlich zielen die Medien, wie bereits erwähnt, mehr denn je auf eine dramatisierende Darstellung der Sachverhalte ab, um im herrschenden Feuerwerk der Berichterstattung irgendwie zu den News-Konsumenten durchzudringen.

Werfen wir doch mal einen Blick auf die Kriminalitätsstatistik einerseits und die Nachrichten über Kriminalfälle andererseits: In einer 1999 veröffentlichten Datenanalyse der Kriminalitätsstatistik machen Morde 0,1 Prozent aller Sachverhalte aus, in den Nachrichten hingegen 18 Prozent. Und während Diebstahl mit fast 60 Prozent in der Kriminalitätsstatistik vertreten ist, sind es nur 6 Prozent in den Nachrichten.[17] Diese gezielte Verzerrung der Realität im modernen Journalismus, die in den vergangenen Jahren nicht geringer geworden sein dürfte, verbreitet ein nicht greifbares Gefühl der Bedrohung, das mit der Zeit auf die Menschen abfärbt und in eine ebenfalls nicht greifbare, dafür aber grundlegende Ängstlichkeit mündet. Das Vertrauen in die Welt sinkt, Unsicherheit und Anspannung steigen.

Die Ambivalenz: Natürlich ist es bis zu einem gewissen Grad ein Überlebensvorteil, mehr zu wissen als die anderen. Nicht zuletzt, wenn es um technische Neuerungen, politische Strategien und drohende kriegerische Auseinandersetzungen geht. Aber die uns innewohnende Neugier schlägt oft genug über die Stränge und nimmt jede krachende Headline mit. Klar, niemand will zurück in die Zeit vor dem Buchdruck. Aber wo genau soll hier das rechte Maß sein?

17 https://www.gmk-net.de/wp-content/t3archiv/fileadmin/pdf/bfsfj_medien-und-gewalt1998.pdf, S. 42

Beschleicht Sie angesichts dieser Entwicklungen auch so ein mulmiges Gefühl? Dass früher alles besser war, ist indes ein Trugschluss. Aber gibt es einen klugen Weg aus dieser uns erschöpfenden Situation? Um eine Antwort darauf zu finden, müssen wir erst einmal verstehen, warum sich die Welt so schnell wandelt, und herausfinden, ob dieser Prozess unausweichlich ist.

3
Warum es so schwierig ist, das Lebenstempo zu drosseln

Die tiefgreifenden gesellschaftlichen Veränderungen nagen nachweislich an unseren Kraftreserven und an unserer Resilienz. Wir sind anfälliger geworden, stecken den Stress nicht mehr so gut weg, beginnen sogar, ihn als Lebensbegleiter bzw. Lebensvergifter zu akzeptieren. Dabei handelt es sich allerdings nicht nur um ein individuelles Problem – das wäre möglicherweise leichter zu lösen –, vielmehr handelt es sich um ein gesellschaftliches, dem sich kaum einer von uns entziehen kann.

Spielen wir doch mal ein alltägliches Szenario durch. Sollten Sie kleine Kinder haben, so haben Sie sicher bereits erkannt, dass die Kinderbetreuung heutzutage ein nicht unerheblicher Stressfaktor ist. Da wird hin und her kutschiert, getröstet, unterstützt und bei den Hausaufgaben geholfen, da werden Kindergeburtstage geplant wie ein Staatsakt, Elternabende und Sportfeste absolviert, Sonntagvormittage am Spielfeldrand verbracht … Wenn Sie selbst in den 1970er- oder 1980er-Jahren aufgewachsen sind, noch dazu in einer ländlichen Umgebung, fand nach Schule, Mittagessen und Hausaufgaben kein besonderes Programm statt. Da ging man raus zum Spielen und kam abends wieder. Eine nicht unerhebliche Entlastung für die Eltern. Ich kann mich auch nicht erinnern, dass sich meine Eltern – bei aller liebevollen Unterstützung – sonderlich für mein drittklassiges Tischtennisspiel im örtlichen Sportverein interessiert hätten. Die wären im Leben nicht auf die Idee gekommen, mir beim Training zuzuschauen oder zum Tischtennisturnier in der Kreisstadt zu erscheinen. Hätte auch niemand erwartet. Vor allem ich nicht. Schließlich ging es ja um *mein* Hobby … Wir wissen, dass sich das gehörig verändert hat.

Nun mal angenommen, Sie stünden der neumodischen Rund-um-die-Uhr-Kinderbespaßung kritisch gegenüber und würden Ihren achtjährigen Sohn am Samstagmorgen bitten, er möge doch einfach rausgehen, um mit anderen Kindern zu spielen, weil Sie etwas Zeit für sich bräuchten. Von der unfassbaren elterlichen Egozentrik mal ganz abgesehen (Ironie off), käme Ihr Kind spätestens nach zehn Minuten maulend zurück: »Da ist niemand zum Spielen.« Denn Kinder, die ihre Freizeit ohne Zutun und Kontrolle der Eltern verbringen können, sind rar geworden. Franz ist beim Fußballturnier, Greta beim Shoppen mit ihrer Mutter, Charlotte besucht mit ihrer Familie Oma und Opa in München, und Julian-Ben hat gerade Mathenachhilfe. Ihnen bleibt also nichts anderes übrig, als Ihrem Kind doch wieder ein Ersatzprogramm zu bieten …

Das ist nur ein Beispiel dafür, dass sich gesellschaftliche Veränderungen und damit einhergehende Probleme kaum auf individueller Ebene lösen lassen. Ihnen fällt es schwer, sich damit abzufinden? Sie fragen sich, ob man sich diesen gesellschaftlichen Prozessen und Erwartungen, diesem Tempo und Druck, der uns an vielen Stellen so belastet, nicht einfach entziehen kann? Aus meiner Sicht ist es überaus hilfreich, sich an dieser Stelle näher mit dem »Beschleunigungszirkel« unseres Lebens, wie ihn der Soziologieprofessor Hartmut Rosa beschrieben hat, zu beschäftigen. Danach dürften Sie so manches klarer sehen.

BESCHLEUNIGUNGSZYKLUS
Triebkräfte der Beschleunigung I:
der Akzelerationszirkel

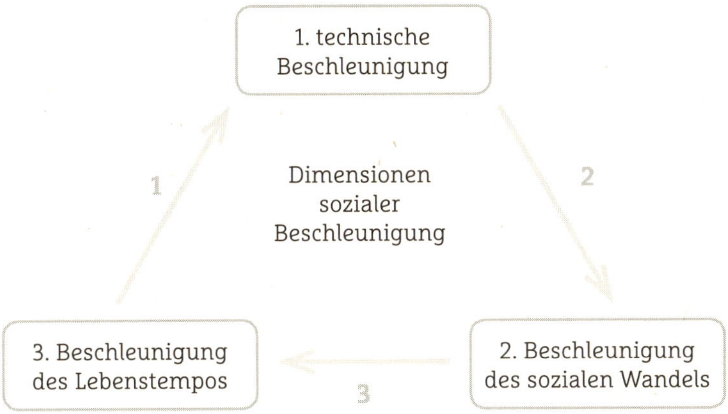

Der Beschleunigungszirkel ist das sich selbst antreibende Wechselspiel aus der Beschleunigung unseres Lebenstempos, technischer Beschleunigung und der Beschleunigung des sozialen Wandels.

Beschleunigung des Lebenstempos

Beginnen wir mit der Beschleunigung unseres Lebenstempos, wobei, so der Experte, Handlungsepisoden zunehmend verdichtet werden. Für Sie bedeutet das nichts anderes, als dass Sie immer mehr Dinge in der gleichen Zeit tun. Damit Ihnen das gelingt, können Sie zum Beispiel Ihre Pausen verkürzen und mit dem Wurstbrötchen in der Hand weiterarbeiten, statt das Büro für eine Stunde zu verlassen, um sich bei dem neuen Suppenimbiss zu stärken und dann noch eine Runde durch den Park zu gehen. Auf diese Weise verdichten Sie besagte Handlungsepisoden.

Natürlich können Sie auch von Ihren nächtlichen Ruhezeiten etwas abknapsen. Der Mensch ist wohl das einzige Lebewesen, das sein bestes Erholungs- und Regenerationsprogramm freiwillig herunterschraubt. Mittlerweile klingt sogar so etwas wie Stolz mit, wenn jemand erklärt, er brauche nie mehr als sechs Stunden Schlaf. So verschiebt sich allmählich das normale, weil physiologisch nötige Schlafpensum von acht Stunden je Nacht hin zu einem neuen, *gesellschaftlich definierten* Sollwert von sechs Stunden oder weniger. Damit graben wir uns aber sozusagen selbst den wichtigsten Quell der Erholung ab.

Variante drei, um mehr Dinge in der gleichen Zeit zu schaffen, ist das überaus beliebte Multitasking. Dabei ist unser Gehirn nach Ansicht vieler Hirnforscher gar nicht in der Lage, sich mehreren Aktionen gleichermaßen zu widmen. Beim sogenannten Multitasking geht Ihre Aufmerksamkeit also im Grunde ständig von einem Thema zum anderen und wieder zurück. Das erfordert allerdings eine immense mentale Anspannung und bringt eine erhebliche Unruhe mit sich.

Ich kenne das aus meiner Tätigkeit als Arzt nur zu gut: Bin ich gerade mit einer Untersuchung beschäftigt, so kommen zwischendurch immer wieder Anfragen im Zusammenhang mit anderen Patienten, sodass ich gezwungen bin, meine Aufmerksamkeit dauernd von A zu B, C oder D und wieder zurück zu lenken. Im Laufe der Berufsjahre habe ich mich natürlich an das Dasein als Flaschenhals im Entscheidungsprozess gewöhnt, doch ist die erforderliche mentale Spannkraft hoch, wenn das jeweilige Gegenüber (oder Projekt) zu jeder Sekunde die volle Aufmerksamkeit verlangt. Und Fehler dürfen schließlich auf keinen Fall passieren! Ohne funktionierendes Stressmanagement ist da über kurz oder lang der Ofen aus.

Die vierte Möglichkeit, um die Handlungsepisoden zu verdichten, lautet schlicht »Tempo!«. Das heißt, Sie können versuchen, sich zu beeilen und dieses oder jenes oder am besten beides schneller zu erledigen. Der Haken daran: Fehleranfälligkeit und Belastung nehmen weiter zu.

Sie merken schon, dass der allgegenwärtigen Zeitnot mit diesen vier Maßnahmen nicht sinnvoll beizukommen sein wird. Denn sie sind weder beliebig steigerbar noch unendlich lange durchzuhalten. Da wir jedoch immer mehr Dinge auf einmal schaffen wollen bzw. müssen, wächst die Zeitnot und mit ihr der Wunsch nach Entlastung von Routinetätigkeiten, nach schnelleren Verkehrsverbindungen, nach immer kürzeren Wartezeiten und allem anderen, was uns mehr vermeintlich freie Zeit verspricht.

Technischer Fortschritt

Zeitnot und Stress bilden somit die Haupttriebfedern für Beschleunigung durch technischen Fortschritt, der uns seit Jahrhunderten begleitet und drei Arten von Beschleunigung bedingt:

1. Beschleunigung des Transportes

Nach der Erfindung des Rades kamen die Kutsche, die Eisenbahn, das Auto, das Flugzeug ... Menschen ist es gelungen, immer längere Strecken in immer kürzerer Zeit zurückzulegen.

2. Beschleunigung der Kommunikation

Erst hatten wir die Brieftaube, danach den Telegrafen, dann das Telefon, bis schließlich E-Mail und Instant-Messenger-Dienste es ermöglicht haben, Nachrichten im Nu in und an alle Welt zu übermitteln.

3. Beschleunigung der Produktion

Die industrielle Fertigung hat dazu geführt, dass immer mehr Waren in immer kürzerer Zeit produziert werden können.

Dinge reparieren lassen? Dauert zu lange und kostet oft mehr, als etwas neu kaufen.

Zweifelsohne werden Prozesse auf diesen drei Wegen effektiv verkürzt, sodass uns mehr Zeit zur Verfügung steht (zumindest theoretisch). Innovationen und Verbesserungen hat es natürlich immer gegeben, denn des Menschen Bestreben ist das Wohlgefühl – und das macht ihn besonders einfallsreich und erfinderisch. Der Unterschied zur vorindustriellen Zeit aber ist das Tempo, mit dem die Innovationen seit der Industriellen Revolution zugenommen haben. Einst hat die Dampfmaschine der industriellen Fertigung regelrecht Dampf gemacht. Und derzeit stehen wir an der Schwelle, uns mit den Auswirkungen der digitalen Revolution auseinandersetzen zu müssen, wie inzwischen jeder Buchhalter merkt, dessen Belegverarbeitung auf einmal – Hoppla! – elektronisch erfolgt. Elektronische Datenverarbeitung und die damit einhergehende verbesserte Logistik steigern die Geschwindigkeit von Transport, Kommunikation und Produktion in ungeahntem Maße. Dadurch hat sich letztlich auch unsere Beziehung zu Raum und Zeit gewandelt. Während man früher eine Landschaft durchwandern musste, um von A nach B zu gelangen, und sie dabei mit allen Sinnen erlebte, sitzen wir heute im Auto und verfolgen die Route auf dem GPS-Gerät oder vertreiben uns im Flugzeug die Zeit bis zur Landung mit Snacks, Tomatensaft und Zeichentrickfilmen.

Die Informationsströme nehmen ebenfalls in atemberaubender Geschwindigkeit zu, weshalb insbesondere Wissen, das früher ein exklusives und teures Gut war, mittlerweile dank YouTube und Wikipedia fast uneingeschränkt und zunehmend kostenlos zur Verfügung steht. Gab es früher Experten, die für ihr mühsam erlangtes Wissen bezahlt wurden, so gibt es heute Cindy, Caren oder Karl on Instagram, die nach ihrem Arbeitstag nur für Ruhm und Ehre einen Blog über vegane Lebensweise und Hautpflege verfassen, ohne sich um komplizierte Zusammenhänge und Haftungsfragen zu kümmern, wie es ausgewiesene Experten tun. Fraglos gibt es auch Amateure, die auf ihrem Spezialgebiet besser bewandert sind als so mancher Profi. Aber dass das bei den »superauthentischen Erfahrungsberichten« zu Eiweißpulvern, die in der heimischen Küche angepriesen werden, der Fall ist, wage ich zu bezweifeln.

Unser Konsumverhalten hat sich längst an die Schnelllebigkeit und das riesige Angebot angepasst: »Gib mir alles und noch mehr, und das, bitte sehr, immer schneller, immer besser, immer günstiger.« Der Laptop ist nach wenigen Jahren überholt und muss ausgetauscht werden, und die Internetverbindung kann gar nicht schnell genug sein, zumal wir wissen, dass die Datenströme noch weiter anschwellen werden. Wer nicht gleich vorausschauend zur XXL-Variante greift, hat später das Nachsehen. Überhaupt muss alles mega-, super-, extra-, hyper- sein …

Der soziale Wandel 4.0

Klar, dass die technischen Innovationen, die unser aller Leben beschleunigen, auch den sozialen Wandel antreiben. Sozialer Wandel beschreibt erst mal nichts anderes als Veränderungen, mitunter sogar Umbrüche in einer Gesellschaft, wie es sie stets gegeben hat. Bloß gibt es sie mittlerweile in immer schnellerer Abfolge.

Sozialer Wandel betrifft zum Beispiel unsere Arbeitssysteme. Als exemplarisch gelten die Weberaufstände von 1844. Die noch junge industrielle Fertigung von Webwaren hatte viele Weber in soziales Elend gestürzt, weil Maschinen ihre Arbeit überflüssig machten. Und vor nur zwei Generationen war es noch völlig normal, Buchsetzer, Lithograf oder Dreher zu werden. Heute fristen diese Berufe höchstens ein Nischendasein. Morgen wird es vermutlich den Beruf des Buchhalters treffen. Denn Berufsbilder verändern sich infolge des technischen Fortschritts in atemraubendem Tempo.

Insofern möchte ich hier Jack Ma, den Gründer des chinesischen Internet-Riesen Alibaba, zu Wort kommen lassen, der auf dem Weltwirtschaftsforum in Davos 2018 im Hinblick auf den wachsenden Digitalisierungsdruck erklärte: »Kinder sollten etwas Einzigartiges lernen. Dann können Maschinen sie nicht einholen. Werte. Überzeugung. Unabhängiges Denken. Teamwork. Mitgefühl.« Recht hat er, denn sobald Maschinen etwas besser können als wir, werden wir den Kampf verlieren. Wie die Weber vor fast 180 Jahren.

Dass im Bereich Religion große Umbrüche stattfinden, hatten wir bereits. Die klassischen Religionsgemeinschaften unseres Kulturkreises leiden an Mitgliederschwund; dafür tauchen etliche andere religiöse Organisationsformen auf, was zu einer weiteren Zersplitterung der Gesellschaft führt. Ich habe den Eindruck, dass uns das auf Dauer nicht gut bekommt, denn einerseits suchen wir Geborgenheit, Halt und Schutz im Kollektiv, andererseits möchten wir unseren Individualismus ausleben. Das sorgt für Zerrissenheit des Einzelnen ebenso wie der Gesellschaft.

Selbstverständlich verändern sich im Zuge dessen auch soziale Normen und Traditionen. Während es zu Urgroßmutters Zeiten gesellschaftlich verpönt gewesen wäre, wenn sich diese im Badeanzug an den örtlichen Badesee gelegt hätte, marschiert ihre selbstbewusste Urenkelin heute im bauchfreien Top und knappen Minirock in die Eisdiele.

Kulturtechniken wie Schrift und Sprache befinden sich ebenfalls in einem steten Wandel. Was ganz früher gut war, war in Thomas Manns *Buddenbrooks* tipptopp, später dann geil und ist heute *nice*.

Und das sich verändernde Bildungssystem sowie die Frage, ob der Bologna-Prozess zur Neuordnung unserer Hochschullandschaft im europäischen Kontext die Bildungssituation verbessert oder verschlechtert hat, füllen Bücher. De facto haben wir heute 20 029 verschiedene Studiengänge in Deutschland, verteilt auf diverse Fachhochschulen und Universitäten, während es vor fünfzehn Jahren noch 11 186 waren; da kann man auch als Abiturient 4.0 schon mal die Orientierung verlieren.

Zu jedem sozialen Wandel gehören selbstverständlich auch neue Gesetze. Vor dreißig Jahren hätte zum Beispiel niemand eine Datenschutzgrundverordnung (DSGVO) benötigt. Nun ist sie da, wird bleiben und sich weiterentwickeln.

Alles in allem findet der soziale Wandel aktuell in rasantem Tempo statt. Dabei haben die teils erdrutschartigen Veränderungen deshalb so enorme Auswirkungen auf uns, weil die Bedingungen, unter denen wir agieren, und die Situationen, in denen wir entscheiden müssen, schon morgen wieder komplett andere sein können. Von festem Boden unter den Füßen keine Spur. Hartmut Rosa beschrieb dieses Phänomen als *slipping slopes*, also »rutschende Abhänge«. Wer sich an einem rutschenden Abhang befindet, muss unfassbar schnell laufen, um nicht mitgerissen zu werden. Mit anderen Worten: Wir rennen, um wenigstens auf der Stelle zu bleiben. Der Satz »Stillstand ist Rückschritt«, der anmutet wie der überzogene Spruch eines aufgeblasenen Jungkapitalisten, ist somit zur erschreckenden Realität geworden. Rasender Stillstand! Kein Wunder, dass wir so erschöpft sind. Das gilt für uns als Individuen genauso wie für Organisationen.

Auch mit Corona hätte niemand gerechnet – doch plötzlich ist das Virus auf der Welt und mit ihm alles anders. Von heute auf morgen mussten zig Anpassungen vorgenommen werden. Natürlich neben dem laufenden Tagesgeschäft. Was für ein

Stress. Ganz zu schweigen von der Not all jener, die ihren Laden sogar dicht machen mussten, ohne zu wissen, ob sie jemals wieder aufmachen können …

Die Welt rast, doch wir sind nicht mehr schnell genug, um mitzuhalten. »Der je eigene Zeithorizont und die objektive Erwartungsstruktur«, so Hartmut Rosa, »fallen zunehmend auseinander. (…) Lebenszeit und Weltzeit werden in wachsendem Maße inkongruent.«[18] Unsere Lebenszeit, sprich unsere naturgemäß begrenzte Lebensspanne, und die Weltzeit, in der sich all die Dinge, die wir uns aneignen möchten, schier grenzenlos weiterentwickeln, driften zunehmend auseinander. Das Problem dabei: Die für uns so wichtige Sinnverarbeitung bleibt auf der Strecke. Wir haben das natürliche Bedürfnis, uns die Veränderungen unserer Umwelt zu eigen zu machen, indem wir ihnen einen Sinn geben. Auf diese Weise möchten wir den steten Wandel mit unserem Ich und unserer Lebensvorstellung versöhnen. Aber das gelingt nicht mehr. Kaum haben Sie sich mühsam auf eine Sache eingestellt, ist da schon das nächste Update und alles Bisherige veraltet. So entsteht allmählich das Gefühl, sich auf nichts mehr verlassen zu können. Sie entfremden sich von den Dingen, werden unsicher und haben immer öfter den Eindruck, die Kontrolle zu verlieren. Auf Dauer macht das unruhig und unglücklich.

Was also tun, um nicht komplett abgehängt zu werden? Sie legen noch einen Schritt zu, versuchen, noch mehr Dinge in kürzerer Zeit unter einen Hut zu bringen. Kurzum: Das Leben beschleunigt sich weiter und ruft abermals lautstark nach technischer Innovation. Wir stecken also in einer schier unendlichen Beschleunigungsspirale fest.

18 H. Rosa, Beschleunigung, S. 249

Fraglos sind wir mit unserem naturgegebenen Streben nach individuellem Wohlbefinden ganz schön weit gekommen. Doch die Knappheit an materiellen Gütern wurde in unserer Gesellschaft von einem Mangel an Zeit und Resilienz abgelöst. Wie oft hört man heute zum Beispiel, dass »Zeit mit seinen Lieben« das Wichtigste überhaupt sei. Interessant, denn über Jahrtausende galt die Möglichkeit, irgendetwas zu beißen zu haben, als das Wichtigste überhaupt. Meist ging es ums nackte Überleben.

Ja, die Lage hat sich radikal geändert. Längst sind einstige technische Innovationen wie Aufzug, Spülmaschine und Smartphone so selbstverständlich geworden, dass wir angesichts von überbordendem Stress und tiefer Erschöpfung meinen, gut auf weiteren Fortschritt verzichten zu können. Das wirft allerdings die Frage auf, wann eigentlich gerade so viel technischer Fortschritt erreicht war, dass das Leben nicht mehr nur aus Überlebenskampf bestand und ausreichend Raum für Muße, Muse und Miteinander vorhanden war. Trauen Sie sich zu, diese zu beantworten? Ich persönlich liebäugle damit, auf das Deutschland im Jahr 1960 zu schielen. Alle hatten genug zu essen, das Leben war noch nicht durch Mobiltelefon und E-Mails beschleunigt, es gab Highlights wie die Reise mit dem VW-Käfer über die Alpen nach Italien – und alle waren glücklich und zufrieden.

Tatsächlich? Hat die Kubakrise niemandem Angst gemacht? Immerhin stand die Welt am Rande eines Atomkrieges. Und wann hätten Sie lieber einen Herzinfarkt gehabt: 1960 und somit ohne Herzkatheterlabor und moderne Intensivmedizin? Oder doch lieber im Jahr 2020 und damit in der Nähe eines Großstadtklinikums, das Sie nach einer Stentimplantation oft schon nach wenigen Tagen wieder verlassen können?

Ich denke, Sie stimmen mit mir darin überein, dass es die »ideale Zeit« nie gegeben hat und wohl nie geben wird. Doch was das Wohlbefinden des Einzelnen in unserem Land angeht, so dürfte keine Zeit besser gewesen sein als die jetzige. Wenn da nur nicht diese Anspannung und Erschöpfung wären …

Ein energieraubender Faktor ist mit Sicherheit auch die rasant zunehmende Anzahl an Optionen in unserem Alltag, die uns zu schaffen machen, weil sie uns ständig zwingen, noch mehr Entscheidungen zu treffen. So geht man davon aus, dass wir inzwischen jeden Tag gut 20 000 Entscheidungen treffen müssen: 58 Sorten Joghurt im Kühlregal. Zig mögliche Urlaubsziele von der Eifel bis zu den Malediven. Unendlich viele Bücher, die man lesen könnte. 23 Podcasts, die einem empfohlen wurden. Ein noch günstigerer Stromanbieter, zu dem man wechseln müsste. Freizeitaktivitäten ohne Ende. Früher war man zum Beispiel Angler, Segler oder Gärtner. Ohne viel Gedöns. Heute drängt sich das Gefühl auf, neben Kitesurfen, Windsurfen, Klettern, Motorradfahren, Marathonlaufen, Yoga und Zumba auch noch Gemüsezüchten, Imkern, den asiatischen Kochkurs, Golfspielen und Paintball auf die Freizeit-To-do-Liste setzen zu müssen. Das Problem ist nur, dass Sie die meisten Optionen nicht einlösen können. Sie schaffen es schlicht und ergreifend nicht mehr. Und das frustriert. Denn auch Optionen, die nicht eingelöst werden, machen unglücklich und unruhig. Das Leben fühlt sich eben erst dann gut an, wenn Möglichkeiten in die Tat umgesetzt werden. Alles andere hinterlässt das mulmige Gefühl, etwas verpasst oder gar versagt zu haben.

Kommen wir aus dieser Beschleunigungsspirale je wieder heraus?

Gegenfrage: Wo wollen Sie denn innehalten? Schließlich ist es die nackte Angst, die uns jagt – die Angst, auf den *slipping slopes* zu stürzen und alles zu verlieren. Die Arbeitsstelle, weil wir nicht mehr up to date sind, die Freunde, weil wir nicht mehr interessant sind. Natürlich können Sie Ihr Handy wegschmeißen, um nicht mehr jederzeit erreichbar zu sein. Natürlich können Sie Ihren E-Mail- und XING-Account löschen. Und Sie können aufhören, sich die neuesten Nachrichten reinzuziehen, weil es für Sie in Tauberbischofsheim oder Gotha möglicherweise doch gerade irrelevant ist, was aktuell in Südostasien passiert. Sie könnten probieren, mit weniger Geld zurechtzukommen, sich einen Hilfsarbeiterjob suchen, in eine Zwanzig-Quadratmeter-Wohnung ziehen und sich von Knäckebrot ernähren. Dann hätten Sie das einfache Leben. Ihr »sozialer *impact factor*«[19] würde jedoch vermutlich ins Bodenlose crashen. In kürzester Zeit wären Sie sozial isoliert, hätten keine geschmeidige Altersabsicherung und eben auch nicht mehr die berufliche Tätigkeit, die bislang viel von Ihrem sozialen Status ausmachte. Kurzum: Die Angst, etwas zu verpassen, und die Angst abzustürzen lassen uns immer weiterrennen.

Klingt nach drohendem Burnout, oder? Tatsächlich gleicht der Beschleunigungszyklus einem Hamsterrad, das Sie dazu bringt, jeden Tag noch eine Schippe draufzulegen, weil es jeden Tag noch ein bisschen an Geschwindigkeit zunimmt. Und fertig sind Sie niemals. Keine »Werkzufriedenheit«. Keine Erholungsphasen. Immer größerer Einsatz bei immer weniger Ertrag. In der Tat die Zutaten für einen Burnout.

Daher probieren wir verständlicherweise, diesem Zirkel hie und da zu entwischen – und stoßen dabei unweigerlich auf das sogenannte Schnittstellenproblem: Sie suchen Entschleunigung, während alle anderen weiterrennen. Erinnern Sie sich an das Kind, das allein auf der Straße steht, weil kein anderes Kind zum Spielen da ist? Sie möchten bremsen, weniger tun, innehalten, doch die Gesellschaft hat längst einen anderen Takt. Auch

19 »Sozialer *impact factor*« = Jahreseinkommen × Anzahl der Instagram-Follower × Zahl der bereisten Länder × Reifenbreite des Autos.

in folgendem Szenario erzeugt Ihr Tempo ein Problem an der Schnittstelle zur Gesellschaft: Sie fahren in den Urlaub und lassen Smartphone und Laptop zu Hause. Nach zwei Wochen kehren Sie zurück und haben 380 E-Mails in Ihrem Postfach, stellen fest, dass diverse Prozesse stocken und dass Sie in wichtige Entscheidungen nicht einbezogen wurden, weil sie schlicht und ergreifend nicht verfügbar waren.

Ich erlebe das zum Beispiel in meiner Medienarbeit. Da ruft das ZDF an, weil es einen Beitrag zum Thema »Mikronährstoffe« drehen möchte, und fragt allen Ernstes, ob Redakteurin und Filmteam gleich morgen in die Praxis kommen könnten. Morgen? Ich habe eine durchgeplante Sprechstunde! Wie soll das bitte gehen? Aber mittlerweile wird fast vorausgesetzt, dass jeder und jede stets verfügbar und bereit ist. Ich erinnere mich auch an eine Interview-Anfrage, die mein Sekretariat nachmittags erreichte und die erst am nächsten Morgen beantwortet wurde. Die Reaktion der Redakteurin: »Sorry, Sie hatten sich ja gestern nicht gemeldet. Wir haben das Interview bereits anderweitig vergeben.«

Längst ist Zeitsouveränität ein Privileg der Besserverdiener. Ich konnte – und dafür bin ich sehr dankbar – auf dieses Radiointerview getrost verzichten. Es wäre nett gewesen, aber ich brauchte es nicht. Insofern war es mir auch völlig egal, dass mein Sekretariat an diesem Nachmittag nicht besetzt war, und ich freute mich, dass ich in meiner kostbaren Freizeit nicht mit dieser Anfrage behelligt wurde. Was aber, wenn man um jeden Auftrag kämpfen muss, weil die Existenz auf dem Spiel steht? Wer kann es sich dann, bitte sehr, leisten, nicht erreichbar zu sein? Ich hoffe, diese Botschaft erreicht den einen oder anderen vermeintlichen Zeitmanagement-Experten …

Auch auszuwandern, um in Neuseeland Schafe zu züchten oder als Fischer vom Tagesfang zu leben, dürfte kein Zuckerschlecken sein, vor allem wenn Sie mit den Jahren gebrechlich werden und teure medizinische Behandlungen benötigen, die Ihnen leider nicht zugänglich sein werden, weil Sie in keine Versicherung einzahlen konnten. Daran ändern auch die romantischen Illustrierten-Berichte über den ehemaligen Manager, der heute einen Biobauernhof in Mecklenburg-Vorpommern betreibt, nichts. Denn mit drei Millionen Euro im Aktiendepot hat der ausreichend vorgesorgt und ist folglich nur vordergründig »ausgestiegen«.

Vielleicht hilft es ja, sich zumindest ab und zu in Zeitoasen zurückzuziehen. Wie wäre es zum Beispiel mit dem einsamen Haus am See? Sterne gucken, in Ruhe kochen, am Kaminfeuer vor sich hin träumen, Bücher lesen. Kein Telefon, kein Laptop, kein Fernsehen. Aber eigentlich ist es doch verlockend, wenigstens eine kurze Instagram-Story für die Freunde und Follower zu posten. Wäre doch schade, wenn sie nicht mitkriegten, wie schön es hier ist, und man die Chance vertäte, ganz nebenbei seinen sozialen *impact factor* hochzuhalten … Und warum sollte man nicht mal eben die Präsentation für den Kollegen erstellen. Ist ja auch viel angenehmer, diese Arbeit beim Sonnenuntergang am See zu erledigen als am Montagmorgen im Büro … Und wo man schon mal hier ist, lohnt sich doch ein kurzer Abstecher zu dem alten Freund im nur eine Autostunde entfernten Berlin … So wird auch die Zeitoase nach und nach vom Beschleunigungszyklus gekapert. Nicht umsonst ist das WLAN auf der Aida für alle immer verfügbar.

Wie wir es drehen und wenden: Der gesellschaftsbedingte Beschleunigungszyklus ist unumstößliche Realität, und den einzig wahren Ausweg gibt es nicht. Deshalb haben der Yogakurs an der lykischen Küste und die Entspannungsmassagen im Vier-Sterne-Wellnesshotel auch nicht wirklich geholfen. Von den Achtsamkeits- und Glücksratgebern ganz zu schweigen …

Zugegeben: Nach der Lektüre von Hartmut Rosas Analyse war ich zunächst ziemlich irritiert. Immerhin bin ich stets davon ausgegangen, alles selbst managen zu können. Doch inzwischen empfinde ich so etwas wie Erleichterung angesichts der Tatsache, dass ich allein diese Entwicklung nicht stoppen kann. Vielleicht hilft es ja auch Ihnen, zwischendurch mit dem weisen Lächeln des Wissenden auf diese unfassbar schnelle Welt zu blicken. Und wenn Ihnen der Stress wirklich mal wieder die Luft zum Atmen zu rauben droht, dann befeuern Sie ihn bitte nicht noch mit quälenden und völlig überflüssigen Schuld- oder Versagensgefühlen. Schließlich sind nicht Sie verrückt, sondern die Gesellschaft!

Erlauben Sie mir, an dieser Stelle kurz ins Philosophische abzudriften: Was bleibt uns angesichts all der offenkundigen Schwierigkeiten, das Lebenstempo zu drosseln, anderes übrig, als die Endlichkeit unseres Seins zu akzeptieren? Das aber ist ein mitunter schmerzlicher Prozess, dem Menschen heute lieber ausweichen. Doch Lebenskreise müssen sich schließen.

Dazu folgendes Gedankenspiel: Wenn ein Bauer um 1650 seinen Hof höchstens für einen Tag verließ und somit nie weiter als zehn Kilometer kam, weil er abends das Vieh versorgen musste, dann waren die wenigen Optionen, die das Leben ihm bot, ohne Weiteres einzulösen. Und am Lebensende schloss sich, wenn alles gut ging, ein erfüllter Lebenskreis, in welchem ein Gefühl vorherrschte, alles erledigt zu haben.

Anders als beim Bauern von anno dazumal sind unsere »Bucket Lists«[20] oft so lang, unsere Lebensoptionen so zahlreich,

20 Gemeint ist eine Liste mit Dingen, die man noch tun möchte, bevor man stirbt. Die englische Redewendung »kick the bucket« bedeutet so viel wie »den Löffel abgeben«. Der Film *Das Beste kommt zum Schluss* heißt übrigens im Original *The Bucket List*.

dass wir daran scheitern oder auf ein zweites Leben hoffen müssen. Haben wir in diesem Leben keine Alternative? Oder müssen wir uns einfach auf weniger Optionen konzentrieren, um auf diese Weise ein erfülltes Leben zu leben? Die Verdichtung von ganz vielen Ereignissen in kurzer Zeit hilft jedenfalls nicht weiter. Nur wohin mit der Angst, etwas zu verpassen und den hart erarbeiteten sozialen *impact factor* aufzugeben?

Womöglich sind wir damit am eigentlichen Knackpunkt der gesellschaftlichen wie der individuellen Erschöpfung angelangt. Mal sehen, was der »Beschleunigungs-Weise« Hartmut Rosa selbst dazu sagt.

Im Gespräch mit Prof. Dr. Hartmut Rosa

Hartmut Rosa (geb. 1965 in Lörrach) ist Soziologe und Politikwissenschaftler. Er lehrt an der Friedrich-Schiller-Universität Jena und ist Mitherausgeber der Fachzeitschrift *Time & Society*. Seine intellektuellen Auseinandersetzungen mit der Beschleunigung des Lebens in der Moderne machen ihn zum interessantesten Gesprächspartner, wenn man sich mit den soziologischen Ursachen von Beschleunigung, Stress und Erschöpfung befassen möchte. Seit der Lektüre seines Werkes *Beschleunigung* blicke ich oft mit einem süffisanten Lächeln auf den Wahnsinn dieser Welt und bin froh, dass dieser Mann uns einige Fragen beantworten wird.

***

Matthias Marquardt (MM): Herr Prof. Rosa, Sie erklären in Ihren Ausführungen, dass die Beschleunigung unseres Lebens ein unaufhaltsamer, sich immer weiter steigernder Prozess ist. Wann begann der? Schon beim Neandertaler?

Hartmut Rosa (HR): Beschleunigungsprozesse, zum Beispiel in der Entwicklung des Lebens und der Arten sowie im zivilisatorischen Fortschritt, gab es tatsächlich schon immer auf dieser Welt. Aber Entdeckungen, wie man Prozesse vereinfachen und beschleunigen kann, kennzeichnen die Geschichte der Menschheit in der Tat seit den Neandertalern. Es gibt jedoch einen entscheidenden Unterschied zu der sozialen Beschleunigung, die wir seit dem 18. Jahrhundert beobachten können: Bis dahin waren Beschleunigungsprozesse in aller Regel entweder das Ergebnis menschlicher Neugier und zufälliger Entdeckungen oder das Resultat äußerer Veränderungen. Wenn sich etwa das Klima wandelte, ein Rohstoff knapp wurde oder ein Feind vor der Tür stand, haben sich Menschen etwas Neues einfallen lassen. Doch seit der Umstellung von der ständischen Gesellschaft des Mittelalters auf eine kapitalistische, wettbewerbsorientierte Gesellschaft ist der Zwang zur Beschleunigung ein struktureller geworden. Unsere Gesellschaft muss jedes Jahr wachsen und beschleunigen, um das bestehende gesellschaftliche Gefüge aufrechtzuerhalten.

MM: Viele Menschen leiden unter der zunehmenden Beschleunigung. Warum ist die Temposteigerung aus Ihrer Sicht unausweichlich und nicht zu stoppen?

HR: Der systemische Zwang zu wachsen, zu beschleunigen und Innovationen hervorzubringen, sorgt dafür, dass wir von beständigen technischen Innovationen, die letztlich immer Zeitersparnis und Effizienzsteigerung versprechen, überflutet werden. Diese Innovationen beschleunigen den sozialen Wandel: Die Welt bleibt nicht, wie sie ist, sie dreht sich immer schneller. Infolgedessen geht auch den Individuen die Zeit aus: Sie müssen immer schneller laufen, um auf dem Laufenden zu bleiben. Und wenn wir an Zeitknappheit leiden, fragen und suchen wir nach technischen Beschleunigungen, womit wir wieder am Anfang des Kreislaufs sind, an dem sich die Katze in den Schwanz beißt. Aber es ist mir wichtig, dass diese Unausweichlichkeit nicht in der Natur der Welt und des Menschen liegt, sondern nur in der Art und Weise, wie wir die Gesellschaft derzeit ein- und ausgerichtet haben. Innerhalb des Systems ist die Beschleunigung nicht zu stoppen, aber andere sozioökonomische und soziokulturelle Arrangements sind möglich – das zeigt uns die Geschichte der Griechen und Römer, der Mayas und Inkas, der Inder und der Chinesen etc.

MM: Das Phänomen der *slipping slopes* und insbesondere die »Schnittstellenprobleme«, wenn man versucht, sich wenigstens für kurze Zeit dem gesellschaftlich vorgegebenen Tempo zu entziehen, zeigen, dass das Aussteigen aus der Tempomaschine fast unmöglich ist. Lässt Sie diese Analyse nicht durchaus sorgenvoll in die Zukunft blicken?

HR: Doch, und gerade weil ich sorgenvoll in die Zukunft blicke, habe ich das *Beschleunigungs*-Buch geschrieben. Aber sorgenvoll heißt ja nicht ohne Hoffnung: In der Geschichte der Moderne haben Menschen immer sorgenvoll in die Zukunft geblickt. Als ich jung war, haben meine Lehrer gesagt, man könne in diese Welt wegen der nuklearen Bedrohung keine Kinder mehr setzen, und ein bisschen später hatten wir Angst wegen des Waldsterbens, das uns wie der Anfang vom Ende erschien. Auch die vormoderne europäische Gesellschaft hatte ständig apokalyptische Ängste, sie waren dort biblisch gespeist. Fast alle Kulturen entwickeln apokalyptische Ängste. Und inzwischen wir. Das heißt ja nun nicht, dass man die Probleme nicht ernst nehmen sollte, und ich habe sie ernst genommen. Im *Beschleunigungs*-Buch habe ich den Eindruck erweckt, dass wir gegen das Hamsterrad gar nichts ausrichten können. Im *Resonanz*-Buch ist die Perspektive eine andere: Wir haben alle, qua unseres Menschseins, einen Sinn für ein anderes Weltverhältnis, für das, was ich ein Resonanzverhältnis zur Welt nenne. Meine Hoffnung ist, dass es uns gelingen kann, an die Stelle des Steigerungsverhältnisses der kapitalistischen Moderne ein Resonanzverhältnis zu setzen, das versucht, Natur und Welt nicht zu beherrschen und zu dominieren, sondern mit ihnen in Resonanz zu treten. Ein solcher Paradigmenwechsel erfordert die Arbeit an beiden Seiten: Auf der einen Seite können wir individuell heute schon damit anfangen, kleine Spielräume des Alltagshandelns zu nutzen, um den Sinn für Resonanzen – zwischen Menschen, zwischen Mensch und Tier, in unserer Arbeit und unserem Freizeitverhalten – wiederzugewinnen und zu verstärken. Zum anderen gibt uns das vielleicht eine Orientierungsrichtung dafür, unsere Institutionen umzubauen: ökonomische, soziale und politische Fantasien für eine Postwachstumswelt zu entwickeln. Mit Postwachstum meine ich übrigens nicht eine Gesellschaft, die nie und nirgends wächst, sondern eine, die nicht unbedingt immerzu wachsen muss, um sich in ihrer Struktur zu erhalten.

MM: Auch Sie haben eine E-Mail-Adresse und – zu meiner größten Verwunderung – einen Instagram-Account. Be- bzw. Entschleunigungs-Papst ohne Zölibat? Sind Sie genauso ein Tempo-Junkie wie alle anderen, oder konnten Sie Entschleunigungs-Oasen und Momente für sich etablieren?

HR: Also, wenn ich eines *nicht* sein will, dann Entschleunigungs-Papst oder -prophet oder -guru. Denn erstens habe ich stets gesagt, dass ich mein eigenes Anschauungsbeispiel für die Beschleunigungszwänge und -verlockungen bin, und zweitens habe ich stets betont, dass Beschleunigung kein Selbstzweck ist. Ich empfinde eine langsame Internetverbindung nicht als Zugewinn an Lebensqualität. Ich schreibe also niemals über die Fehler und Dummheiten der anderen Menschen, sondern über meine eigenen. Drittens aber: Ja, als Soziologe bin ich sehr neugierig darauf zu sehen, wie die sozialen Medien, Facebook oder Instagram zum Beispiel, funktionieren. Und ich finde das in der Tat interessant und bin ziemlich sicher: Diese Art der Vernetzung wird bleiben. Aber sehen Sie sich mal meine dortigen Aktivitäten an. Ich bin da fast völlig inaktiv, und für Instagram nehme ich überdies die Hilfe meines 18-jährigen Großcousins in Anspruch. Leider bin ich auch der unzuverlässigste E-Mailer, den Sie sich vorstellen können. Ich glaube, mein Medienverhalten ist so eine Art Privatrache am Beschleunigungszwang. Abgesehen davon habe ich die Corona-Zeiten dafür genutzt, intensiv den Sternenhimmel zu beobachten und den Schwarzwald zu durchstreifen, statt mich auf Medienplattformen herumzutreiben.

MM: Menschen mit Burnout und Erschöpfung sind ein real existierendes Problem. Als Arzt muss und will ich Lösungen bieten. Trotzdem weiß ich, dass meine Empfehlungen in diesem Buch stellenweise ein »Pflaster« bleiben. Ich meine ja, wir hätten schon viel erreicht, wenn Menschen abends spazieren gingen, statt zu »netflixen«, und einen Wanderurlaub statt einer Kreuzfahrt machten. Oder ist Ihnen das zu banal, weil es das Problem nicht an der Wurzel packt? Was würden Sie als Experte für Beschleunigungsprozesse meinen Patienten raten, die mit unserem gesellschaftlichen Tempo einfach nicht mehr mit- und klarkommen?

HR: Ich glaube, man muss einfach zwei Dimensionen ganz klar unterscheiden: Durch einen Wanderurlaub oder einen abendlichen Spaziergang können wir die Welt nicht retten und das System nicht ändern. Wir tragen sogar eher noch dazu bei, es zu erhalten, weil wir es auf diese Weise vor den allerschlimmsten oder akutesten Formen der Überhitzung bewahren. Aber als Einzelne, die einfach reale Probleme mit der Beschleunigungsgesellschaft haben, brauchen wir dennoch Strategien des Umgangs mit unserer kollektiven Beschleunigungskrankheit. Das heißt, wir können lernen, im superhektischen Alltag mit den

Symptomen umzugehen. Und da ist es wirklich erstaunlich, *wie sehr* genau die beiden von Ihnen genannten Dinge helfen: Meine eigene Beobachtung und Erfahrung mit der Zwangsentschleunigung in der Corona-Krise hat mir noch einmal eindrücklich klargemacht, dass die Natur als Resonanzachse am verlässlichsten funktioniert: Wenn wir zwecklos durch eine Wiese, einen Park oder einen Wald laufen, sind wir »anders in die Welt gestellt« als im Büro, im Supermarkt oder wenn wir mit gesenktem Kopf über dem Smartphone hängen. Wir atmen anders, wir gehen anders, wir stellen eine andere Form der Weltbeziehung her. Tatsächlich gibt es inzwischen ja genügend medizinische Studien, die die entsprechenden Effekte bestätigen. Das liegt vermutlich wirklich einfach daran, dass wir als atmende Wesen seit Jahrtausenden uns in solchen Umwelten bewegen und daher eine Art Naturverhältnis zu ihnen haben. Und wenn wir ein paar Tage wandern – ich bin gerade durch das Engadin gewandert, unglaublich schön! –, dringt diese Beziehungsänderung, diese veränderte Welthaltung, tiefer in unseren Körper und unseren Geist ein. Überraschenderweise lässt dann das Verlangen nach Facebook und Co. stark nach. Wir fangen an, die Welt und uns selbst, unsere Beziehung zu ihr, anders wahrzunehmen, uns als körperlich bezogene Wesen wieder zu spüren. Und wer weiß: Vielleicht entwickelt sich aus einer solchen »ergangenen« Haltungsänderung dann doch auch ein stärkerer Sinn für Resonanzbeziehungen, der uns dazu bringt, auch auf den anderen Ebenen, den politischen, kollektiven, für einen Systemwandel einzutreten. Dann wäre Spazierengehen am Ende doch ein bisschen mehr als eine reine Coping-Strategie: Es wären kleine Schritte zur Revolution.

MM: Herr Prof. Rosa, ich danke Ihnen für dieses Interview und Ihre klugen Gedanken, die uns diese verrückte Welt etwas besser verstehen lassen.

Grund zur Hoffnung!
Darin schließe ich mich Hartmut Rosa nur allzu gern an. Schließlich haben die Menschen immer irgendwann Lösungen gefunden für Situationen, die ihnen unangenehm oder nicht geheuer waren. Als der Dampfkessel erfunden wurde, gab es kaum entsprechende Sicherungsmaßnahmen. Bei übergroßer Drucksteigerung sind diese Dinger in die Luft geflogen und viele Menschen zu Schaden, wenn nicht zu Tode gekommen. Das war die Geburtsstunde des Technischen Überwachungsvereins (TÜV), der heute überall auf der Welt Sicherheitsvorkehrungen auf den Prüfstand stellt. Der Mensch hat also gelernt, die technischen Risiken zu kontrollieren. Und dank der Gurtpflicht sowie technischer Innovationen in puncto passive Sicherheit konnte die Anzahl der Verkehrstoten pro Jahr allein in Deutschland von über 20 000 in den 1960er-Jahren auf 3046 im Jahr 2019 gesenkt werden. Trotz des massiv gesteigerten Verkehrsaufkommens.

Darüber hinaus haben Menschen die Gabe, sich anzupassen. Auch im Hinblick auf das moderne Lebenstempo und seine Herausforderungen sind offenbar Anpassungen auf psychischer Ebene möglich. Zwar haben wir von der modernen Hirnforschung gelernt, dass Multitasking unmöglich ist, doch wenn ich mir die heutigen Jugendlichen anschaue, habe ich den Eindruck, dass sie bestimmte Dinge ohne erkennbare Anstrengung und ganz selbstverständlich gleichzeitig erledigen: Auf einem Betriebsausflug, der mein Praxisteam und mich in ein Kochstudio führte, kam ich mit einem 18-jährigen Abiturienten ins Gespräch über Instagram, das ich gerade erst für mich entdeckt hatte. Während er mit der einen Hand am Herd hantierte und wir uns unterhielten, bediente er mit der anderen sein Handy, steuerte mal schnell zu meinem Profil, sagte: »Cool«, und scrollte dann durch meine Timeline und likte noch ein paar Bilder. Unser Gespräch litt darunter erstaunlich wenig.

Ob ich so ein »Alles gleichzeitig und auf einmal« gut finde? Eher nicht. Ich bin der Auffassung, dass es die psychische Überlastung sogar noch verstärken kann. Aber vielleicht bin ich auch einfach zu alt. Vielleicht ist so ein automatisierter Umgang mit dem Smartphone für die nächste Generation ebenso normal wie für uns das Autofahren, bei dem wir uns ja auch unterhalten und einen Kaffee trinken können. Obgleich Autofahren auch nicht gerade zur Entschleunigung beiträgt …

Ich bin jedenfalls zuversichtlich, dass ein neuer Umgang mit unseren modernen Medien ebenso wie ein neues Bewusstsein für den Umgang mit uns selbst und unseren Mitmenschen in der modernen Gesellschaft möglich sind. Warum sollten wir denn keine Lösungen für Beschleunigung, Stress und Erschöpfung finden?

Bis dahin gilt es, bestmöglich mit dem Lebenstempo umzugehen, indem wir Welt- und Lebenszeit in unserem Mikrokosmos irgendwie miteinander versöhnen, ohne dabei Angst zu haben zurückzufallen oder abzustürzen. Das ist eine spannende Gratwanderung. Welche Aspekte uns dabei begleiten können, und wie wir uns dem guten Leben annähern, wird Thema des vierten Kapitels sein – und was uns dabei nur in die Irre führt, schauen wir uns lieber gleich an.

4

Vom Irrlichtern gegen die Erschöpfung: was garantiert nicht hilft

Noch sind die Menschen am Herum- und Ausprobieren, um Mittel und Wege gegen Stress und Erschöpfung zu finden. Ein populärer Lösungsansatz war jahrelang, seine »Work-Life-Balance« zu verbessern. Aus dieser Zeit stammt auch der schreckliche Begriff *quality time*. Was mögen Kinder denken, wenn die gestresste Mutter am Abend nach ihrer x-ten Coaching-Sitzung ausruft: »Und jetzt gönnen wir uns eine ganz tolle Stunde *quality time*!« Oder lassen Sie Ihren Partner am Sonntagabend freudestrahlend wissen: »Schatz, am Donnerstag um 10.30 Uhr habe ich einen *time slot* frei, da würde ich gern mit dir glücklich sein. Passt dir das?« Frei nach John Lennon glaube ich ja, dass Leben das ist, was passiert, während wir andere Pläne machen. Wir sollten nicht verkopfen. Aber Weichen stellen, damit das Leben gut werden kann, sollten wir schon.

Das ist allerdings eines jener Vorhaben, die leichter gesagt bzw. geschrieben sind als getan. Gerade erschöpfte Menschen geraten oft intuitiv auf Irrwege. Sie irrlichtern förmlich gegen ihre Erschöpfung an und wundern sich dann, weshalb das alles nicht hilft und es ihnen sogar zunehmend schlechter geht.

Stressfalle Technik

So tappt manch einer immer wieder in die Falle des technischen Fortschritts. Denn jeder technische Fortschritt führt nur scheinbar zu einer Entlastung; tatsächlich sorgt er aber für noch mehr Tempo. Theoretisch habe ich dank einer technischen Innovation – sei es Dampfmaschine, Webstuhl, Pürierstab oder Automobil – mehr Zeit zur freien Verfügung und dadurch ein angenehmeres, weniger stressiges Leben, in dem Erschöpfung keine Chance hat. Der Alltag belehrt uns jedoch eines Besseren. Nehmen wir zum Beispiel das Waschmaschinen-Paradoxon: Der inzwischen renommierte Wirtschaftswissenschaftler Ernst Zander untersuchte 1976 – auf die Idee muss man erst mal kommen! –, welche Zeitersparnis die Bundesbürger durch den Einsatz der Waschmaschine, die damals erst seit wenigen Jahren in mehr als 50 Prozent der Haushalte zwischen Flensburg und Passau anzutreffen war, tatsächlich hatten. Das Ergebnis: Während eine vierköpfige Familie ohne technische Unterstützung summa summarum etwa acht Stunden wöchentlich für das Pflichtprogramm Wäsche (waschen, trocknen, mangeln/bügeln, stärken und zusammenlegen) aufwenden musste, benötigte eine vierköpfige Familie mit dem neuesten Equipment ganze elf Stunden! Potzblitz. Aber es heißt ja nicht umsonst: Waschmaschinen-Paradoxon!

Welche Erklärung gibt es für diesen Wahnsinn? Wahrscheinlich ahnen Sie es bereits … Natürlich den sozialen Wandel, der üblicherweise mit den neuen Möglichkeiten einhergeht. Denn der Mensch ist nun einmal geneigt, sich bietende Möglichkeiten auch zu nutzen. Während man in den Sechzigern einmal wöchentlich seine Unterwäsche wechselte, so tat man es mit der Zeit täglich; und während ein Fleck in der Hose früher ziemlich egal war, wurde so ein Fleck nun zum gesellschaftlichen Signal für Ungepflegtheit, weil es jetzt prinzipiell möglich war, stets mit einer ARIEL-reinen Hose das Haus zu verlassen. Und so wurde aus dem Wunsch nach mehr Zeit auf einmal eine Mehrbelastung. Hartmut Rosas Beschleunigungszyklus lässt sich also auch in Detailstudien belegen. Ich habe übrigens neulich gehört, dass einige Büroangestellte in den USA inzwischen mittags ihr Hemd wechseln, damit es im Laufe des Tages ja nicht verschwitzt ist. Der Wahnsinn lässt sich nämlich immer weiter steigern. Aber wollen Sie deshalb auf das tägliche Wechseln Ihrer Unterwäsche verzichten? Eine Überlegung ist's wert; immerhin könnten Sie auf diese Weise dank Ihrer Waschmaschine Zeit sparen.

Selbstverständlich gibt es noch andere Beispiele für abstruse Entwicklungen, die der technische Fortschritt verschärft hat, obwohl einst das Gegenteil beabsichtigt worden war. Unsere Pendelwege zur Arbeit und zurück zum Beispiel. Früher war es nur möglich, zu Fuß zu seiner Wirkungsstätte zu gehen, sofern sie nicht ohnehin im Hause war. Irgendwann kam dann das

Fahrrad dazu, das einen so manchen Weg schneller zurücklegen ließ respektive einen dazu verleitete, längere Wege in Kauf zu nehmen. Und mit voranschreitender Industrialisierung verließen natürlich auch Buchhalter, Schaffner und Monteure ihr Haus – aber niemand hätte damals erwartet, dass man eines Tages 80 Kilometer zu seiner Arbeitsstelle zurücklegen wird. Das macht 160 Kilometer hin und zurück, und das fünf Tage die Woche. Kein Scherz, ich kenne tatsächlich einen Kollegen, der sich jeden Morgen 80 Kilometer mit dem Pkw über volle Autobahnen und durch den Stadtverkehr nach Hannover quält, um abends denselben Weg zurückzufahren. Im Idealfall sind das anderthalb Stunden Arbeitsweg pro Tag und somit 7,5 Stunden Arbeitsweg pro Woche; tatsächlich dürften es allerdings mehr als zehn Stunden sein. Doch dafür lebt er in den wenigen verbleibenden Nachtstunden und am Wochenende ganz entspannt auf dem Land.

Auch hier ist wieder jemand in die Falle getappt: Das Auto ist sehr schnell, spart jedoch nur Zeit, wenn damit so kurze Strecken zurückgelegt werden wie zuvor mit dem Fahrrad oder zu Fuß. Es passiert allerdings genau das Gegenteil: Die Strecken werden länger, ebenso wie die mit Auto fahren verbrachte Zeit.

Sehr erhellend fand ich auch die Unterhaltung mit einem Implantologen. Er erzählte mir, wie genervt er von den Computern und der EDV in seiner Zahnarztpraxis sei. »Ständig sind irgendwelche Updates nötig, ständig muss irgendwas getauscht werden, und dann auch noch diese völlig überhöhten Rechnungen des EDV-Fuzzis.« Er hatte seine Praxis vor Jahren von seinem Vater übernommen, der anfangs natürlich noch ohne Computer arbeitete. Mit einem wehmütigen Seufzen meinte der Arztsohn nun, wie entlastend die Zeit damals gewesen sein müsse. »Brauchte jemand eine Krone, sagte der Zahnarzt: ›Sie brauchen eine Krone.‹ Der Patient darauf: ›Mist. Wirklich? Was kostet das?‹ Der Zahnarzt: ›500 Mark.‹ Und dann wurde die Krone gesetzt. Der Zahnarzt schrieb eine Rechnung. Fertig.« Das Schreiben dieser Rechnung – mit der Hand oder mit Schreibmaschine –, dauerte sicherlich ein Viertelstündchen; dann musste nur noch alles manuell in der Buchhaltung erfasst und das Kuvert mit der Post versendet werden.

Heutzutage geht natürlich alles viel schneller und komfortabler. Wir haben die Möglichkeit, nach digitalem Erfassen der Patientendaten Dokumente quasi auf Knopfdruck zu erzeugen. Wir können also Zeit sparen. Der Punkt ist nur, dass wir neuerdings erstaunlich viele Dokumente auf Knopfdruck erzeugen müssen. Ein Antrag für die Versicherung hier, eine Bescheinigung für den Patienten und den Arbeitgeber dort, einen erneuten Antrag für die Zusatzversicherung, eine Antwort auf die Nachfrage der Versicherung – und am Ende des Tages sind etliche Stunden vergangen, damit der Patient das Gleiche bekommt, was er vorher auch bekommen hat: eine Krone.

Fallen Sie also nicht auf den technischen Fortschritt herein. Meist führen die neuen Möglichkeiten nur zu zusätzlichem Aufwand. Oder haben Sie seit Einführung der Digitalfotografie per Mobiltelefon etwa weniger Zeit mit Fotos verbracht als früher?

Zweifellos wird es aufgrund des wirtschaftlichen und sozialen Konkurrenzdrucks in vielen Fällen unausweichlich sein mitzuziehen, doch mit etwas Abstand und dem Waschmaschinen-Paradoxon im Kopf auf so manchen Irrsinn zu blicken trägt bereits zur mentalen Entlastung bei. Und während die fortschreitende Digitalisierung alles schneller und schneller macht, sorgen Sie vielleicht lieber für regelmäßige Zeitfenster in Ihrem Leben, in denen Sie Technik und Tempo bewusst auf Distanz halten.

Rotwein – der scheinheilige Schlummertrunk

Nicht wenige Menschen greifen am Abend, erschöpft, wie sie sind, zu einem Glas Rotwein, weil Rotwein ja so herrlich entspannend wirkt. Und wenn die Flasche schon einmal offen ist … So wird aus einem Glas leicht ein zweites oder gar drittes. Denn der Gewöhnungseffekt in Sachen Alkohol ist außerordentlich groß und vollzieht sich ziemlich schnell. Wer über einige Wochen oder Monate abends ein Glas Rotwein getrunken hat, der kann aufgrund der anpassungsfähigen Kapazitäten der Alkoholdehydrogenase, die für den Alkoholabbau zuständig ist, auch recht gut ein zweites Glas Rotwein am Abend trinken. Immer wieder kommt es in der Notaufnahme von Kliniken vor, dass alkoholkranke Patienten mit 3 Promille vor dem Arzt stehen und noch in der Lage sind zu sprechen. Jeder andere läge bei dem Alkoholwert längst auf der Intensivstation, wenn nicht gar im Sarg.

Alkoholmissbrauch bzw. -sucht ist in unserer Gesellschaft weit verbreitet – auch in den vermeintlich besseren Kreisen. Ganz abgesehen davon sorgt der Alkohol im Rotwein nur dafür, dass Sie schlechter schlafen. Alkohol ist schließlich ein Zellgift.

Und die einzige Energie, die Rotwein für uns parat hat, steckt in seinem Brennwert, denn mit jedem Glas Rotwein nehmen Sie mehr als 160 Kalorien zu sich – und bekommen trotzdem Appetit. Noch so eine tückische Nebenwirkung von Alkohol.

Als Schlummertrunk taugt Rotwein also keineswegs und trägt sicher auch nicht dazu bei, besser mit den Herausforderungen des Lebens zurechtzukommen.

Das Kreuz mit den Kreuzfahrten

Eine Auszeit auf dem Kreuzfahrtschiff. Kaum etwas ist so en vogue. »Ich musste einfach mal raus!«, heißt es dann oder: »Ich musste mal Abstand gewinnen. Ich war so erschöpft …« Es ist nichts dagegen einzuwenden, ans Meer zu fahren. Zum Horizont schauend die Gedanken schweifen lassen und die würzige Meeresluft einatmen. Herrlich. Es ist auch nichts dagegen einzuwenden, sich auf ein Schiff zu begeben und die Welt ein paar Tage lang aus einer ganz anderen Perspektive zu betrachten, Ruhe zu finden und Abstand von den täglichen Herausforderungen. Aber zwischen einem Segeltörn mit wenigen guten Freunden und einer Kreuzfahrt mit 3000 anderen ausgepowerten Passagieren besteht in puncto Stressreduktion ein erheblicher Unterschied.

Bei Ersterem müssen Sie vorher überlegen, was Sie an Proviant und Ausrüstung brauchen. Sie sind Wind und Wetter ausgesetzt und haben eine verantwortungsvolle Aufgabe, die Sie als Team meistern müssen. Es wird Momente von Anspannung und Entspannung geben. Bei schlechtem Wetter kann die Stimmung mal mies sein, weil Sie trotzdem rausmüssen, um die Segel zu setzen oder einzuholen; dafür gibt es dann wieder diese wertvollen Augenblicke, die nicht planbar sind: Die warme Abendsonne lässt das Meer funkeln, während Sie bei Flaute mit einem Bier in der Hand an Deck sitzen und beschließen, noch einmal in die kühle See zu springen. Und sind die Bratkartoffeln abends etwas angebrannt, wird es trotzdem allen köstlich schmecken, bevor dann jeder müde und glücklich in seine Koje kriecht und selig einschläft. Nach einem solchen Wochenende werden Sie wie ausgewechselt in Ihren Alltag zurückkehren.

Ich behaupte nun, dass eine Reise mit einem riesigen Kreuzfahrtschiff das exakte Gegenprogramm dazu aufbietet. Ganz oben auf der Agenda steht das Convenience Food in den bis zu 17 Restaurants an Bord. Außerdem haben Sie alles, was Sie von zu Hause gewohnt sind. Sie müssen auf nichts verzichten. Im Grunde haben Sie sogar von vielem noch mehr. Mehr Auswahl. Mehr Freizeitangebote. Mehr Attraktionen. Mehr Unterhaltung.

Mehr Menschen um sich herum. Mehr Essen. Der durchschnittliche Kreuzfahrer nimmt innerhalb einer Woche zwei Kilo zu und hat dann zu Hause den Stress, diese wieder loswerden zu müssen.

Wer auf Kreuzfahrt geht, bleibt in der Konsumspirale. Und vor lauter Entertainment findet man gar keine Zeit, um zu sich selbst und runterzukommen. Geschweige denn, dass es Gelegenheiten für wunderbare Gespräche und Erlebnisse mit der Familie gäbe. Tagsüber toben die Kinder im Pool oder in der Kletterhalle, und abends gucken sie sich einen Blockbuster im Kino an. Aber alle wollen nun mal richtig was erleben …

So etwas erlebten auch meine geschätzten Nachbarn, als sie sich für eine Kreuzfahrt über die Nordsee entschieden. Unter anderem ging dieses Kreuzfahrtschiff in Le Havre vor Anker. Le Havre? Muss man da hin, dachte ich? Aber es ging gar nicht um Le Havre, es ging um Superlative. Um *die* Stadt. Paris! Die Passagiere gingen also von Bord und stiegen in einen Bus, um drei Stunden zum Sightseeing nach Paris zu fahren. Aber Moment mal: Bei drei Stunden Fahrt je Strecke bleibt doch gar keine Zeit übrig für einen Stadtbummel, wenn man am selben Tag noch zurückmuss. Stimmt. Darum fährt man ja in dem Reisebus durch die Stadt … Und beim Stopp in Southampton geht der Spaß von vorne los: runter von Bord, rein in den Bus, 130 Kilometer über die Autobahn nach London, Sightseeing vom Bus aus und dann 130 Kilometer zurück zum Schiff, wo schon das Abendessen auf einen wartet.

Das Urlaubsformat Kreuzfahrt mag seine Fans haben, doch als Auszeit, um neue Energie zu tanken, zur Ruhe zu kommen und abzuschalten, kann es nicht funktionieren, weil die Mühle steter psychischer Anspannung niemals stillsteht.

Glatteis Glotze

Das wohl beliebteste Mittel, um dem Stress des Tages zu entfliehen, ist das Fernsehen: einschalten. Abschalten. Gut ist. Tatsächlich? Wenn ich einen Vortrag zum Thema Stress halte, frage ich meine Zuhörer immer, ob sie denn nach dem Publikumsrenner *Tatort* schon mal richtig gut gelaunt aufgesprungen sind und zu ihrem Partner gesagt haben: »He, das war klasse. Was machen wir jetzt Schönes?« In der Regel ernte ich mit dieser Frage viele verstörte Blicke. Denn nach einer Fernsehsendung hat niemand ein solches Hochgefühl. Wenn wir ehrlich sind, laugt so ein Fernsehabend nur noch mehr aus und entlässt uns müde und abgespannt ins Bett. Das hat damit zu tun, dass die erzwungene Inaktivität und das passive Konsumieren teils extrem schneller Bildabfolgen sowie künstlich erzeugter Erlebnisse regelrecht schlauchen. So entsteht weder ein echtes Glücksgefühl noch wirkliche Befriedigung.

Ein Phänomen, das bereits wissenschaftlich untersucht und von den beiden Experten für Zeitverwendung John Robinson und Geoffrey Godbey in ihrem Buch *Time for Life* erläutert wurde. Demnach hatten die Studienteilnehmer die Aufgabe, in Zeitprotokollen zu notieren, was sie den Tag über taten und wie glücklich sie sich dabei jeweils fühlten. Die entsprechende Skala reichte von 10 für »maximal glücklich« bis 0 »maximal unglücklich«. Nun ist es wenig überraschend, dass der Aktivität Sex häufig der Wert 9 oder 10 zugeschrieben wurde. Überraschender hingegen ist, dass der Durchschnittswert während der beruflichen Tätigkeit 7,5 betrug. Bei Menschen in verantwortungsvollen Positionen liegt der Wert typischerweise noch etwas höher. Arbeit macht also glücklich, weshalb sie uns, wie wir wissen, immer wieder dazu verleitet, zu viel zu arbeiten. Und wie sah es mit den anderen Tätigkeiten im Alltag aus?

»Wohnung putzen« und »Abwasch machen« kamen auf einen Glückswert um 5. Nun sollte man meinen, dass das Fernsehen sich dann wohl irgendwo zwischen 7 und 8 bewegt. Schließlich ist es das selbst gewählte abendliche Freizeitprogramm einer Viel-, wenn nicht gar der Mehrzahl der Menschen. Doch siehe da: Das Fernsehgucken schaffte es nur auf einen Durchschnittswert von 4,8.

Nanu, die Menschen sind also glücklicher, wenn sie waschen und putzen, als wenn sie vor dem Fernseher sitzen. Und trotzdem schalten sie ihn Abend für Abend ein. Warum? Grund dafür ist die *instant gratification*, eine Belohnung durch bunte Bilder, passiv erzeugte Spannung und Unterhaltung, die keinerlei Einsatz erfordert – deshalb aber auch ein schales Gefühl hinterlässt wie ein verpatztes erstes Rendezvous. Da wäre ein Spaziergang bei Mondschein – allein oder mit dem Partner – mit Sicherheit befriedigender gewesen. Der Haken dabei: Zu einem Spaziergang gehört, sich aufzuraffen und Schuhe anzuziehen, sprich selbst aktiv zu werden.

Der Schlüssel für ein gutes Leben ohne erschöpfenden Stress und im Einklang mit sich selbst ist aber nur mit einem gewissen persönlichen Einsatz zu haben. Denn letztlich ist jeder Mensch sein bester Therapeut. Mehr dazu im nächsten Kapitel …

IV

UNSERE WICHTIGSTEN KRAFTQUELLEN

Nach den bisherigen, teils wenig optimistisch klingenden Ausführungen könnte man auf die Idee kommen, wir alle seien der Erschöpfungsfalle auf Gedeih und Verderb ausgeliefert und der Beschleunigungszirkel sei unser aller Schicksal. Wenn dem so wäre, hätte ich dieses Buch nicht zu schreiben brauchen. Es ist allerdings so, dass wir – und da fasse ich mir ausdrücklich an die eigene Nase – oft genug auf alles Mögliche Acht geben, nur nicht auf unser körperlich-geistiges Kraftreservoir. Und eh wir's uns versehen, ist auch der letzte Rest ausgepresst und man selbst mit Nerven und Kräften am Ende. Damit es nicht so weit kommt, sollten wir jeden Tag wie unser eigener Therapeut auf unser Leben schauen und uns fragen: Was kann ich heute tun, um neue Energie zu schöpfen?

1

Die Atmungskette: wie Ihre Zellen gegen die Erschöpfung kämpfen

Obwohl ein überaus faszinierender Teil unseres Stoffwechsels, gilt sie als Schreckgespenst jedes Bio-Leistungskurses: die Atmungskette. Völlig zu Unrecht, wie ich finde. Denn auch wenn ihre Fachbezeichnung etwas sperrig sein mag – oxidative Phosphorylierung –, so ist sie nun mal entscheidend für die Energiebereitstellung in unseren Zellen. Sprich: Keine Atmungskette, keine Energie! Wer unter Erschöpfung leidet, wer sie behandeln oder verhindern möchte, kommt also um die Atmungskette nicht herum. Lassen Sie sich überraschen, mit welcher Finesse dank ihr all unsere Zellen – von der Muskelzelle am kleinen Zeh bis zur Nervenzelle im Gehirn – mit Energie versorgt werden.

Stoffwechsel bedeutet erst mal nichts anderes, als dass ein Stoff von einem Zustand in einen anderen wechselt. Auch ein Auto hat im Prinzip so einen Stoffwechsel: Die Kohlenstoffketten, aus denen Benzin besteht, werden im (Verbrennungs-) Motor mit dem Sauerstoff aus der Luft zu CO_2 verbrannt. Bei diesem »Explosionsprozess« wird schlagartig Energie frei, die wiederum über einen Kolben im Zylinder in Bewegungsenergie umgewandelt wird.

Nun tankt unser Körper natürlich kein Benzin, sondern Fette, Kohlenhydrate und Eiweiße in Form von Käsebrot, Milchreis, Spaghetti, Buletten oder Linseneintopf. Da Eiweiße normalerweise als Bausteine für die Körpersubstanz sowie als Vorläufer von Botenstoffen (Hormonen) dienen, sind es primär die Fette und Kohlenhydrate, die der Körper in Energie umwandelt. Dafür müssen die verschiedenen Nahrungsmittel im Magen-Darm-Trakt geteilt und gelöst und dann von diesem aufgenommen werden. Alle möglichen Arten von Zucker (ein anderes Wort für Kohlenhydrate), die wir zu uns nehmen – sei es Milch-, Haushalts- oder Fruchtzucker – werden in Glucose (auch Traubenzucker genannt) überführt und als solche dann über das Blut zu den einzelnen Zellen transportiert. Doch damit der Energiestoffwechsel so richtig in Gang kommen kann, muss die Glucose aufgespalten werden. Dieser Prozess, der mithilfe diverser Enzyme in unseren Körperzellen abläuft, heißt Glykolyse. Heraus kommt das sogenannte Pyruvat, das als Brennmaterial für die Energiegewinnung erforderlich ist.

Ähnliches passiert mit den anderen Energieträgern, den Fetten, die wir über die Nahrung zu uns nehmen: Egal, ob Omega-3-, Omega-6-, gesättigte oder einfach ungesättigte Fettsäuren, damit daraus Energie gewonnen werden kann, müssen sie abgebaut werden. Dieser Abbauprozess heißt Beta-Oxidation und bringt das energiereiche Acetyl-CoA hervor.

Perfekt. Jetzt haben wir also Bruchstücke aus Fetten und Kohlenhydraten gebildet, die wir verbrennen und als Energie nutzbar machen wollen. Nur haben wir eben keinen Zylinder, in dem wir diese Stoffe verbrennen könnten. Das muss anders gehen. Leise, schonend, rückstandsfrei. Wie das funktioniert?

Nun, es sind einige Zwischenstufen zu absolvieren, bis die Energie dort ankommt, wo sie benötigt wird. Sagt Ihnen der Zitronensäurezyklus etwas? Schon mal im Biounterricht gehört und gehofft, nie wieder etwas damit zu tun haben zu müssen? Ohne diesen Zyklus, den Fachleute auch Citrat- oder Krebszyklus[21] nennen, hätten wir's allerdings schwer, unser Leben zu meistern. Denn alle energieverbrauchenden Lebensvorgänge – und das sind viele – brauchen den Treibstoff ATP, der nur mithilfe des Citratzyklus und der sich daran anschließenden Atmungskette gewonnen werden kann. Was genau im Citratzyklus passiert, überlassen wir sinnvollerweise Biochemikern. Wichtig ist nur, dass auf dieser »Drehscheibe des Stoffwechsels« in den Mitochondrien die zwei »Shuttle-Moleküle« FAD und NAD[22] mit Protonen und Elektronen beladen werden, die sie zu

21 Flavin-Adenin-Dinukleotid und Nicotinamidadenindinukleotid

22 Zacharski et al.: Verteilung der Serum-Ferritin-Spiegel in ng/ml und der Transferrin-Sättigung in % für Männer und Frauen pro Lebensdekade. 2000; Ganzimmun Diagnostics AG, mit freundlicher Genehmigung von Dr. Ralf Kirkamm

dem eigentlich energiebereitstellenden Prozess der Atmungskette bringen. Und damit wären wir endlich am Ziel: bei der kontrollierten Umwandlung unserer Nahrung in speicherbare Energie …

Was genau passiert in der Atmungskette?

Das chemische Element Wasserstoff mit dem Symbol H – vorhanden im oben erwähnten NAD**H** und FAD**H** – ist ein ziemlich heißes Zeug, das besonders gern mit Sauerstoff reagiert. Wenn Wasserstoff und Sauerstoff (O_2) zusammentreffen, wird jede Menge Energie frei, und es kommt zum Knall. An die herrliche Knallgasreaktion aus dem Chemieunterricht erinnert sich wohl jeder von uns. Ausgerechnet diese energiefreisetzende Reaktion nutzt nun auch unser Körper. Schließlich können wir über die Atmung problemlos und permanent Sauerstoff herbeischaffen. Es wäre allerdings ziemlich hinderlich, wenn es in jeder unserer Milliarden Körperzellen permanent zu unbeherrschbaren Knallgasreaktionen käme. Und wir wollen ja auch nicht, dass es knallt, sondern dass die entstehende Energie gezielt eingesetzt wird – zum Denken, zum Laufen, zum erneuten Atmen und so weiter.

Insofern ist die Atmungskette nichts anderes als ein sehr cleverer Weg, die Knallgasreaktion in unserem Körper nutzbar zu machen. Es beginnt damit, dass die Wasserstoffatome, bestehend aus Protonen und Elektronen, über die oben genannten wiederverwertbaren Transporter FAD und NAD zur Wand (Membran) des im Zellwasser schwimmenden Mitochondriums gebracht werden. Hier befinden sich vier kleine »Maschinen« (sogenannte Komplexe I bis IV), die die energiereichen Elektronen aufnehmen und die Protonen aus dem Mitochondrium hinauspumpen, damit diese später schlussendlich mit Sauerstoff zu Wasser reagieren können.

Die Energie, die im Chemieunterricht spektakulär als Knall zu hören war, wird in der Atmungskette allerdings langsam und kontrolliert frei. Man könnte sagen, die Elektronen fahren von Komplex I zu Komplex IV der Atmungskette Achterbahn, verlieren dabei sukzessive ihre Energie, indem sie Protonen über die Mitochondrienmembran pumpen, und reagieren am Ende im Komplex IV nur noch träge – und somit ohne Knall – mit Sauerstoff zu Wasser.

Mit den unzähligen Protonen, die in den Membranzwischenraum der Elektronen hinausgepumpt wurden, funktioniert es im Weiteren wie bei einem Stausee: Sind im Membranzwischenraum sehr viele Protonen vorhanden, wird es eng, und sie beginnen, zurück in den Innenraum zu drängen. Diese Energie nutzt die sogenannte ATPase (Komplex V der Atmungskette). Sie ist die »Turbine« in der Mitochondrienwand: Die Protonen strömen zurück, und die dabei frei werdende Energie setzt die ATPase in ATP um. Bei ATP handelt es sich um das Energiesubstrat unserer Zellen oder, anders ausgedrückt, um unseren Energie-Booster. Und davon ist im Laufe eines Tages eine ganze Menge nötig, ob nun für die Atmung oder die Verdauung, für den Marathon oder die wichtige Präsentation. Sie wiegen 65 Kilogramm? Dann verbrauchen Sie täglich rund 65 Kilogramm ATP. Es muss also ständig neu produziert werden. Wie gut, wenn die Atmungskette reibungslos funktioniert.

Jetzt denken Sie vielleicht: Mensch, wär' doch auch kürzer gegangen. Kohlenhydrate und Fette werden verbrannt, und dabei wird Energie frei. Was zur Hölle ist also der Punkt?

Der Punkt ist, dass der Spaltungsprozess von Fetten und Kohlenhydraten ebenso wie die Atmungskette ins Stocken geraten, wenn bestimmte Vitamine und Spurenelemente nicht in ausreichender Menge vorhanden sind. Die Folge: Wir werden schlapp und müde. Denn eine Kette ist nun mal nur so stark wie ihr schwächstes Glied. Insofern kann unter Umständen schon ein fehlendes Vitamin viel anrichten und unsere Lebensqualität negativ beeinflussen …

Gehen wir daher mal ganz an den Anfang. Warum heißt die zelleigene Atmungskette Atmungskette? Weil sie Sauerstoff als Oxidationsmittel für den Stoffwechselprozess benötigt. Daher spricht man auch von »Zellatmung«. Doch wie kommt der erforderliche Sauerstoff zu den Zellen? Er wird über die Lunge aufgenommen, an den roten Blutfarbstoff gebunden und dann zu den Zellen transportiert. Das entscheidende Atom für die Bindung des Sauerstoffs ist ein Eisenatom. Ohne Eisen also kein Sauerstofftransport. Und auf einmal wird das Spurenelement Eisen hochinteressant! Wenn Sie dann noch erfahren, dass die vier »Maschinen« der Atmungskette nur deshalb arbeiten können, weil die Elektronen jeweils an ein Eisenmolekül gebunden werden, und dass auch die Elektronen-Transporter zwischen den vier Komplexen der Atmungskette, die Cytochrome, ganz wesentlich aus Eisen bestehen, dann bekommen Sie eine erste Ahnung davon, welche herausragende Bedeutung das Spurenelement Eisen für unseren Energiehaushalt hat. Grund genug, es genauer unter die Lupe zu nehmen.

Eisen: das unterschätzte Spurenelement

Dass ich ein Eisen-Fan bin, haben Sie sicher schon bemerkt. Und wenn Sie jetzt neugierig geworden sind, was genau es mit diesem Schlüsselelement unseres Energiestoffwechsels auf sich hat, dann sollten Sie sich diesen Abschnitt nicht entgehen lassen.

Tatsächlich könnte ich ein ganzes Buch über Eisen schreiben, zumal im Zusammenhang mit diesem Spurenelement (heißt so, weil wir nur äußerst wenig davon benötigen) etliche Irrtümer kursieren. Dass Vegetarier zwangsläufig Eisenmangel haben und Fleischesser nicht, ist nur einer davon.

Meine Begeisterung für Eisen begann übrigens schon während des Studiums. Als Sportler war ich aber vor allem fasziniert von der Rolle, die dieses Spurenelement für die Blutbildung und den Sauerstofftransport im menschlichen Körper spielt; beides ist nämlich unabdingbar für Fitness und Leistungsfähigkeit. Dass Eisen noch ganz andere Aufgaben hat, rauschte hingegen an mir vorbei. Erst nach meiner Facharztausbildung wurde mir klar: So gering die Eisenmenge auch ist, die wir für unsere Gesundheit brauchen – der normale Körperbestand beträgt nur 3 bis 5 Gramm –, ein Eisenmangel kann erhebliche Folgen für unser Wohlbefinden haben, weil das Eisen (gemessen über das Speichereisen Ferritin) mit unterschiedlichen Organsystemen interagiert:

1. Blutbildung und Sauerstofftransport

Es ist ganz simpel: Ohne Eisen kein roter Blutfarbstoff (Hämoglobin) und somit auch kein Sauerstofftransport. Denn Eisen ist die Bindungsstelle für Sauerstoff im Hämoglobin. Das bedeutet: Fehlt Eisen, kann der Sauerstoff, den wir über die Lunge aufnehmen, nicht über die roten Blutkörperchen (Erythrozyten) im ganzen Körper verteilt und von den Zellen zur Energiegewinnung genutzt werden (siehe Atmungskette). Die Folgen sind Atemnot bei Belastung, Leistungsschwäche, Herzrasen und Herzstolpern sowie Müdigkeit, also typische Erschöpfungssymptome.

Ein Sonderfall sind die Muskelzellen: Sie werden über den roten Muskelfarbstoff Myoglobin mit Sauerstoff versorgt. Auch hier spielt das Eisen als Bindungsstelle eine entscheidende Rolle und erklärt, warum Eisenmangel zu rascher muskulärer Ermüdung führt. Merke: Myoglobin ist der Sauerstoffspeicher im Muskelgewebe.

Interessanterweise aber schlägt sich ein Eisenmangel erst sehr spät in sogenannter Blutarmut (Anämie) nieder. Alle anderen eisenabhängigen, aber weniger lebensnotwendigen Prozesse können schon lange vorher gestört sein. Mit hoher Wahrscheinlichkeit handelt es sich hierbei um eine evolutionäre Anpassung des Menschen an lange Phasen der Mangelversorgung. Merke: Auf volles Haar und kräftige Nägel kannst du verzichten, auf Blut nicht!

2. Energiegewinnung (siehe Atmungskette)

In den sogenannten Mitochondrien – das sind die Kraftwerke unserer Zellen – laufen viele chemische Reaktionen ab, um Fette und Kohlenhydrate in ATP, die Energiewährung der Zelle, umzuwandeln. Um diese chemischen Reaktionen geregelt ablaufen zu lassen, sind Enzyme notwendig, die nun mal fast ausnahmslos eisenabhängig sind.

3. Immunabwehr

Viele Prozesse des Immunsystems hängen von einer ausreichenden Eisenversorgung ab, so zum Beispiel das Funktionieren der für die Abwehr von Krankheitserregern nötigen weißen Blutkörperchen. Kein Wunder also, dass ein Eisenmangel über einen längeren Zeitraum auch eine erhöhte Infektanfälligkeit zur Folge hat.

4. Hormonbildung und Neurotransmitter

Die Bildung von Hormonen, den Botenstoffen im Körper, ist ebenfalls vielfach abhängig davon, dass ausreichend Eisen vorhanden ist. Zwei Beispiele sind das Schilddrüsenhormon, das unter anderem für die Gewichtsregulierung und den Stoffwechsel wichtig ist, sowie der Nervenbotenstoff (Neurotransmitter) Dopamin, das sogenannte Glückshormon. Insofern kann ein Eisenmangel auch zu depressiven Verstimmungen führen.

5. Bildung von Kollagen (Bindegewebe)

Kollagen ist ein faserbildendes Protein und der zentrale Bestandteil von Sehnen, Knochen, Knorpeln, Haut, Haaren, Schleimhäuten, Finger- und Fußnägeln etc. Im Prinzip ist Kollagen der Stützapparat des Organismus. Auch das Enzym, das die Herstellung des Kollagens regelt, braucht Eisen, um überhaupt zu funktionieren. Daher die brüchigen Nägel und der Haarausfall bei Eisenmangel.

6. Regulation des Zentralen Nervensystems (ZNS)

Ihr Gehirn benötigt ebenfalls Eisen. Sonst könnten zum Beispiel keine Neurotransmitter (Botenmoleküle) produziert werden. Aber auch Bildung und Erneuerung der Nervenscheide – das ist die Hülle rund um die Nervenfasern – sind auf Eisen angewiesen. Kein Wunder also, dass bei Eisenmangel Symptome wie Schwindel, Mattigkeit, aber auch depressive Verstimmungen bis hin zu demenziellen Symptomen auftreten.

Kurzum: Eisen ist das Schlüssel-Spurenelement für unsere Lebensenergie und Leistungsfähigkeit, weshalb ein Eisenmangel früher oder später in die Erschöpfung mündet. Menschen, die – warum auch immer (dazu kommen wir natürlich noch) – unzureichend mit Eisen versorgt sind, fühlen sich müde und schlapp, sind oft blass, antriebsschwach und deprimiert. Was im Umkehrschluss jedoch keineswegs heißt, dass die Einnahme von Eisenpräparaten gegen jedes Erschöpfungssymptom hilft. Denn nicht jeder Erschöpfte hat Eisenmangel. Gute Diagnostik ist also – wie immer – Pflicht!

Theoretisch sind auch Überdosierungen möglich, allerdings seltener durch Tabletten als durch Infusionen, die aber ohnehin nur unter ärztlicher Aufsicht erfolgen. Grundsätzlich gilt: Lassen Sie die Frage »Eisenmangel oder nicht?« stets von einem auf Mikronährstoffe spezialisierten Internisten abklären.

Das große Proteinmolekül Ferritin ist der wichtigste Eisenspeicher (Depot-Eisen) des Körpers und daher ein guter diagnostischer Parameter, um das Ausmaß eines Mangels festzulegen.

DIE VERSCHIEDENEN FORMEN DES EISENMANGELS

Speichereisenmangel (STADIUM I)
Bei einem Eisenmangel im Stadium I ist die Blutbildung zwar nicht beeinträchtigt. Da die Speichereisenwerte aber reduziert sind, kann sich ein Eisenmangel-Syndrom entwickeln, das sich unter Umständen an unterschiedlichen Organsystemen manifestiert. Typische Reaktionen sind Haarausfall, brüchige Nägel, Müdigkeit und erhöhte Infektanfälligkeit.

DIAGNOSTIK: Das Blutbild ist normal. Die Transferrinsättigung (Transferrin ist ebenfalls ein Protein und zuständig für den Eisentransport) kann normal oder erniedrigt sein. Und die Ferritin-Werte sind auf solche unter 100 Mikrogramm pro Liter (100 µg/l) abgesunken.

Latenter Eisenmangel (STADIUM II)
Bei einem latenten Eisenmangel, wie das Stadium II eines Eisenmangels früher genannt wurde, ist das Speichereisen bereits so weit vermindert, dass es zu ersten feinen

Störungen der Blutbildung kommt. Teilweise sind diese Auswirkungen schon im roten Blutbild angedeutet: verkleinerte Blutkörperchen (zu erkennen am sogenannten MCV-Wert) und eine verringerte Hämoglobinmenge innerhalb der roten Blutkörperchen (zu erkennen am sogenannten MCH-Wert). Eigentliche Blutarmut liegt aber auch beim Eisenmangel Stadium II nicht vor; hingegen treten andere Symptome des Eisenmangel-Syndroms wie Schilddrüsenunterfunktionen, Müdigkeit und Infektanfälligkeit natürlich noch häufiger auf als beim Stadium I.

DIAGNOSTIK: Der Hämoglobin-Wert (Hb-Wert) ist normal. MCV und MCH sind bereits gelegentlich verändert. Der lösliche Transferrinrezeptor-Wert ist erhöht. Die Transferrinsättigung ist oft erniedrigt. Die Ferritin-Werte sind hier auf Werte unter 30 µg/l abgesunken.

Manifester Eisenmangel (STADIUM III)

In diesem Stadium mangelt es dem Körper derart an Eisen, dass keine ausreichende Hämoglobinbildung mehr stattfinden kann. Das rote Blutbild verändert sich charakteristischerweise folgendermaßen: Die roten Blutkörperchen werden nicht nur weniger, sondern auch kleiner und beinhalten weniger Blutfarbstoff. Diese Anämie führt zu einer ausgeprägten Leistungsschwäche mit Tagesmüdigkeit sowie Pulsrasen selbst bei geringer körperlicher Belastung.

DIAGNOSTIK: Anzahl der roten Blutkörperchen, Hb-, MCH- und MCV-Wert sind erniedrigt. Die Transferrinsättigung ist deutlich vermindert, und das Ferritin liegt nun nur noch bei unter 15 µg/l.

Aus dem Leben gegriffen: Erschöpfte Eisenspeicher

Bei einem Ferritin-Wert unter 15 Mikrogramm pro Liter (15 µg/l) spricht die Fachliteratur von einer Erschöpfung der Eisenspeicher. Die Natur hat es geschickt eingerichtet, dass die Blutbildung erst ab diesem Wert schwer gestört wird. Doch sobald er erreicht ist, bricht die körperliche Leistungsfähigkeit förmlich in sich zusammen. Das liegt an dem ungenügenden Sauerstofftransport aufgrund zu weniger roter Blutkörperchen.

In diesem Zustand kam eine Grundschullehrerin zu mir in die Praxis, die nebenberuflich, aber voller Enthusiasmus Fitnesskurse gab. Seit ein bis zwei Jahren, erzählte sie, passiere es immer öfter, dass ihr Puls während eines Kurses plötzlich zu rasen anfange. »Ich bin dann völlig aus der Puste und kriege kaum noch die Ansagen hin. Und selbst mit dem Regenerieren klappt es nicht mehr richtig. Alles ist nur noch anstrengend ... Was ist denn bloß los mit mir?«

Die Antwort lag in Form ihres Eisenstatus vor mir auf dem Tisch: ein Ferritin-Wert von 8 µg/l. Damit war keine ausreichende Blutbildung mehr möglich, weshalb die Hämoglobin-Menge inzwischen auf unter 10 Milligramm pro Deziliter (g/dl) gefallen war. Kein Wunder also, dass diese Frau zu nichts mehr in der Lage war und sich nur noch platt fühlte. Der infolge starker Regelblutung viel zu niedrige Eisenspiegel konnte durch Infusionen ausgeglichen werden, sodass die Fitnesstrainerin ihre Kurse nun wieder so energiegeladen wie früher geben konnte. »Ein ganz neues Lebensgefühl!«, strahlte sie, als sie ein halbes Jahr später zur Kontrolle in die Praxis kam.

Jetzt fragen Sie sich vielleicht, wie wahrscheinlich es ist, dass Sie an einem Eisenmangel leiden. Bevor Sie sofort zum Arzt laufen und es per Blutentnahme checken lassen, können Sie sich anhand der folgenden Fragen einen Überblick verschaffen. Bitte kreuzen Sie an, was auf Sie zutrifft.

LEIDEN SIE UNTER EISENMANGEL? EIN SELBSTTEST

Befindlichkeit

- ☐ Fühlen Sie sich häufig müde?
- ☐ Sind Sie anfällig für Infekte?
- ☐ Erholen Sie sich schlecht von Belastungen?

Selbstbefund

- ☐ Haben Sie rissige Mundwinkel?
- ☐ Haben Sie rissige Fingernägel?
- ☐ Sind Sie auffällig blass?
- ☐ Haben Sie Atemnot und Pulsrasen bei körperlicher Belastung?

Vorerkrankungen

- ☐ Leiden Sie an einer chronisch entzündlichen Darmerkrankung (Colitis ulcerosa, Morbus Crohn)?
- ☐ Leiden Sie an rheumatoider Arthritis?
- ☐ Leiden Sie an Zöliakie?
- ☐ Nehmen Sie blutverdünnende Mittel (z. B. ASS, Marcumar®, Xarelto®)?

Ernährung

- ☐ Sind Sie Vegetarier oder Veganer?
- ☐ Trinken Sie viel Kaffee (mehr als zwei Tassen täglich)?

Für Frauen

- ☐ Haben Sie eine regelmäßige Monatsblutung?
- ☐ Sind Sie schwanger oder stillen Sie?

Auswertung

0–4 Kreuze Es ist ziemlich unwahrscheinlich, dass Sie unter Eisenmangel leiden, aber keineswegs ausgeschlossen. Sollten Sie sich dennoch häufig schlapp fühlen und ständig müde sein, dann sorgt die ärztliche Überprüfung Ihres Eisenstatus für nötige Klarheit.

4–10 Kreuze Da Sie ein erhöhtes Risiko für einen Eisenmangel haben, sollten Sie den Eisenstatus internistisch bestimmen und sich entsprechend beraten lassen.

Mehr als 10 Kreuze Dass Sie unter einem Eisenmangel leiden, ist sehr wahrscheinlich. Lassen Sie Ihren Eisenstatus unbedingt internistisch abklären und sich entsprechend beraten.

Wenn der Hausarzt sagt: »Ihre Werte sind okay« … Falle Referenzbereich

Nun könnte man meinen, dass sich die Frage »Eisenmangel oder nicht?« schnell beantworten lässt: Blut abnehmen. Eisen(speicher)wert bestimmen. Fertig. Liegt der Wert im Referenzbereich, ist alles paletti, liegt er darunter oder darüber, muss gegengesteuert werden. Leider ist die Sache mit dem Eisenstatus aber etwas komplizierter. Es fängt damit an, dass neben dem Ferritin auch der Entzündungswert CRP (C-reaktives Protein) kontrolliert werden sollte. Ist dieser auffällig hoch, kann sich dies infolge einer Immunsystemreaktion auf den Eisenspeicherwert auswirken: Er steigt an. Und zwar unabhängig vom tatsächlichen Eisenstatus. Das bedeutet etwa, dass der ansonsten niedrige Ferritin-Wert bei einer akuten Erkältung kurzzeitig höher ist.

Darüber hinaus – und das macht die Sache so brisant –, ist mancher Arzt der Ansicht, es genüge, sich ausschließlich an den standardisierten Referenzwerten des Ferritins zu orientieren, um einen möglichen Eisenmangel diagnostizieren zu können.

Bei Frauen im Alter zwischen 20 und 60 Jahren liegt der Referenzwert bei 9 bis 140 µg/l. Bei Männern im Alter zwischen 20 und 60 Jahren liegt er etwas höher, und zwar zwischen 18 und 360 µg/l. Heißt das jetzt, dass ein Mann mit einem Ferritin-Wert von 18 µg/l kerngesund ist und ein anderer, bei dem der Laborzettel 16 µg/l ausweist, ernsthaft krank? Meine Antwort: Normwerte sind immer eine Frage von Statistik, nicht von Gesundheit und Krankheit!

Studierende der Medizin lernen im Studium, dass einige solcher Norm- bzw. Referenzbereiche festgelegt werden, indem man eine ausreichend große Gruppe gesunder Menschen untersucht (z. B. 100 000 Probanden). Die Blutwerte dieser Menschen verteilen sich dann im Sinne der sogenannten Gaußschen Normalverteilung (auch Glockenkurve genannt).

Die meisten Werte befinden sich dabei in der Mitte, und je extremer die Abweichung vom Mittelwert ist – ob nun nach oben oder unten –, desto seltener werden solche Werte. Im Idealfall definiert man den Bereich von zwei Standardabweichungen nach oben und nach unten als »normal«. Das sind ziemlich genau 47,5 Prozent unter dem Mittelwert und 47,5 Prozent über dem Mittelwert. Demnach werden also die 95 Prozent der Menschen, deren Ergebnisse um den Mittelwert herum liegen, als »normal« definiert. Alle anderen haben ein Problem. Laut Statistik zumindest.

Klar, bei der Bestimmung des Blutbildes sind extreme Abweichungen vom Durchschnitt oft mit Krankheiten verknüpft. Eine Gesetzmäßigkeit ist das aber nicht. Im Einzelfall muss also jemand, dessen Blutwerte außerhalb des statistischen Referenzbereichs liegen, nicht krank und jemand mit Werten innerhalb des Normbereichs keineswegs gesund sein.

Besonders spannend wird's nun beim Speichereisenwert Ferritin, weil dieser in unserer Gesellschaft überhaupt nicht

»normalverteilt« ist. Das liegt an der häufigen Unterversorgung und somit an der deutlichen Häufung niedriger Werte. Insbesondere Frauen in der Altersgruppe zwischen zwanzig und fünfzig haben aufgrund der Regelblutung oft ziemlich niedrige Speichereisenwerte. Hier ein paar konkrete Zahlen: 10 Prozent der Frauen haben einen so schweren Eisenmangel, dass bereits eine Blutarmut vorliegt. Bei Frauen mit verstärkter Regelblutung, bei Stillenden sowie Schwangeren leiden sogar 25 Prozent an einer Eisenmangelanämie. Der Anteil von Frauen mit latentem Mangel liegt noch weitaus höher, ist aber wegen unterschiedlicher Grenzwerte schwer zu beziffern.

Mit dem Ausbleiben der Regelblutung im Zuge der Wechseljahre steigen die durchschnittlichen Ferritin-Werte von Frauen jedoch rasch wieder auf viel höhere Werte an.[23]

Halten wir also fest: Je ausgeprägter der Eisenmangel einer bestimmten Gruppe (etwa junge Frauen), desto weniger gleicht die Verteilungskurve dieser Gruppe der Normalverteilung. Nimmt man dennoch 95 Prozent der Werte um den Mittelwert als »Normwert«, so beispielsweise auf Basis von 100 000 Probeneinsendungen aus einem namhaften Großlabor, hätten Frauen zwischen 18 und 45 Jahren einen Referenzbereich von 6,5 bis 131,0 µg/l. Das hat dann wahrlich nicht mehr viel mit Gesundheit zu tun, denn bei einem Ferritin-Wert von 7 µg/l hat die Blutbildung längst versagt, die Nägel reißen ein, die Haare fallen aus. Das ist die Realität. Und nur, weil viele Frauen und einige Männer davon betroffen sind, soll das »normal« sein?

Jetzt könnten Sie zu Recht argumentieren, dass in ein Labor

23 Zacharski et al.: Verteilung der Serum-Ferritin-Spiegel in ng/ml und der Transferrin-Sättigung in % für Männer und Frauen pro Lebensdekade. 2000; Ganzimmun Diagnostics AG, mit freundlicher Genehmigung von Dr. Ralf Kirkamm

ja zig Proben von Kranken eingesendet werden; da müssen die Werte zwangsläufig geringer sein. So kann man doch keinen Referenzbereich berechnen. Das stimmt. Dürfte ich also noch einmal an den offiziellen Referenzbereich für Ferritin erinnern? Das waren 9 bis 140 µg/l. Na? Das ist doch ziemlich dicht dran an den Probeneinsendungen der Patienten, oder?

Offenbar war jenen, die solche Norm- bzw. Referenzbereiche festgelegt haben, nicht ganz klar, was sie damit verzapfen. Denn eine ausreichende Blutbildung braucht mindestens einen Ferritin-Wert von 15 µg/l. Da die aussetzende Blutbildung allerdings das letzte Symptom des Eisenmangels ist, dürften sich viele Menschen zu dem Zeitpunkt längst mit diversen anderen Symptomen herumgeschlagen haben. Chronische Müdigkeit und Erschöpfung beispielsweise treten oft bei Ferritin-Werten unter 50 µg/l auf, Haarausfall schon ab 70 µg/l; und Patienten, die unter einer Herzinsuffizienz leiden, sollten einen Ferritin-Wert von mindestens 100 µg/l haben.

Ein Ferritin-Wert von 9 µg/l ist also alles andere als normal, vielmehr liegt er sogar unter der Grenze zu einem ausgeprägten Eisenmangelsyndrom. Darum lassen Sie sich bitte nicht erzählen, dass es Ihnen mit einem Ferritin-Wert von 40 µg/l gut gehen müsse und sie keinesfalls aufgrund von Eisenmangel an bleierner Müdigkeit leiden können. Das ist, wie Sie jetzt wissen, nachweislich falsch.

Hier noch einmal die vier Werte, die nötig sind, um Ihren Eisenstatus sicher beurteilen zu können …

1. Rotes Blutbild (Hb, MCV, MCH)
2. Ferritin
3. Transferrinsättigung
4. CRP

… und was bei einer Blutentnahme zu beachten ist
Da die Blutwerte im Tagesverlauf schwanken, sollte die Blutentnahme unbedingt morgens und mit nüchternem Magen erfolgen; andernfalls kann es passieren, dass die Transferrinsättigung nicht korrekt berechnet werden kann.

Bitte achten Sie auch darauf, dass Sie mindestens zwei Wochen lang keine Eisentabletten eingenommen haben und dass Ihre letzte Eiseninfusion mindestens zwei Monate zurückliegt.

Außerdem müssen Sie frei von Infekten sein, denn schon eine Erkältung lässt die Ferritin-Werte kurzzeitig ansteigen, sodass keine Aussage über Ihren tatsächlichen Eisenspeicherwert zu treffen ist.

ACHTUNG SCHNELLTEST!

Verschiedene Pharmahersteller bieten Selbsttests auf Eisenmangel an, die üblicherweise nach folgendem Schema funktionieren:

- Gewinnen einer Blutprobe durch eine Stechlanzette im Finger.
- Befüllen einer Pipette mit einem Blutstropfen.
- Erst Blutstropfen auf Testkassette aufbringen,
- dann die Reagenzlösung (ist im Set enthalten).
- Test ablesen.

Bei sachgerechter Anwendung kommen recht genaue Ergebnisse dabei heraus, allerdings werden nur Ferritin-Werte unter 20 µg/l erfasst. Jede unzureichende Eisenversorgung mit Werten, die darüber liegen, bleibt unerkannt!

Abgesehen davon ergeben sich unter Umständen »geschönte« Ergebnisse, wenn der Getestete einen Infekt oder einen Entzündungsherd hat, was den Ferritin-Wert bekanntlich ansteigen lässt, ohne dass daraus auf eine ausreichende Eisenversorgung geschlossen werden kann.

Fazit: Der Gebrauch solcher Schnelltests, die es für durchschnittlich 20 Euro in der Apotheke zu kaufen gibt, mag der Pharmaindustrie nutzen – der Nutzen für Sie ist mehr als fragwürdig.

Wer kriegt eigentlich Eisenmangel und warum?

Interessanterweise ist Eisenmangel selbst in unserer Überflussgesellschaft ein weit verbreitetes Phänomen. 10 Prozent der Frauen im gebärfähigen Alter leiden sogar unter einem derart schweren Eisenmangel, dass bereits eine Blutarmut auftritt. Bei Frauen nach Schwangerschaft und Stillzeit sind davon über 22 Prozent betroffen. Noch ausgeprägter sind die Probleme bei Menschen mit chronischen Erkrankungen. Eine Übersicht:

WER HÄUFIG AN EISENMANGEL LEIDET

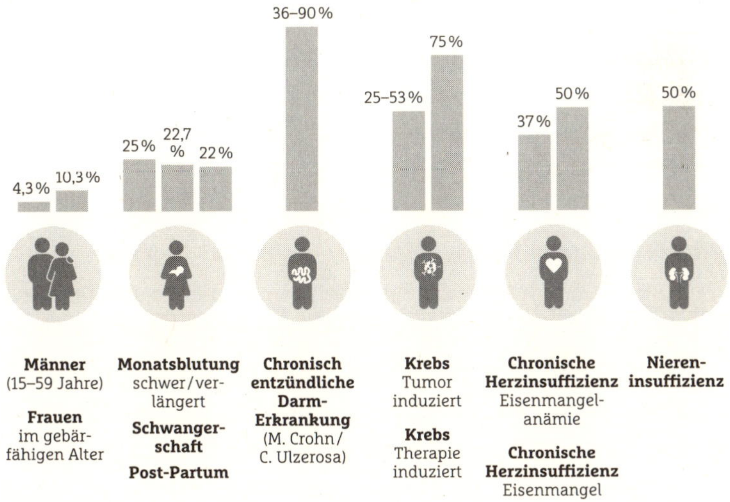

Ein Eisenmangel mit all seinen beschriebenen Folgen – und dazu gehört nicht zuletzt das Gefühl großer Erschöpfung – kann drei Ursachen haben: verminderte Eisenaufnahme, gestörte Resorption (sprich körpereigene Verwertung) oder erhöhte Eisenverluste.

Beginnen wir mit der *verminderten Eisenaufnahme*, die normalerweise Folge einer falschen Ernährungsweise ist:

- *Kalorienreduzierte Diäten* bringen in der Regel auch eine verminderte Mikronährstoffaufnahme mit sich. Nicht zuletzt deshalb ist von wochenlangen Hauruck-Diäten abzuraten; sonst verlieren Sie irgendwann nicht nur Kilos, sondern auch Haare …
- Der übermäßige Verzehr von *Weißmehlprodukten* (z. B. Laugenbrezel und Baguette) führt oft zu Mikronährstoffmangel, weil für die Weißmehl-Herstellung nur das stärkehaltige Innere des Getreidekorns (meist Weizen) verwendet wird. Alle wertvollen Nährstoffe gehen dabei verloren.
- Auch eine vegetarische, vor allem aber *vegane Ernährung* kann dafür verantwortlich sein, dass dem Körper nicht ausreichend Eisen zugeführt wird. Wobei ich Ihnen als jahrzehntelanger Vegetarier versichern kann, dass die aufgenommene Menge seltener das Problem ist. Das eigentliche Problem ist nämlich oft die schlechte Aufnahme (Resorption) des Eisens.

Eine *verminderte Eisenresorption* …

- … kann durch *pflanzenbetonte Kost* verursacht sein. Grund dafür ist die Phytinsäure, die Pflanzen beispielsweise für den Prozess des Keimens benötigen. Dummerweise bindet diese Phytinsäure verschiedene Mineralstoffe, darunter Calcium und Magnesium und leider auch Eisen, das dem Körper somit nicht mehr zur Verfügung steht.

- Wer sich am liebsten von *Currywurst und Cola* ernährt, der zieht sich nicht nur viele »leere« Kalorien rein, sondern auch eine Menge Phosphat – und blockiert damit die Verwertung des Eisens.
- *Kaffeejunkies* aufgepasst: Mit jeder Tasse Kaffee trinkt ihr auch eine gute Portion Oxalsäure und macht es eurem Körper somit etwas schwerer, das Eisen sinnvoll zu verarbeiten. Weitere oxalsäurehaltige Lebensmittel sind Kakao, Spinat, Mangold, Rhabarber, Amaranth. Insofern tut sich Gutes, wer sich abwechslungsreich ernährt, denn jedes dieser Lebensmittel hat ja fraglos auch Sonnenseiten, über die sich unser Körper freut.
- Die *pflanzlichen Gerbstoffe* (Tannine) gelten wie die erwähnte Phytinsäure als sogenannter Anti-Nährstoff, weil sie die Verdauung beeinflussen und unter anderem die Aufnahme von Eisen erschweren. Tanninreiche Lebensmittel sind grüner und schwarzer Tee, Hülsenfrüchte, viele Obstsorten, aber auch Bier und (echt schlimm!) Rotwein.
- Menschen mit *chronisch entzündlichen Erkrankungen* wie Rheuma, Morbus Crohn, Colitis ulcerosa sind aufgrund der Entzündungsreaktion ebenfalls von eingeschränkter Eisenresorption betroffen. Auch die Zöliakie (die krankhafte Immunantwort auf Gluten aus Weizen) schädigt die Dünndarmschleimhaut, was die Aufnahme von Eisen stört.
- Weitere Resorptionshemmer im Hinblick auf Eisen sind *Medikamente* wie Antazida (Säureblocker), Aspirin und Antirheumatika.

Ein *erhöhter Eisenverlust* kann ebenfalls etliche Ursachen haben. Hier die häufigsten im Überblick:

- Frauen mit einer regelmäßigen *Monatsblutung* haben jeden Monat einen Blutverlust von 20 bis 80 Milliliter. Das entspricht einem Eisenverlust von bis zu 40 Milligramm. Zwar wird menstruierenden Frauen von der Deutschen Gesellschaft für Ernährung eine um 50 Prozent erhöhte Eisenaufnahme von 15 Milligramm täglich (gegenüber 10 Milligramm bei Männern) angeraten. Doch ich bezweifle, dass das genügt. Denn bei einer durchschnittlichen Eisenresorptionsquote von 8 Prozent aus der Nahrung würden so gerade mal 0,5 Milligramm Eisen am Tag zusätzlich aufgenommen. Das macht in 28 Tagen 14 Milligramm. Und das soll den erheblichen Eisenverlust durch die Menstruationsblutung dauerhaft ausgleichen?

- *Schwangerschaft und Geburt.* Der Eisenbedarf in einer Schwangerschaft ist um 50 Prozent erhöht, weil das ungeborene Kind für seine gesunde Entwicklung ebenfalls unbedingt Eisen benötigt. Zusammen mit dem Blutverlust bei der Geburt »verbraucht« eine Schwangerschaft rund 1000 Milligramm Eisen.
- *Wöchnerinnen* starten also oft schon mit geleerten Eisenspeichern in ihr Mutterdasein. Werden diese nicht aufgefüllt – was aufgrund des erhöhten Bedarfs beim Stillen ziemlich schwierig ist –, kann es neben Müdigkeit gehäuft zu depressiven Verstimmungen kommen.
- Auch bis zu 52 Prozent aller *Sportlerinnen* haben einen Eisenmangel! Doch wenn sie etwas nicht gebrauchen können, dann niedrige Eisenwerte. Denn ohne Eisen keine Leistung. Männliche Sportler sind übrigens nicht minder gefährdet, sich in einen Eisenmangel zu katapultieren: Sportler haben aufgrund der hohen körperlichen Belastung ein aktiviertes Immunsystem. Und dieser von chronisch entzündlichen Erkrankungen bekannte Effekt führt zu verringerter Eisenaufnahme. Zudem setzen Sportler auf eine kohlenhydratreiche Kost, um ihren Energieverbrauch zu kompensieren und

schnell zu regenerieren. Häufig greifen sie allerdings zu leeren und somit eisenarmen Energieträgern wie Nudeln und hellem Brot. *Langstreckenläufer* schädigen zudem die roten Blutkörperchen in der Fußsohle, die dadurch frühzeitig abgebaut werden. Und intensives Training führt immer wieder zu kleinen, unbemerkten Mikroblutungen des Magen-Darm-Traktes, was den Eisenverlust nochmals erhöht. Bei vielen Sportlern und Sportlerinnen dürfte daher eine ärztliche Begleitung mit maßgeschneiderten Eiseninfusionen für mehr Power und Wohlgefühl sorgen. Und zwar ganz legal, denn Eisen ist kein Doping!

- Wer regelmäßig *Blut spendet*, sollte unbedingt ebenso regelmäßig seine Eisenspeicherwerte überprüfen lassen und bitte nicht nur wie üblich das Blutbild. Latenter und damit die Lebensqualität mitunter massiv einschränkender Eisenmangel ist nämlich der Normalfall bei Blutspendern. Immerhin werden jedes Mal 500 Milliliter Blut entnommen, was mit einem Eisenverlust von 250 Milligramm einhergeht. Das ist so viel, wie in einer Eiseninfusion enthalten ist! Ist Blutspenden deshalb gefährlich? Nein! Der gesunde Organismus verkraftet Blutspenden ohne Komplikationen. Allerdings sollte man sich um die Eisensubstitution Gedanken machen, da derjenige, der – egal aus welchem Grunde – zum Eisenmangel tendiert, seine Eisenspeicher durch Blutspenden massiv strapazieren wird. In einen Interessenkonflikt geraten hierbei Sportler, da sportliche Höchstleistungen nun mal nur mit optimalem Mikronährstoffstatus möglich sind. Wer also gleichzeitig Blut spendet, muss großzügig substituieren.
- Auch die Verwendung einer *Spirale zur Empfängnisverhütung*, *chronische Infekte*, gutartige Wucherungen der Gebärmutter (sogenannte *Uterusmyome*) sowie *bösartige Tumorerkrankungen* können zu erhöhtem Eisenverlust führen.

Aus dem Leben gegriffen …

Eine frühere Studienkollegin, die ich sehr schätze, verabreicht in ihrer Funktion als Nephrologin täglich Dutzende Eiseninfusionen an Nierenpatienten. Das wussten natürlich auch viele ihrer Freundinnen, die inzwischen Kinder bekommen hatten und über bleierne Müdigkeit klagten. Als Mutter von einem oder mehreren kleinen Kindern gibt es allerdings so einige Gründe, müde zu sein. Es muss also nicht zwangsläufig der Eisenmangel sein.

Doch die Freundinnen ließen nicht locker und baten darum, ihnen ebenfalls entsprechende Infusionen zu verabreichen. Meine ehemalige Kommilitonin – selbst Mutter von drei kleinen Kindern – war jedoch sehr skeptisch; immerhin betrachtete sie ihre eigene Erschöpfung wie etliche ihrer ärztlichen Kolleginnen und Kollegen ziemlich nüchtern: »Ist doch völlig normal, öfter total groggy zu sein, wenn man so viel um die Ohren hat.« Irgendwann wurde es ihr dann aber selbst zu viel, und sie beschloss, sich von einem Kollegen eine Eiseninfusion geben zu lassen. Als ich sie wenig später fragte, wie es ihr denn nun gehe, sagte sie gewohnt trocken: »Ich wusste ja gar nicht mehr, wie wach ich eigentlich sein kann.«

Nicht die Milch macht müde Menschen munter, sondern Eisen und Ernährung

Räumen wir doch gleich mal mit zwei kursierenden Irrtümern auf: Rote Bete und Rotwein gelten gemeinhin als eisenreich und somit als Förderer der Blutbildung. Insbesondere die Rote Bete wurde schon von den Römern als »natürliches Medikament« geschätzt. Nun mag Rote Bete über eine Reihe gesunder Eigenschaften verfügen – ich verwende Rote Bete wegen des darin enthaltenen Nitrats erfolgreich zum Senken von Bluthochdruck! –, doch als Eisenlieferantin versagt sie kläglich. So enthalten 100 Gramm dieser roten Rübe nur ca. 0,9 Milligramm Eisen. Mit einer Verzehrmenge von 200 Gramm erreicht man also lediglich 1,8 Gramm bzw. 15 Prozent des durchschnittlichen Tagesbedarfs. Schon Kürbiskerne liefern mit 4,8 Gramm auf 100 Gramm ein Vielfaches an Eisen.

Erschwerend kommt hinzu, dass Bedarfsrichtwerte in Sachen Eisen nicht zwischen pflanzlichem und tierischem Eisen unterscheiden. Dafür muss man wissen, dass Eisen am besten als zweiwertiges Kation (Fe^{2+}) im Dünndarm resorbiert wird. Pflanzliches Eisen aber ist (im Gegensatz zu tierischem) grundsätzlich dreiwertig (Fe^{3+}), muss also erst im Darm zu zweiwertigem Eisen reduziert werden, bevor es verwertet werden kann. Vitamin-C-haltige Lebensmittel wie Orangen, Brokkoli und Paprika unterstützen zwar diesen Prozess, die Rate des im Blut ankommenden Eisens ist dennoch erheblich geringer als bei tierischem Eisen.

Da Rote Bete darüber hinaus die Eisen bindende Oxalsäure enthält, ist sie ein typischer Resorptionshemmer und somit wahrlich kein ideales Lebensmittel, um einem Eisenmangel vorzubeugen.

Und der Rotwein? Tja, schön wär's, wenn das gemütliche Glas Wein am Wochenende gleichzeitig eine Wohltat für unsere Eisen- und damit Energiespeicher wäre. Zwar enthält Rotwein mit 0,5 Milligramm Eisen pro 100 Milliliter vergleichsweise viel Eisen für ein Getränk, aber Wein ist eben nicht Wasser oder Saft, sondern ein Genussmittel und als solches nur zurückhaltend zu konsumieren. Außerdem sorgen das enthaltene Tannin und die Polyphenole dafür, dass das Eisen gebunden wird und somit nur schwer verwertbar ist, denn durch die Bindung des Eisens an das Tannin wird die Eisenaufnahme im Darm verhindert.

Da der Eisengehalt des Körpers jedoch ausschließlich über die Aufnahme geregelt wird, empfiehlt es sich, seinen persönlichen Speiseplan daraufhin zu überprüfen. Eine ausgewogene mitteleuropäische Kost reicht im Allgemeinen aus, um den täglichen Bedarf an diesem wichtigen Spurenelement zu decken und den physiologischen Eisenverlust (1 Milligramm/Tag) auszugleichen. Doch schon bei Frauen in der Menstruation, die täglich bis zu 3 Milligramm Eisen verlieren, wird es schwieriger, genug Eisen mit der Nahrung aufzunehmen, zumal meist nur 5 bis 20 Prozent des Nahrungseisens überhaupt aufgenommen werden können. Der größte Teil bleibt ungenutzt und wird mit dem Stuhl ausgeschieden.

Der beste Eisenlieferant ist und bleibt rotes, am besten leicht blutiges Fleisch (ich als Vegetarier darf das ja sagen). Dagegen sind Milch und Milchprodukte eisenarm. Aber es ist eben nicht nur der Eisengehalt, der darüber entscheidet, ob ein Nahrungsmittel ein guter oder gar hervorragender Eisenlieferant ist. Denn eine große Rolle spielt nun mal, in welcher Form das darin enthaltene Eisen vorliegt. Und bei Fleisch haben wir es überwiegend mit dem oben erwähnten zweiwertigen, sogenannten Häm-Eisen zu tun, das wesentlich effektiver aufgenommen werden kann als das Nicht-Häm-Eisen der anderen Nahrungsmittel. So enthalten Gemüse und Getreideprodukte zwar ebenfalls reichlich Eisen, häufig sogar mehr als Fleisch. Das »Gemüse-Eisen« ist jedoch, wie schon erwähnt, wesentlich schlechter bioverfügbar.

Sie merken schon: Eine reibungslose Versorgung mit ausreichend Eisen ist kein Pappenstiel. Davon können Vegetarier und Veganer ein Lied singen. Nun hat zwar nicht jeder Vegetarier automatisch ein Problem mit Eisenmangel – auch wenn Fleischesser das gern mal so darstellen –, die ärztliche Praxis lehrt jedoch, dass Patienten mit Eisenmangel sich häufig vegetarisch oder vegan ernähren. Verglichen mit Fleischessern haben sie laut wissenschaftlicher Studien einen signifikant verringerten Ferritin-Spiegel, und das trotz teils größerer täglicher Eisenaufnahme mit der Nahrung. Des Rätsels Lösung kennen Sie schon: die schlechtere Bioverfügbarkeit von dreiwertigem »Gemüse-Eisen«.

Wir wollen hier aber keine dogmatische Gegenüberstellung von fleischhaltiger und fleischloser Kost betreiben. Es gibt schließlich viele gesundheitliche Gründe dafür, sich pflanzenreich zu ernähren, ebenso wie es gute Gründe dafür gibt, auch ab und zu Fleisch zu essen. Die ethisch-moralische Diskussion der heutigen Tierhaltung befeuert das Thema indes weiter – und so liegt der Anteil der Vegetarier und Veganer inzwischen bei etwa 10 Prozent der deutschen Bevölkerung. Wir reden also von acht Millionen Menschen, deren Eisenversorgung schwieriger als üblich auf ein adäquates Niveau zu heben ist. Vor allem dann, wenn andere Risikofaktoren zur vegetarischen Ernährung hinzukommen. Immerhin ernähren sich vorzugsweise Frauen und Ausdauersportler vegetarisch – und das, obwohl sie bereits unter dem Damoklesschwert Eisenmangel leben.

Am Ende des Tages hilft wie so oft nur das Nachmessen. Mit einem Blick auf Blutbild, Ferritin, Transferrin und CRP wissen Sie, wo Sie stehen, und können effektiv gegensteuern, damit Symptome eines Eisenmangels gar nicht erst auftreten.

So steigern Sie Ihre Eisenwerte

Haben Sie auch schon mal von dem »Eisennagel« gehört, also einem Nagel, der den Eisengehalt des Apfels und damit unsere Eisenzufuhr erhöhen soll, wenn man ihn die Frucht bohrt? Oder von der gusseisernen Pfanne, die beim Braten Eisen an das Essen abgibt? Schräge Legenden oder clevere Ernährungstipps? Einen prüfenden Blick ist's allemal wert, finde ich.

Nehmen wir uns zunächst den Nagel im Apfel vor. Letzterer ist jedenfalls durchaus geeignet, Eisen aus einem Nagel herauszulösen. Dafür braucht es nämlich Säure. Theoretisch könnte ein mit Nägeln gespickter Apfel also dabei helfen, unseren Eisenhaushalt aufzubessern. Es gilt allerdings sicherzustellen, dass die verwendeten Nägel keine anderen, unter Umständen gesundheitsgefährdenden Metalle enthalten. Handelsübliche Nägel sind oft mit Chrom und Nickel versehen, damit sie nicht rosten. Abgesehen davon wird ein rostfreier Nagel nicht wie gewünscht Eisen an den Apfel abgeben. Aber auch ein rostiger Nagel im Apfel ist nicht das Gelbe vom Ei, um unseren Eisenhaushalt langfristig zu sanieren …

Und wie sieht's mit Omas gusseisernem Kochgeschirr aus? Nun ja, immerhin hat so eine Pfanne keine rostfreie Edelstahlfläche, was das Eisen zumindest leichter herauslösbar macht. Aber wie viel Eisen ist das wirklich? Bringt das was? Für die absoluten Eisenmengen interessierte sich unter anderem das Forscherteam um Hendrik Prinsen Geerligs. Man untersuchte für drei Gerichte, um wie viel Gramm der Eisengehalt in der Mahlzeit durch das Kochen in Eisentöpfen zunimmt. Dabei kam Folgendes heraus: Maisbrei +0,315 mg/100 g; Gemüserelish +3,58 mg/100 g; Bohnen +14,7 mg/100 g. Wieder zeigt sich: Je niedriger der pH-Wert des Essens, also je saurer, desto besser löst sich das Eisen aus dem Kochgeschirr. Selbst nach mehrfachem Gebrauch des Kochgeschirrs erhöhte sich den Forschern zufolge der Eisengehalt des Essens, wobei die Mengen für die Eisenversorgung des Menschen durchaus relevant sind. Jetzt muss dieses Eisen nur noch gut vom Magen-Darm-Trakt aufgenommen werden – dann ist klar, womit Sie in Zukunft kochen werden, oder?

Aus dem Leben gegriffen: meine Eisenpfanne und ich

Die Eisenmenge, die der Körper über eine gusseiserne Pfanne aufnimmt, trägt einen vergleichsweise geringen Teil zur Eisenversorgung bei, aber insbesondere für Menschen, die einen erheblichen Mangel aufweisen, kann das Mehr an Eisenzufuhr durchaus ins Gewicht fallen. Der Hauptgrund, weshalb ich mir eine Eisenpfanne angeschafft habe, war allerdings der permanente Verschleiß der Teflon-beschichteten Pfannen. Immer wieder zerkratzt die Beschichtung, immer wieder verliert sie ihre Wirkung. Bei liebevoller Behandlung mögen sie etwas länger halten, aber in unserem Haushalt mit drei Kindern mussten wir immer wieder feststellen, dass etwas Teflonbeschichtung entweder in der Umwelt oder – noch schlimmer – in unseren Mägen landete.

Schließlich fragte ich meine Großmutter, die inzwischen 95 Jahre alt ist, wie man denn 1930 einen Pfannkuchen gebacken habe, ohne dass er in der Pfanne festpappte und anbrannte? So hörte ich erstmals von gusseisernen Pfannen, die man »einbrennen« musste. Das eingebrannte Öl lässt eine gewisse Patina in der Pfanne entstehen, die wie eine Beschichtung wirkt. Wir beschlossen, es auszuprobieren – und siehe da: Diese Patina, die man übrigens durch einmaliges Einbrennen im Backofen herbeiführen kann, funktioniert hervorragend. Man braucht vielleicht etwas mehr Öl zum Braten, was bei guten Ölen aber ernährungsphysiologisch völlig unproblematisch ist.

Inzwischen gibt es keine einzige beschichtete Pfanne mehr in unserem Haushalt, sondern drei gusseiserne Pfannen, die nicht verschleißen. Gut für die Umwelt und gut für unsere Gesundheit. Die drei Haken: Erstens sind die Dinger ganz schön schwer. Zweitens löst sich die Patina, wenn man säurehaltige Speisen zubereitet oder (Todsünde!) mit Spülmittel zugange war, weshalb man die Pfanne danach wieder gründlich einölen muss; in ganz argen Fällen ist auch ein erneutes Einbrennen nötig. Und drittens werden die Griffe heiß, weil die Pfannen aus einem Guss gefertigt werden (daher der Name!). Deshalb muss man beim Braten immer mit einem Handtuch arbeiten, will man die Pfanne bewegen oder festhalten. Das nehmen wir aber gern in Kauf.

Was Sie noch für eine gute Eisenversorgung tun können

1. Auf eisenreiche Nahrung und ihre Bioverfügbarkeit achten!

Die besten Lieferanten für Eisen sind rotes Fleisch und Leber: Beide haben einen besonders hohen Gehalt an Eisen, das unser Körper hervorragend verwerten kann (Bioverfügbarkeit). »Hoch« heißt in diesem Zusammenhang, dass etwa 20 Prozent des gegessenen Eisens über den Darm aufgenommen werden.

Neben rotem Fleisch sind grünes Blattgemüse, Eier, Vollkorngetreideprodukte, Hülsenfrüchte und Nüsse reich an Eisen. Haferflocken beispielsweise enthalten beinahe 5 Milligramm je 100 Gramm. Das ist ordentlich. Allerdings enthalten pflanzliche Nahrungsmittel auch immer Stoffe wie Phytinsäure, die Eisen binden und somit die Aufnahme durch den Körper erschweren. Die Bioverfügbarkeit pflanzlicher Eisenalternativen liegt deshalb bei nur 5 Prozent.

Die Eisenaufnahme wird erschwert durch …

- Phytinsäure (Getreide, Nüsse, Hülsenfrüchte),
- Polyphenole (Gemüse, schwarzer und grüner Tee, Hülsenfrüchte) sowie
- Galactane und Calcium (Milch, Käse).

Für eine Power-Mahlzeit ist also neben der absoluten Eisenmenge auch die Bioverfügbarkeit des Eisens zu bedenken. Unterstützen Sie diese, indem Sie tierische Lebensmittel und/oder Vitamin-C-haltige Nahrung einbeziehen.

Rezepte mit reichlich Eisen finden Sie auf meiner Homepage unter www.vitalarzt-marquardt.de.[24]

24 Die genaue Adresse lautet: www.vitalarzt-marquardt.de/eisenmangel/ernaehrung/rezepte-bei-eisenmangel

DIE 10 BESTEN EISENLIEFERANTEN

Schweineleber 22,1 mg/100 g
Kakaopulver 10,0 mg/100 g*[25]
Sojabohnen 8,6 mg/100 g*
Kalbsleber 7,9 mg/100 g
Sonnenblumenkerne 6,3 mg/100 g*
Leberwurst 5,3 mg/100 g
Haferflocken 4,6 mg/100 g*
Spinat 4,1 mg/100 g*
Rindfleisch 3,2 mg/100 g
Schweinefleisch 3,0 mg/100 g

2. Tabletten und Infusionen bei Diagnose Eisenmangel

Seine Eisenversorgung durch eisenreiche Ernährung zu verbessern ist absolut sinnvoll; doch schon einen latenten Eisenmangel auszugleichen wird unter Umständen viele Monate dauern, da im Schnitt nur etwa 10 Prozent des mit der Nahrung aufgenommenen Eisens vom Körper resorbiert werden. Bei einem Eisengehalt von 5 Milligramm in Haferflocken wären also – rein rechnerisch – 20 Kilogramm Haferflocken zu verzehren, um 100 Milligramm Eisen aufzunehmen. Und ein Patient mit Erschöpfungssyndrom oder ein Sportler, der seinen Ferritin-Wert von 20 auf 200 anheben möchte, benötigte gut 360 Kilogramm Haferflocken. Das dürfte vielen nicht sonderlich attraktiv erscheinen.

Zur Therapie eines erhöhten Eisenbedarfs werden deshalb auch Tabletten eingesetzt. Die Resorption aus Eisentabletten

25 * = Die Bioverfügbarkeit von pflanzlichen Eisenquellen beträgt lediglich 5 Prozent, bei tierischen Quellen beträgt sie etwa 20 Prozent.

liegt allerdings bei maximal 7 Prozent, was bei einer üblichen Tagesdosis von 100 Milligramm maximal 7 Milligramm Eisen zusätzlich entspricht. Viel ist das nicht, wie folgendes Beispiel zeigt: Wenn ein Patient einen Ferritin-Wert von 10 µg/ml aufweist, so fehlen ihm überschlägig 1900 Milligramm Eisen, um einen Ferritin-Idealwert von 200 µg/l zu erreichen (Berechnung des Eisenbedarfs). Demnach wäre – rein rechnerisch – eine Tabletteneinnahme von 380 Tagen erforderlich. Hinzu kommt, dass die Resorptionsquote mit zunehmend gefüllten Eisenspeichern sinkt. Erfahrungsgemäß wird die Aufnahme ab Ferritin-Werten von 50 µg/l deutlich schlechter – und die meisten Patienten kommen mit Tabletten nicht über 100 µg/l hinaus.

Üblicherweise wird nach dreimonatiger Substitution eine zweiwöchige Tablettenpause eingehalten, um den Eisenstatus anschließend erneut zu bestimmen. Da die Resorption des Eisens bei jedem Menschen unterschiedlich ausfällt, ist das Ergebnis zwar kaum vorhersagbar; dennoch handelt es sich bei Eisentabletten um ein einfaches und sicheres Verfahren zum Ausgleich eines Eisenmangels. Mit Nebenwirkungen im Verdauungstrakt ist allerdings zu rechnen. Ganze 50 Prozent klagen darüber, und 20 Prozent der Patienten brechen die Therapie aufgrund von Verstopfung oder Übelkeit ab.

Und so sollten Eisentabletten eingenommen werden:

- morgens eine Stunde vor dem Frühstück,
- mit zwei Stunden Abstand zur letzten bzw. nächsten Mahlzeit,
- am besten zusammen mit Orangensaft (Vitamin C!) und
- nicht zusammen mit Kaffee, schwarzem oder grünem Tee, Milch oder Cola.

Besser verträglich als die klassischen Eisenpräparate (Eisensulfate, -gluconate, -fumarate) bei gleichzeitig höherer Bioverfügbarkeit sind Tabletten mit dem Wirkstoff Eisenbisglycinat. Bei üblichen Eisenzubereitungen aus der Apotheke wird versucht, die schlechte Resorption durch hohe Mengen an Eisen (100 mg) auszugleichen, was zu den genannten Nebenwirkungen führt. Wenig bekannt ist, dass es mit Eisenbisglycinaten durchaus eine pharmakologische Zubereitung zur Eisensubstitution gibt, die die bessere Bioverfügbarkeit durch die Eiweißverbindung ermöglicht und deshalb bei gleichem Effekt um bis zu 75 Prozent geringer dosiert werden kann. Dadurch wird die Nebenwirkungsrate erheblich reduziert.

Aus dem Leben gegriffen …

Als Ellen mich aufsucht, ermitteln wir einen Ferritin-Wert von 30 µg/l. Ein suboptimaler Wert für eine passionierte Langstreckenläuferin und Ingenieurin, die jeden Tag Höchstleistungen bringen muss. Sie ist zwar daran gewöhnt, wollte aber wissen, wie es sich mit einem höheren Speichereisenwert leben und trainieren lasse. Da Ellen kein Fan von Infusionen ist, einigen wir uns auf eine Therapie mit Tabletten. Doch nach knapp vier Monaten staunen wir beide nicht schlecht: Trotz des optimalen Präparates, eingenommen morgens auf nüchternen Magen mit einem Glas Orangensaft für die bessere Eisenresorption, sowie ausreichender Einnahmedauer ist der Ferritin-Wert nur um 1 µg/l auf 31 µg/l gestiegen. Eine Krankheit, die die besonders schlechte Eisenaufnahme erklärte, war nicht zu finden. Die Eisenverluste durch die Regelblutung und das Training reichten aus, um den Mangel zu erzeugen. So landen wir am Ende doch bei der Infusion. Weh tut das ja nicht, bei Ellen ist es eher eine psychische Hemmschwelle. Aber von dem Ergebnis ist sie schwer angetan: »Ich bin ja so happy. Endlich kann ich wieder voll durchziehen!«

»Und was ist mit Eisensäften?«
Lassen Sie sich nicht für dumm verkaufen!

Viele Frauen, die mit Eisen(sulfat)tabletten schlechte Erfahrungen gemacht haben, greifen zu Eisensäften. Was kaum eine von ihnen ahnt: Auch das »pflanzliche Spezial-Tonikum mit organisch gebundenem Eisen, Fruchtsäften und Arzneikräutern« (Herstellerinfo) enthält den gleichen, chemisch erzeugten Wirkstoff wie Tabletten. Die Menge an Eisen(II)-gluconat ist allerdings äußerst gering. Nimmt man die empfohlene Menge von täglich 45 Milliliter Saft zu sich, entspricht das 36,8 Milligramm Eisen, was zum Ausgleich eines Eisendefizites schwerlich reicht. Bei einer Resorptionsquote von 10 Prozent müssten die Verbraucherinnen 1,2 Liter Eisensaft trinken, um nur 100 Milligramm Eisen aufzunehmen. Ein Patient mit Erschöpfungssyndrom müsste – rein rechnerisch – sogar bis zu 20 Liter Saft in sich hineinschütten, um auf den gleichen Wert zu kommen.

Ausweg Eiseninfusionen?

Häufig sind Filetsteak, Tabletten und Pseudo-Eisensäfte kein geeigneter Weg, um die Eisenwerte deutlich anzuheben. Erfahrungsgemäß ist ja ein recht hoher Ferritin-Wert von 100 bis 200 µg/l ideal, um sich topfit zu fühlen. Besseres Befinden durch mehr Eisen funktioniert allerdings nur dann, wenn tatsächlich Eisenmangel die Ursache für so belastende Symptome wie Mattigkeit und depressive Verstimmungen ist. Das muss Ihr Doc checken.

Wenn es anders nicht geht, bleibt die Möglichkeit, die Eisenspeicher per Eiseninfusion aufzufüllen. Dabei ist die Auswahl des passenden Eisenpräparates wichtig, denn Risiken und Nebenwirkungen der einzelnen Präparate sind ganz unterschiedlich. So sind zum Beispiel immer noch Präparate wie Ferrlecit® auf dem Markt, die bereits 1959 zugelassen wurden und dreimal so viele allergische Reaktionen verursachen wie moderne Arzneien. Viel schlimmer aber als die Tatsache, dass diese Dinosaurier immer noch erhältlich sind: Sie werden auch immer noch verwendet! Als besonders *arm* an Nebenwirkungen hat sich hingegen die Eisen(III)-Sucrose-Verbindung (Venofer®, Fermed®) erwiesen.

Bei einem Anstieg des Ferritin-Wertes um 10 bis 15 µg/l pro 100 Milligramm infundiertem Eisen sind bis zu sechs Infusionen nötig, um einen niedrigen Ferritin-Wert von 20 µg/l auszugleichen (latenter Eisenmangel). Um Nebenwirkungen zu vermeiden oder zumindest weitestgehend zu reduzieren, dürfen maximal 200 Milligramm Eisen pro Infusion innerhalb von dreißig Minuten verabreicht werden, natürlich mit anschließender Überwachung von weiteren dreißig Minuten. Idealerweise wird wöchentlich eine Infusion verabreicht, sodass auf schonende Art und Weise insgesamt 1000 bis 1200 Milligramm zugeführt werden. Liegt der Ferritin-Wert drei Monate nach der letzten Infusion im Zielbereich um 200 µg/l, so reicht eine Kontrolle nach einem Jahr aus, um über eine etwaige Auffrischungs-Infusion zu entscheiden.

Noch zwei Tipps vom Eisen-Fan

1. Auf welchem Wege ein diagnostizierter Eisenmangel zu beheben ist, sollte stets mit einem erfahrenen Internisten abgestimmt werden. Dieser findet gemeinsam mit Ihnen die Ursache des Eisenmangels heraus und eine langfristige Lösung für die Substitution.
2. Vorsicht bei herstellerabhängigen Informationen im Internet! Etliche Informationsseiten zum Eisenmangel werden nämlich von Pharmafirmen betrieben. Herstellerunabhängige Informationen finden Sie unter www.vitalarzt-marquardt.de/eisenmangel/.

WEITERE CO-FAKTOREN DES ENERGIESTOFFWECHSELS

Aber so wichtig Eisen für unseren Energiehaushalt auch ist, ohne weitere Co-Faktoren käme die Atmungskette gar nicht erst in die Gänge.

Vitamin B1 (Thiamin)

Thiamin spielt als Coenzym eine wichtige Rolle bei der Reaktion von Pyruvat zu Acetyl-CoA und ist somit entscheidend für den Start der Energiegewinnung.

Reich an Thiamin sind folgende Lebensmittel: Vollkornmehl und Haferflocken, Weizenkeime, Sonnenblumen- und Pinienkerne, Schweinefleisch, Erdnüsse, Erbsen.

Vitamin B2 (Riboflavin)

Dieses B-Vitamin, das auch Wachstumsvitamin genannt wird und als gelber Farbstoff mit dem chemischen Kürzel E101 unter anderem in Vanillepudding zu finden ist, ist am Elektronen-Transport der Atmungskette beteiligt.

Bei Erschöpfung verabreicht man Patienten typischerweise 20 Milligramm pro Tag in Tablettenform.

Gute Riboflavin-Lieferanten sind Milchprodukte, Leberwurst, Fleisch, Fisch, Eier und Pilze.

Vitamin B3 (Niacin)

Auch dieses Vitamin ist wichtig für den Elektronen-Transport der Atmungskette. Bei Erschöpfungszuständen verschreibe ich 30 Milligramm täglich in Tablettenform, in schweren Fällen auch per Infusion.

Niacin ist reichlich enthalten in Sardellen, Thunfisch und Lachs sowie in Geflügel, Rind-, Kalb- und Schweinefleisch. Auch pflanzliche Lebensmittel wie Mungobohnen, Erdnüsse und Pilze haben einen hohen Gehalt – und selbst Kaffee und Vollkornbrot können mit Niacin aufwarten. Hierzulande ist ein Niacinmangel also eher selten.

Vitamin B6 (Pyridoxin)

Dieser Stoff ist wichtig für die Blutbildung und somit für den Sauerstofftransport zu den Zellen. Aber auch die Aufspaltung der Kohlenhydrate gelingt nur unter Anwesenheit von Vitamin B6. Darüber hinaus ist es an der Bildung von Botenstoffen in den Nerven beteiligt, was es für den erschöpften Patienten doppelt interessant macht.

Vitamin-B6-Lieferanten sind vor allem Fisch, Fleisch und Leber, aber auch Nüsse, Vollkorngetreide, Kartoffeln, Tomaten, rote Paprika und Karotten sowie Hülsenfrüchte.

Kupfer

Kupfer ist zusammen mit Eisen der entscheidende Bestandteil des »Knallgas-Komplexes« in der Atmungskette (»Protonenpumpe«/Komplex IV). Da Kupfer reichlich in Vollkornprodukten enthalten ist, können wir einer Unterversorgung problemlos aus dem Weg gehen. Bei erschöpften Patienten stelle ich jedoch häufig ein Kupferdefizit fest. Wir substituieren dann mindestens 2 Milligramm/Tag in Tablettenform (über einen Zeitraum von mindestens drei Monaten) oder verabreichen das Präparat als Infusion.

Magnesium

Das Spurenelement Magnesium, das der Körper nur über die Nahrung bekommen kann, spielt eine entscheidende Rolle bei der Freisetzung, Speicherung und Synthese des Energieträgers ATP. Außerdem ist Magnesium für den Abbau von Fetten und Kohlenhydraten notwendig. Diese Lebensmittel sind reich an Magnesium: Weizenkleie, Amaranth, Haferflocken, Naturreis, Kakaonibs, Kürbiskerne.

Coenzym Q10

Q10 ist in der Atmungskette unentbehrlich für den Elektronentransport und somit unmittelbar an der ATP-Produktion beteiligt. Der Körper kann das fettlösliche Coenzym unter anderem aus der Aminosäure Tyrosin bilden, die reichlich in Fisch, Fleisch und Hülsenfrüchten vorhanden ist. Bei psychischem wie physischem Stress kann der Q10-Bedarf deutlich steigen.

Viel mehr als ein Funfact: Patienten mit einer Gefäßerkrankung aufgrund zu hoher Cholesterinwerte nehmen häufig Fettsenker, sogenannte Statine, ein. Diese hemmen das Enzym HMG-CoA-Reduktase, wodurch die Cholesterinwerte sinken. Doch dasselbe Enzym ist verantwortlich für die Herstellung eines Q10-Bausteins. Die Folgen: verminderte Leistungsfähigkeit und latente Muskelschmerzen. Insofern lohnt es sich, Fettsenker durch Q10-Tabletten zu ergänzen.

alpha-Liponsäure

Die alpha-Liponsäure ist ein Stoff, den der Körper sowohl selbst bilden als auch über die Nahrung aufnehmen kann.

So enthalten zum Beispiel Spinat, Rindfleisch und Innereien alpha-Liponsäure. Sie reduziert das in der Atmungskette oxidierte Coenzym Q10, damit es die Elektronen weiterhin Achterbahn fahren lassen kann, und ist außerdem ein entscheidender Co-Faktor für die Verbindung von Kohlenhydrat-Aufspaltung und Energiestoffwechsel. Darüber hinaus ist alpha-Liponsäure relevant für die Blutversorgung von Nerven und die Energiebereitstellung in den Nervenzellen. Bei erschöpften Patienten werden üblicherweise 300 Milligramm täglich als Tablette verabreicht (über mindestens drei Monate).

Vitamin B12: Kraftspender aus Bakterien

An dieser Stelle möchte ich auf einen Co-Faktor unseres Energiestoffwechsels ausführlicher eingehen: das Vitamin B12. Denn ebenso wie Erschöpfung eine häufige Folge von Eisenmangel ist, so ist auch der B12-Mangel relativ oft verantwortlich für Symptome wie chronische Müdigkeit und Abgespanntheit. Das hängt damit zusammen, dass Vitamin B12 für die Blutbildung und die Nervenfunktion eine zentrale Rolle spielt. Zwei Dinge, die für einen gesunden Krafthaushalt extrem wichtig sind.

Vitamine sind – ebenso wie Spurenelemente (Mineralstoffe) – essenzielle Stoffe, was bedeutet, dass sie lebenswichtig sind, unser Körper sie aber nicht oder nicht in ausreichendem Maße selbst herstellen kann. Deshalb müssen wir sie ihm in bestimmten Mengen über unsere Nahrung zuführen. Vitamine sind auch keine direkten Energiequellen wie Zucker oder Fette; für alle möglichen Stoffwechselprozesse sind sie allerdings unersetzlich. Ohne Vitamine können wir einpacken. Insgesamt gibt es 13 Vitamine, doch kein anderes Vitamin – weder das prominente Vitamin C noch das »Sonnenvitamin« D – ist so faszinierend wie das Vitamin B12 (auch Cobalamin genannt). Als das Energievitamin schlechthin ist Vitamin B12 an zwei entscheidenden Stoffwechselwegen der Energiegewinnung und der Regeneration beteiligt. Zum einen hat es die Aufgabe, eine Aminosäure namens Homozystein, die sowohl das Herzinfarkt- als auch das Schlaganfallrisiko erhöht, unschädlich zu machen. Dazu baut es das garstige Protein zu der lebenswichtigen Aminosäure Methionin um.

Zum anderen ist B12 unerlässlich für die reibungslose Blutbildung und den energierelevanten Citratzyklus. Denn unser Energievitamin ermöglicht den für die Energiegewinnung erforderlichen Fettsäureabbau in den Mitochondrien. Wir erinnern uns: Mitochondrien sind die Kraftwerke unserer Zellen.

Außer an diesen beiden relevanten Stoffwechselschaltstellen ist Vitamin B12 noch an diversen anschließenden Prozessen und Körperfunktionen beteiligt. Dabei sind die Funktionen von Vitamin B12 und Folsäure untrennbar miteinander verbunden; so beruhen viele Symptome und Funktionsstörungen des B12-Mangels auf einem funktionellen Folsäuremangel, der wiederum durch den Vitamin-B12-Mangel entsteht.

CRASHKURS FOLSÄURE

Folsäure ist ebenfalls ein B-Vitamin (Vitamin B9) und wichtig für die Blutbildung und Zellteilung. Folsäuremangel in der Frühschwangerschaft führt beim Embryo zu Entwicklungsstörungen (Neuralrohrdefekt), weshalb jeder Schwangeren eine Substitution von 400 µg empfohlen wird. Aber auch sonst ist auf einen ausgeglichenen Folsäurespiegel zu achten. Doch die aktuellen Zahlen sind besorgniserregend: So kommen 79 Prozent der Männer und sage und schreibe 86 Prozent der Frauen nicht auf die empfohlene Tageszufuhr von 300 µg. Während in anderen Ländern wie Ungarn einige Nahrungsmittel (zum Beispiel Brot) mit Folsäure, B6 und B12 angereichert werden, gibt es derartige Bestrebungen trotz der alarmierenden Versorgungslage derzeit hierzulande nicht.

Hier im Überblick die einzelnen Körperfunktionen, für die Vitamin B12 (in Verbindung mit Folsäure) maßgeblich ist:

- Energiegewinnung
- Schutz der Zelle vor oxidativem Stress (Antioxidans)
- Eiweißstoffwechsel
- Blutbildung (inklusive Zellteilung und DNA-Synthese)
- Nervensystem und Psyche (z. B. Aufbau von Nervenhüllen, Nervenscheiden und Neurotransmittern)

Wenn B12 fehlt …

All diese Funktionen von Vitamin B12 lassen bereits erahnen, was ein B12-Mangel auslösen kann, denn ein gestörter Energiestoffwechsel und unzureichende Blutbildung schwächen den Organismus enorm. Insofern geht ein Vitamin-B12-Mangel mit einem breiten Symptomspektrum einher. Auf das zentrale Nervensystem wirkt er sich mit unspezifischen Allgemeinsymptomen wie Antriebslosigkeit, depressiven Verstimmungen, Halluzinationen und Wahnvorstellungen aus. Aber auch das vegetative Nervensystem gerät aus dem Takt, was Impotenz und Störungen der Blasenfunktion zur Folge haben kann. Schließlich verschlechtert sich bei etlichen Betroffenen die Sehschärfe. Diese Symptome sind jedoch reversibel; das heißt, sie verschwinden, sobald der B12-Mangel ausgeglichen wird.

Anders ist es bei den von B12-Mangel hervorgerufenen Nervenschäden. B12-abhängig hergestellte Fettsäuren bilden die Hüllen der Nervenfasern, die sowohl Schutz bieten, wie auch die Leitungsgeschwindigkeit der Nerven im Rückenmark gewährleisten. Sind diese hochsensiblen Strukturen erst einmal gestört, helfen selbst B12-Infusionen nicht mehr. Die Folge sind Gefühlsstörungen der Hände und Füße, und zwar auf beiden Seiten gleichzeitig und symmetrisch, sowie Fehlwahrnehmungen, zum Beispiel Schmerzen oder Brennen bei normaler Berührung.

So schwerwiegend diese teils irreversiblen Störungen infolge eines B12-Mangels sind, sie treten häufig sogar eher auf als eine Veränderung des Blutbildes; denn die Blutbildung steht weiter oben im körpereigenen Ranking der lebenswichtigen Prozesse. Dennoch gehören die reversiblen Blutbildveränderungen zu den bekanntesten Mangelsymptomen von Vitamin B12. Bei der B12-Blutarmut (megaloblastäre Anämie) entstehen aufgrund gestörter Zellteilung zu wenige, dafür große und mit mehr Blutfarbstoff versehene rote Blutkörperchen. Diese Form der Blutarmut führt zu Blässe, Schwäche, Erschöpfung und Müdigkeit. Auch eine Blutungsneigung infolge von weniger Blutplättchen sowie eine Störung des Immunsystems (Infektanfälligkeit) wegen zu weniger weißer Blutkörperchen sind möglich.

Charakteristisch für einen B12-Mangel ist außerdem eine glatt-rote Zunge, die brennt und schmerzt. Eher selten sind stärkere Pigmentierung, Autoimmunerkrankungen der Schilddrüse, wiederholte Fehlgeburten und Thrombosen.

Wie B12 aufgenommen wird

Es lohnt sich also, einem B12-Mangel vorzubeugen, indem wir ausreichend von dem Vitamin mit unserer Nahrung zu uns nehmen. Die Deutsche Gesellschaft für Ernährung empfiehlt Erwachsenen täglich 4 µg, Schwangeren 4,5 µg und Stillenden 5 µg.

Laut der Nationalen Verzehrsstudie von 2019 nehmen Frauen aber nur durchschnittlich 3,8 μg B12 pro Tag zu sich, bei Männern sind es 5,3 μg pro Tag. Frauen sind demnach offenbar anfälliger für einen B12-Mangel als Männer. Jedoch ist wie bei der Zufuhr von Eisen zu bedenken: gegessen heißt noch nicht resorbiert! Die B12-Resorption ist recht kompliziert und physiologisch nur auf zwei Wegen – per Intrinsic Factor und Diffusion –, ansonsten per Infusion möglich. Wenn Sie sich an dieser Stelle fragen, weshalb der Marquardt so ausführlich auf diesen Aspekt eingeht: Der (berechtigte) Trend zu veganer Ernährung, der es allerdings an B12 mangelt, hat unzählige Mythen und Legenden zu diesem Thema hervorgebracht mit der Folge, dass extrem viel Halbwissen gepaart mit Falschinformationen kursiert. Wäre doch schön, wenn hier wieder mehr Klarheit hineinkäme. Also los:

Der *Intrinsic Factor* bzw. körpereigene Faktor ist ein Transportprotein, ohne das Vitamin B12 im letzten Dünndarmabschnitt nicht resorbiert werden kann. Das Vitamin B12 bindet sich im Magen an den Kopplungsfaktor namens Intrinsic Factor, der von sogenannten Belegzellen des Magens gebildet wird. Das hat den großen Vorteil, dass das B12 bei seinem weiteren Weg durch den Dünndarm nicht abgebaut werden kann. Der Komplex »B12+Intrinsic Factor« wandert vier bis sieben Meter zum unteren Dünndarmanteil und wird dort aufgenommen. Hier spalten Enzyme den Intrinsic Factor wieder ab, und das frei gewordene B12 verbindet sich mit einem Transporteiweiß zu Holotranscobalamin, abgekürzt HoloTC (übrigens ein wichtiger Marker für die Diagnostik des B12-Mangels), und wird im Blut über die Pfortader durch die Leber in den Blutkreislauf und damit zu den Zielorganen transportiert.

Überdies kann B12 ziemlich gut gespeichert werden. Etwa 2 μg werden in der Leber gespeichert und noch einmal 2 μg außerhalb der Leber für schlechte Zeiten aufbewahrt. Ohne weitere Zufuhr würde der Vorrat bei üblichem Bedarf und unter Berücksichtigung der biologischen Halbwertszeit von B12 etwa drei Jahre reichen, bevor ein B12-Mangel aufträte. Mangelsymptome können sich allerdings auch schon bei unvollständiger Entleerung der Speicher zeigen (siehe B12-Mangel-Stadien).

Da es nicht unendlich viel Intrinsic Factor im Magen gibt, limitiert er die B12-Aufnahme auf 0,5 bis 2,2 µg pro Mahlzeit. So werden im Schnitt Absorptionsraten von ca. 60 Prozent des B12-Gehalts einer Mahlzeit erreicht.

Bei dem zweiten Weg handelt es sich um eine direkte Aufnahme, und zwar über passiven Stofftransport durch die Zellwände: *die Diffusion*. Zunächst scheint dieser Weg im Vergleich zum ersten Weg wenig effektiv zu sein, da nur etwa 1,2 Prozent je Dosis aufgenommen werden (gegenüber 60 Prozent mittels Intrinsic Factor). Für die Aufnahme normaler B12-Mengen über die Nahrung ist der Diffusionsweg also nahezu irrelevant – jedoch nicht für die Substitution. Da B12 gefahrlos in sehr großen Mengen verabreicht werden kann, erfolgt die Aufnahme per Diffusion fast unabhängig von der absoluten zugeführten Menge. Die Empfehlung bei B12-Mangel lautet: 500 bis 1000 µg Cobalamin täglich, was – bei Resorption von nur 1 Prozent – einer Menge von 5 bis 10 µg entspricht und bereits über der Tagesaufnahmeempfehlung für gesunde Erwachsene von 4 µg liegt. So können auch die B12-Speicher nach und nach wieder aufgefüllt werden.

Ist die Gabe von B12 über die Vene damit überflüssig? Nicht ganz. Die Praxis zeigt, dass es durchaus unklare Fälle verminderter Resorption oder eines erhöhten Bedarfs gibt, bei denen selbst nach Monaten mit einer täglichen 500-µg-Dosis in Tablettenform kein Anstieg des B12-Spiegels zu verzeichnen ist. Hier ist es sinnvoll, 1000 µg Hydroxycobalamin intravenös zu geben. Aber auch Patienten mit einem ausgeprägten B12-Mangel und entsprechenden Beschwerden haben mitunter den

Wunsch nach schneller Besserung und entscheiden sich für den intravenösen Weg.

Woher kommt dieses Energievitamin eigentlich?

Ganz spannende Frage, denn auch in dieser Hinsicht ist das Vitamin B12 sehr extravagant. So wird B12 ausschließlich von Bakterien gebildet. Zu den wichtigsten gehören sowohl Milchsäurebakterien als auch Propionibakterien (die machen übrigens auch die Löcher in den Käse).

Sollten Sie mal gehört haben, Vitamin B12 werde von Säugetieren (also auch von uns) selbst gebildet, weshalb die Aufnahme über die Nahrung unnötig sei, dann vergessen Sie's bitte sofort wieder. Denn Vitamin B12 wird zwar im Menschen, aber nicht vom Menschen selbst gebildet: Eine geringe B12-Produktion durch Bakterien erfolgt im Dickdarm, doch können wir das entstandene B12 nicht verwerten, weil die erforderliche Kopplung an den Intrinsic Factor nur im Magen und die Aufnahme im unteren Dünndarm, also *vor* dem Dickdarm, stattfindet.

Daher sind wir auf eine ausreichende Zufuhr durch tierische B12-Quellen angewiesen (Fleisch, Innereien, Fisch, Milch, Eier). Unsichere B12-Quellen sind bestimmte Pflanzen, die B12 aus den oben genannten Bakterien anreichern. Dieses für Veganer wichtige Detail besprechen wir weiter unten. Zuvor wollen wir jedoch die Frage beantworten, warum wir nicht einfach diese Bakterien essen, wenn doch Tiere und Pflanzen sie nur von ebendiesen aufnehmen und anreichern? Man geht davon aus, dass unsere urzeitlichen Vorfahren durchaus nennenswerte Mengen dieser Bakterien verspeist haben, da sich diese an Wildkräutern befinden. Voraussetzung ist natürlich, dass es sich um wild gewachsene und vor allem ungewaschene Kräuter handelt. Im Stadtpark von Hamburg oder Köln nur schwer zu finden. Und bei aller Liebe zur vegetarischen und veganen

Ernährung (immerhin bin ich selbst seit vielen Jahren Vegetarier), als Internist möchte ich dringend vor der Aufnahme ungewaschener Wildkräuter warnen. Einen lebensgefährlichen Fuchsbandwurm, dessen Eier sich zusammen mit dem Kot des Tieres ebenfalls an ungewaschenen Kräutern befinden können, braucht nun wirklich kein Mensch.

Und noch eine Frage dürfte Ihnen unter den Nägeln brennen: Wie kommen denn die Bakterien in das Fleisch bzw. den Fisch? Während der Fisch das B12 über Plankton aufnimmt, das das wichtige Vitamin aus Bakterien anreichert, haben Wiederkäuer, besonders aber Kühe und Rinder, eine Sonderstellung. Im Gegensatz zu uns können sie das B12, das in ihrem Verdauungstrakt durch Bakterien gebildet wird, zum Teil selbst verwerten. Das liegt daran, dass ihre B12-Produktion nicht im Dickdarm erfolgt, das heißt am Ende der Magendarmpassage, sondern bereits im Pansen. Das dort gebildete B12 kann also zum Teil vom Dünndarm aufgenommen werden. Das Futter der heutigen Wiederkäuer wird sogar extra mit Kobalt versetzt. Denn dieses Element, das in der Physiologie des Säugetieres extrem selten angetroffen wird, ist zentraler Bestandteil von B12, weshalb Kobalt im Futter die Bildung von B12 beim Rind forcieren kann.

Das Schwein – eine weitere B12-Quelle – hat jedoch keinen Pansen; es steht auch nicht mehr im Wald und verspeist Wildkräuter. Unter Umständen sieht es niemals Tageslicht und bekommt nur Kraftfutter. Woher also das B12 in ausreichenden Mengen? Aus der Retorte! Viele Vitamine werden bereits seit Jahren im Labor hergestellt und dem Tierfutter zugesetzt.

Übrigens: Produkte mit dem Bio- oder »Ohne Gentechnik«-Siegel dürfen selbst keine synthetisch hergestellten Vitamine enthalten; enthält aber das *Futter* gentechnisch erzeugte Vitamine, so sind diese im Endprodukt Bio-Rindfleisch nicht kennzeichnungspflichtig.

So viel Vitamin B12 steckt in unserer Nahrung

Sie sind gesund und haben auch keine Vorerkrankungen? Dann dürften Sie es schaffen, sich allein über eine gesunde Ernährung ausreichend mit Vitamin B12 zu versorgen. Es kann aber nie schaden, zwischendurch mal ärztlich checken zu lassen, ob Ihnen das auch wirklich gelingt. Grundsätzlich gilt: Achten Sie darauf, genügend tierische Produkte in Ihren Speiseplan einzubauen. Ein ausgezeichneter B12-Lieferant ist der Hering mit 8 µg B12 auf 100 g. Aber auch Käse kann sich mit etwa 2 µg B12 auf 100 g sehen lassen. Und wenn Sie Muscheln mögen, umso besser. Austern sind sehr gute B12-Lieferanten (14,6 µg/100 g). Ungeschlagen sind die wenig beliebten Innereien. Hier eine Übersicht über Lebensmittel mit einem hohen B12-Gehalt:

B12-GEHALT AUSGEWÄHLTER PRODUKTE (µg/100g)

FISCH / FLEISCH		TIERISCHE PRODUKTE		PFLANZEN*	
Rindfleisch	1,0–2,0	Kuhmilch	0,35	Nori-Alge	77,6
Schweinefleisch	0,5	Hartkäse	2,8	getrocknete Shitake-Pilze	5,6
Rinderleber	52,8	Weichkäse	1,8	Trüffelpilze	11,5
Schweineleber	25,2	Hühnerei (Eigelb)	0,9	Chlorella-Alge	0,1 bis 415 µg
Hering	8–12				
Schalentiere (z. B. Muscheln, Hummer)	60				

* Die Werte schwanken erheblich; teilweise sind sie auch auf oft unwirksame Pseudo-B12-Verbindungen zurückzuführen.

Gründe für Vitamin-B12-Mangel

Vitamin-B12-Mangel hat drei mögliche Gründe: eine zu geringe Zufuhr, eine zu geringe Aufnahme (Resorptions- oder Verwertungsstörungen) oder einen erhöhten Bedarf.

Zu einer *unzureichenden Zufuhr* kann es bei einseitiger, vegetarischer oder veganer Ernährung kommen. Auch wenn der Appetit ebenso wie der Geschmackssinn im hohen Alter nachlässt, ist eine Unterversorgung mit Vitamin B12 oft die Folge. Weitere Ursachen für verminderte Nahrungszufuhr sind Anorexie (»Magersucht«) und Alkoholmissbrauch.

Wer sich vegan ernährt, hat zwangsläufig ein B12-Problem. Zu der Erkenntnis sind auch die meisten Veganer inzwischen gelangt und steuern mit Vitamin-B12-Präparaten gegen den drohenden B12-Mangel an. Ist vegane Ernährung deshalb unnatürlich? Gegenfrage: Ist eine B12-Zufuhr über Fleisch von Tieren, die mit künstlich hergestelltem Vitamin B12 gefüttert wurden, natürlicher? Fest steht: Eine rein natürliche B12-Zufuhr ist heute alles andere als einfach.

In diesem Zusammenhang noch etwas zu Algen, Beeren, Pilzen und fermentierten Kraut- und Sojaprodukten: Auch wenn gern anderes behauptet wird, so enthalten sie meist keine nennenswerten oder zumindest sehr schwankende B12-Mengen (0,1 bis 415 µg/100 g in der Chlorella-Alge!) bzw. unwirksame B12-Analoga. Dass auf einigen Etiketten zum Teil heute noch sehr hohe Vitamin-B12-Gehalte ausgewiesen werden, liegt oft an veralteten Messmethoden, die nicht den B12-Gehalt, sondern den Corrinoid-Gehalt ermitteln. Corrinoide sind chemische Verbindungen, die als Grundgerüst »Corrin« – eine spezielle chemische Ringstruktur – besitzen. Dazu gehören jedoch nicht nur Vitamin B12, sondern auch sogenannte B12-Analoga. Das Problem dabei: Die Einnahme von B12-Analoga kann den B12-Status sogar verschlechtern! Denn Vitamin-B12-Analoga sind dem echten B12 vom Aufbau her so ähnlich, dass sie mit diesen um die Bindungsstellen im Stoffwechsel konkurrieren. So werden die Andockstellen mit wirkungslosen B12-Analoga belegt, und es wird noch weniger echtes B12 aufgenommen.

Ursachen für eine *zu geringe B12-Aufnahme* können eine Bauchspeicheldrüsenschwäche sowie der Intrinsic-Factor-Mangel sein. Grund dafür sind Antikörper, die die Intrinsic-Factor-Produktion der Magenschleimhautzellen verhindern. Aber auch chirurgische Eingriffe wie eine Magen- oder teilweise Darmentfernung können die Aufnahme von B12 stören. Und Zöliakie sowie chronisch entzündliche Darmerkrankungen gehen ebenfalls häufig mit einem B12-Mangel einher. Darüber hinaus sind all jene Menschen gefährdet, die dauerhaft Säureblocker (Protononenpumpeninhibitoren) einnehmen, sei es gegen Sodbrennen oder aufgrund einer Magenschleimhautentzündung. Typische Wirkstoffe sind Pantoprazol, Omeprazol und Esomeprazol. Überprüfen Sie also gegebenenfalls zusammen mit Ihrem Hausarzt die Indikationen sowie Dauer und Dosis des von Ihnen eingenommenen Säureblockers. Denn eine dauerhafte Säureblocker-Einnahme kann einen B12-Mangel begünstigen, weil die Aufnahme von B12 verringert wird.

Es gibt jedoch noch einen anderen Klassiker unter den B12-Räubern aus der Apotheke: Metformin! Es ist das wichtigste Medikament zur Behandlung des Diabetes mellitus Typ II und stört wiederum den Transportweg für B12 durch die Darmschleimhaut. Mit Metformin behandelte Diabetiker haben somit ein dreifach erhöhtes Risiko, einen B12-Mangel zu erleiden!

Grund Nummer drei für einen B12-Mangel ist *ein höherer Bedarf*. Dieser entsteht unter anderem bei erhöhtem Zellumsatz in der Schwangerschaft und nach der Geburt sowie bei Neugeborenen, Säuglingen und Kindern. Der Zellumsatz kann zudem bei Blutkrebserkrankungen und einer HIV-Infektion größer und der Bedarf an Vitamin B12 entsprechend höher sein. Dialysepatienten wiederum verlieren durch die lebensnotwendige Blutwäsche wasserlösliche Vitamine, also auch B12.

Auch Leistungssportler gehören fraglos zu den Menschen mit einem erhöhten Bedarf, weshalb die B12-Substitution in dieser körperlich sehr aktiven Gruppe inzwischen überaus verbreitet ist.

HÄUFIGKEIT VON B12-MANGEL

Laut der Nationalen Verzehrsstudie II erreichen 8 Prozent der Männer und 26 Prozent der Frauen in Deutschland nicht die empfohlene tägliche Zufuhr von Vitamin B12.

Während 5 bis 7 Prozent der unter 65-Jährigen in Deutschland einen zu niedrigen B12-Spiegel haben, sind es bei den über 65-Jährigen 10 bis 30 Prozent. Und sogar 32 Prozent aller über 80-jährigen Menschen haben aufgrund der geringeren Resorptionsfähigkeit zu geringe Serum-B12-Werte. In einer Studie[26] mit strikten Veganern (ohne Substitution) war ein B12-Mangel besonders oft anzutreffen (58,3 Prozent).

In Deutschland besteht auch deshalb ein höheres Risiko, zu wenig B12 zu sich zu nehmen, als etwa in skandinavischen Ländern, weil die Deutschen im Schnitt weniger Fisch und Rohmilch verzehren als die Skandinavier. Insgesamt aber ist ein leichter bis moderater B12-Mangel in Industrieländern recht verbreitet. So haben etwa 10 bis 20 Prozent der US-Amerikaner – trotz fleischhaltiger Ernährung – einen subklinischen B12-Mangel, der mit allgemeiner Schwäche und Müdigkeit einhergehen kann.

26 Waldmann et al. 2005

Was bei der Vitamin-B12-Messung zu beachten ist

Zunächst wird das Serum B12 in Augenschein genommen. Dabei handelt es sich um alles B12, das im Blut zirkuliert. Insofern ist das Serum B12 bestens geeignet, um die aktuelle Versorgungssituation einzuschätzen. Wer B12-Werte unter 200 Nanogramm (ng) pro Liter Blut hat, hat mit hinreichender Sicherheit einen manifesten B12-Mangel. Liegt der Wert wiederum zwischen 200 und 400 ng/l, so weisen immerhin 5 Prozent der Patienten bereits eine B12-Mangelsituation auf zellulärer Ebene auf. Insbesondere bei Schwangeren tritt dieses Problem auf. Für eine größere diagnostische Sicherheit sorgt daher die Messung des im Stoffwechsel entstandenen (metabolisch) aktiven Vitamin B12 HoloTC. Denn ein erniedrigtes HoloTC ist nachgewiesenermaßen der früheste Marker eines relevanten B12-Mangels.

Insgesamt ist die Diagnostik eines Vitamin-B12-Mangels also kein Kinderspiel. Vor allem Risikopatienten sollten aber auf eine adäquate Diagnostik – bestehend aus Vitamin-B12-Spiegel (Serum B12) und HoloTC – Wert legen. Ohne begründeten Krankheitsverdacht müssen Sie die 14,75 Euro für die Ermittlung des B12-Werts selbst bezahlen, da es sich um keine Vorsorgeleistung der gesetzlichen Krankenkasse handelt. Bei der privaten Krankenversicherung stellt die Messung in der Regel kein Problem dar.

Wenn die B12-Zufuhr über die Ernährung nicht ausreicht ...

... stellt sich die Frage, welche der vier B12-Formen wie zu substituieren ist. Soll ich die beiden biologisch aktiven Formen – Methyl- und Adenosylcobalamin – zuführen, die Speicherform Hydroxycobalamin oder aber die gängigste Form aus der Apotheke, das künstlich hergestellte Cyanocobalamin?

Angesichts des riesigen Supplement-Angebots lohnt es sich, ein paar Eckdaten zu kennen. Immerhin variieren die Preise für 1000 µg B12 zwischen 0,11 Euro und über 60 Euro (!).

Darum der Reihe nach: Besonders umstritten ist das Cyanocobalamin, weil es bei Rauchern negative Effekte hervorrufen kann. Und die Cyanocobalamin-Verkaufsschlager aus der Apotheke wie B12 Ankermann und Vitasprint B12 sind zudem ganz schön teuer. Wenn Alternativen mit Methyl- und Adenosylcobalamin nicht nur billiger, sondern auch noch besser sind, dann brauchen wir ja nun wirklich nicht zu Cyanocobalamin zu greifen! Hydroxocobalamin wiederum ist sicherlich ebenso gut wie die beiden aktiven Formen.

Und was ist mit den »chemiefreien« Chlorella-Algen-Präparaten, die zwar kein Vitamin B12 bilden, aber Vitamin B12-Formen von Bakterien aus der Umgebung absorbieren? Die Messungen des B12-Gehalts sind mitunter ungenau, und der tatsächliche Gehalt ist oft schwankend. Es ist eben ein Naturprodukt. Außerdem – und das ist für mich das entscheidende Argument – können unwirksame B12-Formen den Vitamin-B12-Stoffwechsel weiter stören. Mein Chlorella-Fazit: zu teuer, zu unsicher, zu unkomfortabel.

PS: Vergessen Sie bei der Vitamin-B12-Zufuhr bitte nicht die Folsäure, den besten Kumpel des Energievitamins!

2

»Gutes Brot ist für mich wie Kaviar!«: im Gespräch mit Dietmar Priewe

Dietmar Priewe (45) hat 20 Jahre lang eine der wohl illustresten Küchen des Landes geleitet: Er war Chefkoch der »Sansibar« auf Sylt und damit verantwortlich für 35 Köche.

Für die High Society zu kochen klingt einerseits glamourös, andererseits nach enormem Stress. Wie nimmt jemand in dieser Position 30 Kilo Gewicht ab, trainiert täglich und erfindet sich immer wieder neu? Eine Unterhaltung über Genuss, Disziplin, Erschöpfung und neue Perspektiven.

* * *

Matthias Marquardt (MM): Dietmar, vom Fischersohn auf Usedom über eine Sterneküche zum Küchenchef der »Sansibar« auf Sylt. Hand aufs Herz … Wie oft hast du geheult und gesagt: »Ich schmeiß hin … Das hält ja kein Mensch aus!«?

Dietmar Priewe (DP): Gleich am ersten Tag meiner Ausbildung *[lacht]*. Meine Mutter hatte mir eine Kochjacke mit schwarzen Knöpfen gekauft. Wir hatten ja keine Ahnung, dass Lehrlinge nur weiße Knöpfe tragen dürfen, weil schwarze Knöpfe einen höheren Rang in der Küche anzeigen. Der Küchenchef hat mich so zusammengebrüllt, dass ich nicht mehr wusste, wo hinten und vorne ist. Die Tränen hab ich dann abends verdrückt. Aber ich bin Koch geworden und habe früh gelernt, dass Küchen mit ihren Chefs leben, wie ich immer sage.

MM: Die Knopfhierarchie. Die gab's bei Ärzten vor 150 Jahren auch mal. Wie bist du mit dem Druck in den verschiedenen Küchen deiner Laufbahn umgegangen?

DP: Als junger Koch habe ich jeden Tag zwölf, dreizehn Stunden gearbeitet. Auch an Feiertagen, wenn alle anderen freihatten. Ich habe mich oft gefragt, ob ich das mein Leben lang machen will. Um dem irren Stress zu entgehen, habe ich mich irgendwann in einem 08/15-Restaurant in Berlin beworben, weil ich da tatsächlich nur acht Stunden täglich arbeiten musste. Eine große Ausnahme in der Gastronomie.

MM: Lass mich raten: Du bist eingegangen wie 'ne Primel.

DP: Aber so was von. Die Stechuhr war interessanterweise

viel schlimmer als die tägliche Herausforderung am Limit. Also bin ich zu Johannes King in eine Ein-Sterne-Küche und lernte mal, was richtiger Druck ist. Punkte, Hauben, Sterne. Es reicht ein kleiner Fehler – das berühmte Haar in der Suppe –, und ein anonymer Restaurant-Tester bringt dein ganzes Team in ernste Schwierigkeiten. Es war schwer, aber ich konnte das aushalten, weshalb mich Johannes auch für die Position des Chefkochs in der »Sansibar« empfahl. Die Verantwortung für dieses gastronomische Aushängeschild zu tragen war am schlimmsten. Erklär mal der Prominenz aus Funk, Fernsehen und Wirtschaft in ihrem Sommerurlaub, dass die Erdbeeren für die Bowle alle sind. Da kannst du einpacken! Wenn ich so darüber nachdenke, war das tägliche Organisieren von Dutzenden Kisten erstklassiger Erdbeeren so was wie der Kristallisationspunkt meines Stresses. Du sitzt an deinem freien Tag mit deiner Familie beim Abendbrot und denkst nur: »Hab ich morgen genug Erdbeeren?« Irre. Und wenn's dann doch regnete, mussten wir zwei Zentner Erdbeeren zu Marmelade einkochen *[lacht]*.

MM: Ich war mal mit zwei Wiener Freunden in der »Sansibar«, und die bestellten den Kaiserschmarrn zum Dessert. Ich befürchtete ein Debakel. Doch sie lobten die Qualität in den höchsten Tönen. Bist du wahnsinnig, neben den perfekten Fischgerichten so ein Niveau beim Dessert anzuschlagen?

DP: Ich will nicht großspurig klingen, aber die Qualität war natürlich kein Zufall. Egal, was wir in der »Sansibar« auf den Tisch bringen: Es werden nur die allerfeinsten Zutaten verwendet. Kompromisse gibt es nicht. Auch nicht beim Kaiserschmarrn.

MM: Keine Kompromisse heißt, keine Fehler und keine Schwäche. Man sagt: Wer die Hitze nicht verträgt, hat in der Küche nichts verloren. Brüllst du in der Küche auch so richtig rum, wenn's heiß hergeht?

DP: Es herrscht tatsächlich ein rauer Ton. Früher bin ich auch laut geworden. Du gibst den Druck von Gästen und Chef weiter. So wie mein Chef bei der Kochjackenaktion am ersten Ausbildungstag. Erst die Geburt meines Sohnes hat meine Sicht auf die Dinge verändert. Ich bin weicher geworden und lasse Emotionen zu. Spitzenküche ist ein Höllentrip, den nicht jeder aushält. Als ich einmal spätabends ins Kühlhaus ging, um Ware zu holen, stand plötzlich ein völlig betrunkener Kollege mit einer doppelläufigen Flinte vor mir und lud durch. Der wollte mich wirklich abknallen. Ich habe mit ihm geredet und erkannt, wie verzweifelt er war. Heute höre ich mir an, was meine Mitarbeiter bewegt, bevor sie drohen, mich zu erschießen. Als Küchenchef in der »Sansibar« bist du eben nicht nur Koch, sondern auch Betreuer, Seelsorger und manchmal auch Papa.

MM: Und dann nimmst du deren Probleme auch noch mit nach Hause …

DP: Exakt. Das kostet auch richtig Kraft. Aber was ist denn die Alternative? Einige Kochkollegen sind zu einem kollegialen Miteinander überhaupt nicht in der Lage, weil sie so unter Druck stehen. Die schreien cholerisch in der Küche rum und bekommen den Kopf nicht mehr frei. Damit kannst du deine Mitarbeiter aber nicht halten.

MM: Hast du an dir selbst schon mal Burnout-Symptome wahrgenommen? Warst du irgendwann mal über längere Zeit völlig erschöpft?

DP: Ich habe eigentlich immer an die Firma gedacht – nach Feierabend, vorm Schlafengehen, nach dem Aufstehen und an meinen freien Tagen. Da saß ich mit meiner Familie am Frühstückstisch und gab telefonisch schon mal die nächste Erdbeerbestellung durch. Ich selbst merkte die Veränderung gar nicht, meine Frau aber schon, weil ich immer öfter schlecht gelaunt war. Permanent lief dieser Film: »Hab ich an alles gedacht? Ist der Chef zufrieden?« Dazu der Spagat, es allen recht machen zu wollen – auch der Familie. In solchen Phasen wurde meine Neurodermitis schlimmer, und obwohl ich zum Ausgleich viel Fahrrad gefahren bin, habe ich mich immer latent erschöpft gefühlt. Ich musste erst langsam lernen, dass hier mein Körper zu mir sprach: »Dietmar, das ist zu viel.«

MM: Was war denn deine persönliche Strategie, um dem Stress irgendwie standzuhalten und nicht komplett zusammenzuklappen?

DP: Mein Ausgleich waren mein Sport, der Rückhalt in der Familie und Gartenarbeit.

MM: Und trotzdem passte irgendwann die Kochjacke XXL nicht mehr …

DP: Kein Wunder bei dem Schlafmangel und dem Stress. Hinzu kommt, dass man als Koch den ganzen Tag nur nebenbei isst und ungesunde Kleinigkeiten »nascht«. Die Nährwerte sind dabei egal. Köche lernen, lecker zu kochen. Aber so zu kochen, dass es Menschen nicht nur schmeckt, sondern auch guttut, das musste ich mir selbst beibringen.

MM: Aber deine Gesundheit scheint dir ja nicht egal gewesen zu sein, sonst hättest du bestimmt einen Bogen um Fahrrad und Fitnessbude gemacht.

DP: Das stimmt. Als junger Mann hatte ich natürlich den muskulösen Traumkörper vor Augen und habe deshalb immer etwas trainiert. Was meine Figur gekillt hat, war der Mist, den ich den ganzen Tag gegessen habe. Softdrinks, Butterbrezeln und Croissants. Ohne mein Training hätte ich wahrscheinlich längst Diabetes oder Herzprobleme.

MM: Was hat sich seitdem verändert? Was sind heute deine Kraftquellen?

DP: Meine Familie ist nach wie vor der wichtigste Kraftpool neben dem Sport. Neu ist aber, dass meine Ernährungsumstellung meinen Körper und Geist verändert hat. Da ist eine Balance, die ich vorher nicht hatte. Das »Ich könnte Bäume ausreißen«-Gefühl ist wieder da.

MM: Balance durch familiäre Nähe, Sport, gesündere Ernährung … Aber hat sich auch deine Haltung gegenüber der Arbeit verändert?

DP: Ja. Und das war nicht unproblematisch. Ich wollte meine Arbeit in einem anderen Bewusstsein tun, doch mein Arbeitsumfeld war ja noch das gleiche. Ich wollte am liebsten alle mit meinen Ideen anstecken. Davon war nicht jeder begeistert.

MM: Das kann ich mir gut vorstellen. Ein Spitzenkoch auf Diät, der in Laufschuhen zur Arbeit kommt … Einige Kollegen halten mich auch für sonderbar, nur weil es in meiner Praxis eine volle Stunde Mittagspause für alle gibt, in der wir laufen, essen und schlafen können. Jeder, wie er möchte. Mit so was eckt man an, oder?

DP: Auf jeden Fall. Klar wurde mir das, als Gäste mich fragten, ob ich noch gesund sei. Ich sähe so mager aus. Dabei fühlte ich mich besser denn je. Und gesundes Essen in Deutschlands Genusstempel zu bringen, wo Menschen auf der Düne im Sonnenuntergang das beste Essen und den besten Wein genießen wollen, das klappte natürlich auch nicht.

MM: Wie hat sich deine Küche denn konkret durch deine persönliche Entwicklung verändert? Lässt du jetzt die Sahne weg und salzt weniger?

DP: Die Schweinetage, wie ich sie nenne, mit Zucker, Sahne und paniertem Schnitzel wird es auch bei mir immer geben. Aber an den übrigen Tagen der Woche kommen eben gesunde Leckereien auf den Tisch: Saaten und Nüsse statt Brot, Gemüse statt Fleisch. Kräuter statt Salz.

MM: Und im Beruf? Kann Gesundheit eine Rolle spielen, wenn man Rezepte für ein Spitzenrestaurant kreiert?

DP: Ja, kann sie. Es macht mir heute viel mehr Spaß, lecker *und* gesund zu kochen – meine Botschaft lautet ja nicht umsonst: »Gesund und lecker satt essen!« Außerdem gibt es immer mehr Menschen, die genau danach suchen, weil sie gar keine Lust auf eine »Fressnarkose« nach dem Essen haben. Da findet gerade eine Trendwende statt.

MM: Es fängt ja schon beim Frühstück an. Ich starte stets mit frischem Quark, Obst und Nüssen in den Tag. Und du? Brötchen mit Erdbeermarmelade?

DP: Oh nee, danke. Ich frühstücke erst nach dem Training und bin wie du eher mit Low Carb unterwegs. Meine erste Mahlzeit nehme ich so gegen 11 Uhr ein. Oft starte ich mit Tomate-Mozzarella. Ab und zu gibt's zwar auch mein selbst gebackenes Buchweizenbrot, aber meist bereite ich mir warmes Paprikagemüse oder auch warme Birnen oder Äpfel auf einem Porridge aus Saaten und Nüssen zu. Warm schmeckt es einfach noch intensiver, belastet den Verdauungsapparat nicht, und die Wärme tut mir persönlich sehr gut.

MM: Weg vom Brot bzw. Low Carb lautet also die Devise …

DP: Zumindest weg von diesem Schrottbrot aus dem Supermarkt. Richtig gutes Brot, dessen Teig 48 Stunden gegangen ist, ist für mich wie Kaviar. Es ist selten, kostspielig und ein ganz besonderer Genuss!

MM: Ich stalke dich ja begeistert auf Instagram.[27] Seitdem frage ich mich, wohin du mit mir zum Essen gehen würdest, wenn ich auf Sylt zu Besuch käme: Sterne-Menü im »Söl'ring Hof« oder doch lieber Kutterscholle in der Hafenkneipe?

DP: Wenn ich die Wahl hätte, würde ich mit dir Gemüse aus meinem Garten grillen. Aber die Insel bietet natürlich so viel mehr. Die Sterneküche von Johannes ist großartig, aber das

27 @stormfighter_74

stundenlange Zelebrieren des Essens ist mir manchmal zu viel. Ich glaube, wir beide hätten mehr Spaß in einer Strandbude mit richtig gut gebratenem Fisch.

MM: Vielleicht wäre tatsächlich das Gemüsegrillen im Garten am besten. Selbst zu kochen entspannt, bringt Menschen zusammen und ist die Basis für gesunde Ernährung. Mit deinen Rezepten im nächsten Kapitel wollen wir die Leserinnen und Leser motivieren, sich häufiger mit Freunden und Familie an den Herd zu stellen. Was war dir wichtig bei den Rezepten?

DP: Dass sie lecker sind, dass sie mit Freunden und Familie einfach nachzukochen sind und dass sie den Menschen guttun. Diese Rezepte beinhalten meinen ganzen Werdegang. Von den falschen Knöpfen am ersten Tag bis zum »Sansibar«-Chefkoch. Mein Appell an die Leser: Probieren Sie es aus. Trauen Sie sich was! Auch in der Sterneküche müssen wir improvisieren.

MM: Und privat? Was wirst du wahrscheinlich kochen, wenn deine Familie sich von dir ein Gericht wünschen darf?

DP: Da gibt es einen eindeutigen Favoriten: Bio-Hühnchen mit Gemüse aus dem Ofen. Erst verteile ich das Gemüse auf dem Backblech, dann die Hühnerteile auf dem Gemüse – und schließlich schiebe ich das Blech in den Ofen, sodass das Gemüse im herunterlaufenden Fett des Hühnchens gart. Unkompliziert und richtig lecker.

MM: Würde dieses Gericht auch die Gäste in der »Sansibar« überzeugen?

DP: Geschmacklich auf jeden Fall. Und professionell auf schönem Porzellan präsentiert, kann das auch so an den Gast rausgehen.

MM: Ich habe gehört, dass man einen Spitzenkoch richtig ins Schwitzen bringt, wenn ein Restaurantkritiker ein Käsebrot bestellt. Stimmt das?

DP: Das kann wirklich passieren. Spitzenköche neigen dazu,

sehr kompliziert zu denken, und meinen, das Käsebrot neu erfinden zu müssen. Das kann dann auch mal nach hinten losgehen. Viel hilft nicht immer viel. Wie bei der Molekularküche. Wenn ich sehe, wie aufwendig dieses Essen produziert wird und welche Zusatzstoffe nötig sind, um die gewünschte Konsistenz zu erhalten, dann nehme ich doch lieber den besten Mozzarella mit der besten sonnengereiften Tomate und dem besten Olivenöl. Das ist für mich ein Sternegericht.

MM: Eine obligatorische Frage: Der Weinkeller der »Sansibar« ist Legende. Was war der teuerste Wein, den du je getrunken hast? Hat es sich gelohnt?

DP: *[lacht]* Tatsächlich wurde ich mal zu einem Glas einer Flasche Château Pétrus aus dem Bordeaux für 4500 Euro eingeladen. War schon gut, aber die 15-Euro-Flasche ist für mich definitiv ausreichend.

MM: Nach zwanzig Jahren segelst du gerade von der »Sansibar« zu neuen Kochabenteuern. Wo geht die Reise hin?

DP: Ich plane, künftig in einem Health Resort zu arbeiten. Ich möchte dort die Möglichkeit nutzen, so lecker und aufwendig zu kochen wie in der Spitzengastronomie, jedoch eine gesunde Küche nach neuesten medizinischen Erkenntnissen kreieren. Ich möchte hier noch sehr viel Neues lernen und meine Vorstellung von gesundem Essen einbringen. Darauf freue ich mich.

3
Bewegung: Krafttraining für Körper und Geist

Fitness tut gut. Das ist für niemanden neu. Auch nicht für Bewegungsmuffel. Aber wenn ich Patienten, die über Erschöpfung klagen, frage, wie viel Sport sie in der Woche machen, ist eine häufige Antwort: »Sport? Dafür habe ich keine Zeit. Mein Leben ist schon hektisch und anstrengend genug.« Ich verstehe das. Nur: Wie will man dem teils unerlässlichen Druck im Alltag standhalten, wenn schon der Körper keinerlei Reserven hat?

Stellen Sie sich vor, Sie sind mit einem Auto auf einer deutschen Landstraße unterwegs. Dann sollten Sie heutzutage – unsere Tempogesellschaft lässt grüßen! – möglichst 100 Kilometer/Stunde zurücklegen können, um kein Hupkonzert zu provozieren. Hat Ihr Auto einen Motor mit 350 PS und 3-Liter-Hubraum unter der Haube, ist das natürlich ein Klacks. Diese Leistung bringt so ein Motor quasi aus dem Standgas. Einen VW Polo von 1975 hingegen, der nur mit 40 PS aufwarten kann, müssen Sie schon ganz schön treten, um im heutigen Verkehrsfluss mitzuhalten. So ein Motor pfeift schnell aus dem letzten Loch.

Beim Menschen ist das ähnlich: Wer körperlich fit ist, dem stehen mehr Energiereserven zur Verfügung, um die tägliche Hektik und stressige Phasen mit all ihren Belastungen abzupuffern, als jemandem, den schon eine Treppe in den zweiten Stock zum Schnaufen bringt. Es ist, als steige mit der Muskelkraft auch die geistige Widerstandskraft. Deshalb ist ein Hobbysportler zwar noch lange nicht gegen alle Unbill des Lebens gefeit, aber wer darauf Acht gibt, dass sein Körper in Form ist – und damit meine ich jetzt nicht irgendwelche Idealmaße, sondern ein gesundes Maß an Fitness –, der hat im Ring des Lebens einfach bessere Karten. Zum einen strahlen Menschen, die sich körperlich kräftig fühlen, stets auch eine kraftvolle Energie aus. Das hängt auch damit zusammen, dass ein Körper, dessen Muskelapparat regelmäßig gefordert, sprich trainiert wird, weniger dazu neigt, in sich zusammenzusacken: Trainierte Menschen gehen aufrechter und senden damit das Signal aus: Hallo, hier bin ich! Das Umfeld spürt sofort, dass sich da eine oder einer nicht so leicht umpusten lässt.

Zum anderen ist regelmäßiges körperliches Training immer auch ein Training des Durchhaltevermögens. Ganz abgesehen von dem selbstgemachten Wohlgefühl und Stolz, wenn die Stunde Spinning oder Pilates, Schwimmen oder Laufen hinter einem liegt. So beweisen Sie sich selbst immer wieder, dass Sie Herausforderungen meistern können. Ein regelmäßiger Motivationsschub! Und last, but not least geht es im guten Leben um den ausgewogenen Wechsel zwischen Belastung und Entlastung, Anspannung und Entspannung. Wie bei einem Muskel, der beim Heben der Hantel anspannt und anschließend entspannt, schulen Sie mit dem körperlichen Training auch Ihre Entspannungsfähigkeit. Wer gelegentlich joggt, kennt das wohlige Gefühl der Entspannung, nach dem Training auf dem Sofa zu liegen, was im Übrigen unvergleichlich angenehmer ist, als sich nach einem stressigen Bürotag dem TV-Programm und damit der Passivität zu überlassen.

Nirgends lässt sich das ebenso lebendige wie lebenswichtige Tandem aus Anspannung und Entspannung, aus Fest- bzw. Durchhalten und Loslassen so gut erfahren wie beim Sport. Für den Zusammenhang von Muskel- und Widerstandskraft gibt es auch einen simplen physischen Grund. Zwar bauen gut trainierte Menschen nicht die Stresshormone selbst besser ab als untrainierte Menschen, weil Adrenalin binnen weniger Minuten durch Enzyme und Cortisol in der Leber abgebaut wird. Was Sie mit einem trainierten Stoffwechsel allerdings schneller abbauen, sind die durch Stresshormone bereitgestellten Energiesubstrate wie Zucker und Fette. Und auch wenn Sie noch nicht Mister oder Misses Superfit sind: Sobald Sie Ihre Muskeln arbeiten lassen, bauen Sie die freigesetzte Energie ab und ersetzen diese durch Glückshormone.

Dafür genügt oft schon ein zügiger Spaziergang oder eine Runde mit dem Fahrrad. Je mehr Bewegung Sie in Ihren Alltag integrieren, desto stabiler werden Sie sich fühlen – zumal Sie nachts bestimmt auch besser schlafen werden.

Lässt sich die Fitness eines Menschen messen und beschreiben?

Die PS-Zahl eines Autos kennen wir. Unsere persönliche PS-Zahl wäre demzufolge jene Leistung, die wir maximal auf einem Fahrrad entwickeln (messbar im Rahmen einer Leistungsdiagnostik oder mithilfe einer Wattmessung am Fahrrad). Für unsere allgemeine Fitness ist es jedoch viel entscheidender, wie lange wir welche Leistung erbringen, als eine kurzzeitige Superleistung beim Sprint. Unsere individuelle körperliche Leistungsfähigkeit hängt mit der Effizienz besagter Atmungskette zusammen. Diese setzt – stark verkürzt – Fette und Kohlenhydrate mithilfe von Sauerstoff in den Energieträger Adenosintriphosphat (ATP) um. Das heißt: Ohne Sauerstoff und Brennstoff (Fette, Kohlenhydrate) keine Energie. Oder positiv ausgedrückt: Je mehr Sauerstoff mit den Brennstoffen verbrannt werden kann, desto fitter sind wir.

Das bedeutet jetzt aber keineswegs, dass Sie einfach nur ganz viel atmen und Pasta essen müssen, um fit zu werden und viel Energie zu erzeugen. Dass das höchstens zur Gewichtszunahme führt, haben Sie vielleicht schon selbst gemerkt. Aber genau hier liegt der Schlüssel für das Verständnis von Fitness, weshalb wir uns einmal anschauen, wie eigentlich Sauerstoff im Körper aufgenommen, transportiert und verstoffwechselt wird:

Der Sauerstoff wird zunächst mit der Atemluft eingeatmet und diffundiert dann über die feinen Lungenbläschen (Alveolen) zu den roten Blutkörperchen, die im Zentrum ein Eisenatom tragen. Dort bindet sich der Sauerstoff an das Eisenatom und wird auf diese Weise mit dem Blutstrom im Körper verteilt. Alle arbeitenden Muskeln wie der Herzmuskel oder Ihre Augenmuskeln, die das Auge beim Lesen steuern, verbrauchen diesen Sauerstoff. Aber auch alle anderen Muskelzellen benötigen Energie für ihren Stoffwechsel und fischen sich Sauerstoffatome von den roten Blutkörperchen. Damit die Energiegewinnung der Muskeln reibungslos funktioniert, sind allerdings etliche Coenzyme erforderlich, darunter Eisen, Kupfer und das Coenzym Q10. Diese wichtigen Stoffe heißen natürlich nicht umsonst *Co*enzyme.

Das heißt, im Rahmen der Atmungskette muss es auch entsprechende (»Haupt«-)Enzyme geben, die den eigentlichen Ablauf der Energiebereitstellung ermöglichen. Dabei handelt es sich um große Eiweißkomplexe, die wiederum von den Körperzellen gebildet werden. Die Krux dabei: Sie werden nur gebildet, wenn sie gebraucht werden. Ihr Bizeps wird ja auch nur kräftiger, wenn Sie ihn regelmäßig benutzen. Sie können also noch so viele Coenzyme in sich hineinschaufeln und über eine gesunde Lunge, ein gesundes Herz und ausreichend roten Blutfarbstoff allerhand Sauerstoff zu Ihren Muskeln pumpen – solange die Enzyme der Atmungskette für die Energiebereitstellung nicht in genügender Menge vorhanden sind, bleiben Sauerstoff und Coenzyme ungenutzt. Auch dem Polo von anno dazumal können Sie noch so viel Benzin in den Tank schütten; die Motorleistung wird dadurch nicht höher, weil der Motor schlicht nicht in der Lage ist, es in dieser Menge zu verbrennen und in Energie umzusetzen.

Kurzum: Auf je mehr Leistung Ihr Muskelapparat trainiert ist, desto leistungsfähiger sind Sie – und zwar nicht nur im Fitnessstudio, sondern auch bei beruflichen wie privaten Herausforderungen.

LASSEN SIE'S LANGSAM ANGEHEN!

Sollten Sie jetzt motiviert sein, endlich mal wieder Ihre Laufschuhe aus der hintersten Ecke des Schuhschrankes zu kramen, um eine Runde durch den Park zu joggen, dann erst mal eine dicke Gratulation, aber auch ein gut gemeintes Achtung: Untrainierten Muskeln fehlen noch die sauerstoffabhängigen Stoffwechselkapazitäten, um Energie für eine Joggingrunde bereitzustellen. Deshalb muss die benötigte Energie über einen sogenannten Notstoffwechselweg zur Verfügung gestellt werden. Gemeint ist die Vergärung, also die Umsetzung von Zucker in Milchsäure *ohne* Sauerstoff. Und ebendiese Milchsäure spüren Sie beim Laufen, wenn die Beine anfangen zu brennen. Die Konsequenzen: Sie haben Schmerzen, keinen Spaß dabei und prompt weniger Motivation, wieder Ihre Laufschuhe anzuziehen. Lassen Sie es also lieber gemächlich angehen, und laufen Sie erst mal nur jeden zweiten oder dritten Tag. Sie werden merken, dass Ihre Muskeln rasch stärker werden und dass sich damit sowohl Ihre Leistungsfähigkeit als auch Motivation und Fettverbrennung erhöhen. Trainierte Muskeln sind nämlich wahre Kalorienkiller.

Aus der begrenzten enzymatischen Sauerstoffverarbeitung im Stoffwechsel erwachsen übrigens gleich zwei Möglichkeiten, die Fitness von Menschen im Labor zu ermitteln. Zum einen kann ich als Arzt mithilfe einer Maske messen, wie viel Sauerstoff während der körperlichen Belastung tatsächlich eingeatmet und ausgeatmet wird. Die Differenz zeigt an, wie viel Sauerstoff im Körper verblieben ist und somit verstoffwechselt wurde.

Der erreichte Maximalwert wird maximale Sauerstoffaufnahmekapazität (VO2max) genannt. In sportmedizinischen Kreisen spricht man auch von dem »Bruttokriterium der Ausdauerleistungsfähigkeit«: Je höher, desto fitter.

Zum anderen lässt sich messen, wie viel Milchsäure aufgrund von fehlendem Sauerstoff bei der Muskelarbeit gebildet wird. Konkret wird der Laktatwert gemessen. Diese beiden Werte – VO2max und Laktat – geben Auskunft über die jeweilige Stoffwechselsituation.

Aus dem Leben gegriffen ...
Sportmediziner bezeichnen den zivilisationsbedingten Leistungsverfall – gemeint ist die »Unfitness« aufgrund von schlechter Ernährung und Bewegungsmangel – mitunter als Detraining-Effekt. Nehmen wir zum Beispiel jene 37-jährige Patientin, die wegen immer häufigerer Erschöpfungssymptome in die Sprechstunde kam: Nach einigen unauffälligen Voruntersuchungen ermittelten wir im Leistungstest die maximale Sauerstoffaufnahmefähigkeit (VO2max). Diese betrug 28 Milliliter Sauerstoff pro Kilogramm Körpergewicht in einer Minute (ml/min/kg). Idealerweise sollte dieser Wert bei etwa 40 ml/min/kg liegen. Sportler erreichen zwischen 60 und 70 ml/min/kg, Spitzensportler sogar über 80 ml/min/kg. Bei 28 ml/min/kg bestehen folglich kaum Leistungsreserven. Zum Vergleich: Schwer herzkranke Menschen haben VO2max-Werte um 17 ml/min/kg.

Was aber bedeutete das Ergebnis für die Frau in ihrem Alltag? Der Test wurde auf dem Fahrrad durchgeführt, und schon bei einer Leistung von 50 Watt – das entspricht zum Beispiel der Leistung beim Staubsaugen – trat eine Übersäuerung der Muskulatur ein. Wie anstrengend, wie (krankheits-)anfällig muss ein Leben sein, wenn die Belastungsschwelle derart niedrig ist ...

Ich war über diesen Befund so schockiert, dass ich kurzerhand beschloss, diese Geringleistung von 50 Watt – wobei übrigens zahlreiche Patienten ins Schwitzen kommen – auszuprobieren. Man beachte: Ein trainierter Sportler beginnt einen Leistungstest mit 100 oder 150 Watt. Also setzte ich mich neben das Fahrradergometer und drehte mit einer Hand an der Kurbel. Bei 25 Watt spürte ich keinen relevanten Widerstand. Ich erhöhte auf 50 Watt und merkte einen leichten Widerstand, den ich mit einer Hand aber locker bewegen konnte. Diesen Widerstand hatte die ansonsten gesunde Patientin mit beiden Beinen und unter vollem Einsatz ihres Körpergewichts bewegt, während ihre Muskeln bereits angefangen hatten zu übersäuern.

Die gute Nachricht für die Patientin: Je niedriger die aktuelle Leistungsfähigkeit, desto schneller können mit nur kleinen Trainingseinheiten große Fitnessfortschritte erzielt werden. So baute die Frau dank eines Trainingsplans mit drei 30-minütigen Joggingrunden je Woche rasch eine Vitalität auf, die ihre Erschöpfungssymptome spürbar abklingen ließen.

Und noch ein zweites Beispiel aus meiner Praxis: Ein ehemaliger Judoka, der früher sogar in der Bundesliga kämpfte, und somit jemand, der sehr wohl weiß, wie man mit seinem Körper umgeht, litt zunehmend unter seiner nachlassenden Fitness infolge erheblicher beruflicher wie familiärer Verpflichtungen. Nun wollte er wieder ordentlich loslegen und seine Fitness schnell durch Jogging steigern. Das klappte allerdings nicht wirklich gut. Auch die paar Kilo, die er inzwischen zugenommen hatte, hielten sich hartnäckig. Also schauten wir nach einem Leistungstest, in dem er gar nicht so schlecht abschnitt, auf die Details.

Diese zeigten an, dass sich sein Joggingtempo stets im roten, sprich »übersäuerten« Bereich bewegte. Vermutlich lag es ihm dank seines einstigen Hochleistungstrainings regelrecht »im

Blut«, sich etwas zu quälen. Denn er lief mit einer relativen Belastungsintensität, die ich früher im 10-Kilometer-Wettkampf angeschlagen habe, und war davon überzeugt, dass das »ganz locker« sei. Die Test-Ergebnisse sprachen jedoch eine andere Sprache. Mein Trainingstipp auch für ihn: Mach langsam!

Selbst wenn Sie es wie dieser ehemalige Judoka langsam angehen lassen, machen Sie Ihrem Energiestoffwechsel bzw. den dazugehörigen Enzymen von Anfang an Beine und beugen so der schmerzhaften, aber uneffektiven Übersäuerung Ihrer Muskeln vor. Mit der sportlichen Fitness ist es nämlich wie mit dem Hausbau: Erst sorgen Sie für ein stabiles Fundament, beim Sport in Form der Grundlagenausdauer. Beginnen Sie hingegen, »das Haus« von oben nach unten zu bauen, geht die Sache gehörig schief – und das ganze Training ist umsonst.

Fitnesstipps für Fitness-Einsteiger und -Wiederanfänger

- Wenn Sie merken, dass Sie viel zu viel arbeiten, viel zu wenig Zeit für Ihre Familie haben, wenn Sie bereits acht Kilo zugenommen haben und gar nicht mehr wissen, wo Ihnen der Kopf steht, dann empfehle ich: Gehen Sie laufen bzw. joggen! Laufen ist erfahrungsgemäß die effektivste Sportart, um sich körperlich wie geistig zu kräftigen. Laufen hilft, Gewicht zu reduzieren. Laufen erzeugt Glücksgefühle in der Bewegung. Laufen macht ausgeglichener. Laufen können Sie so gut wie überall. Zum Laufen brauchen Sie wenig Ausrüstung und haben somit geringe Kosten. Laufen macht selbst bei Nieselregen, Nebel und Temperaturen unter null Spaß.
- Laufen Sie zu Hochtouren auf, indem Sie möglichst lange, möglichst langsam und möglichst locker laufen. Wenn Sie dabei noch zwei lange Sätze ohne Atemnot sprechen können,

haben Sie Ihr ideales Trainingstempo gefunden. Natürlich können Sie beim Laufen auch einen Pulsmesser zur Kontrolle anlegen. Aber Vorsicht vor pauschalen Puls-Empfehlungen wie »Beim Joggen gilt: 180/min minus Lebensalter«. Das sind grobe Richtwerte, die im Einzelfall keineswegs stimmen müssen. Denn einige Menschen haben natürlicherweise einen erhöhten oder relativ niedrigen Puls und joggen daher vielleicht auch mit 50 Jahren am besten mit einem Puls von 120/min oder 160/min.

- Vermeiden Sie kurze Intensiveinheiten. Die bringen Anfängern erst einmal nichts außer Muskelproblemen.
- Ihre Fitness reicht zum Laufen noch nicht aus? Dann walken Sie zunächst. In einer Zeitschrift haben Sie gelesen, dass Schwimmen und Radfahren ebenfalls gut geeignet sind, um seine Fitness zu steigern? Zweifelsohne sind beide Sportarten, die ich als Triathlet natürlich sehr liebe, für einen schonenden Start passend. Doch Menschen mit einer hohen Termindichte und entsprechend wenig Zeit werden auf Dauer nicht die gewünschten Effekte erzielen. So erleben Sie beim Schwimmen zwar den gelenkschonenden Auftrieb, aber die Herz-Kreislauf-Belastung und die damit einhergehende Trainingseffektivität sind vergleichsweise gering. Beim Radfahren ist es ähnlich. Das Körpergewicht wird, ebenfalls sehr gelenkschonend, gerollt statt getragen. Somit sind nur die Beinmuskeln in Bewegung, das allerdings mit relativ hohem Kraftaufwand. Daher beenden die meisten Freizeitsportler den Leistungstest auf dem Rad wegen müder Muskeln, lange bevor das Herz-Kreislauf-System spürbar belastet wurde. Da kommen Sie laufend schneller ans Ziel!
- Sie möchten sowohl Ihre Atmungskette als auch Ihren Fettstoffwechsel so richtig auf Trab bringen? Dann habe ich hier einen Geheimtipp aus dem Profisport für Sie: Nüchtern-

lauf! Das bedeutet, dass Ihr Körper die Fette verstoffwechselt, während Sie trainieren, allerdings ohne dass ihm zuvor der Turbotreibstoff Zucker zugeführt wurde. Darum ist der Morgenlauf auf nüchternen Magen (Ausnahmen: Wasser, Tee und schwarzer Kaffee) ein echter Fitness-Booster. Und wieder gilt fürs Training: mindestens 30 Minuten, möglichst locker und so langsam Sie können.

Der Nüchternlauf hat übrigens noch einen Vorteil: kein Bauchgrummeln oder gar Durchfall durch Nahrung, die einem beim Joggen doch recht schwer im Magen liegen kann. Nur wenn der Stoffwechsel noch nicht ans »Laufen auf nüchternen Magen« gewöhnt ist, kommt es anfangs mitunter zu einem flauen Magengefühl oder leichtem Schwindel. Diese Symptome verschwinden aber binnen weniger Wochen, weil Ihr Körper nun brav alle nötigen Enzyme für den Fettstoffwechsel bildet – vorausgesetzt, Sie sorgen dafür, dass die Coenzyme in ausreichender Menge zur Verfügung stehen.

- Und wenn Sie jenseits von morgendlichen Joggingeinheiten etwas für Ihre Fitness tun möchten: Gehen Sie Aufzügen in Zukunft aus dem Weg; nehmen Sie lieber so oft wie möglich die Treppe. Denn jedes Treppensteigen kurbelt den Kreislauf an, fördert den Muskelaufbau in Beinen und Po und ist somit bestes Fitnesstraining *by the way*. Außerdem dürfen Sie sich ab heute über jeden Fußweg extra freuen – vor allem an der frischen Luft und zügig zurückgelegt macht er den Kopf freier und Sie wieder ein bisschen stärker.

4
Media- und News-Detox: Das bringt Sie wieder runter!

Die Nachrichten-Krake hat uns alle ganz schön fest im Griff. Geht es Ihnen auch so, dass Sie morgens als Erstes einen Blick auf die aktuellen Schlagzeilen werfen und eine Ihrer letzten Aktionen des Tages der rasche Check des Newstickers ist? Kein Wunder, denn dieses News-Zeug macht abhängig! Genauso wie Zucker. Und mit ebenso gravierenden Auswirkungen auf unsere Gesundheit, denn Nachrichten rund um die Uhr zermürben Geist und Körper.

Ich war auch »druff«. So richtig fing es an, als Internet und Nachrichtenwelt einen Pakt knüpften. Das war in den Nullerjahren während meiner Zeit als Klinikarzt. Kurz mal auf *Spiegel-Online* das Neuste zur Innenpolitik gelesen, danach eine Katastrophe in Südamerika und eine Überschwemmung in Bangladesch, Wahlen in den USA, Gift in unseren Lebensmitteln, Umfrageergebnisse zu Konsumgewohnheiten, Gesundheitstipps und Sportergebnisse … und das alles in immer schnellerer Abfolge und dank Mobiltelefon permanent verfügbar.

Als News-Junkie habe ich natürlich auch erfahren, was Clickbaiting bedeutet und wie Online-Magazine eigentlich arbeiten. Irgendeine vermeintlich wichtige Neuigkeit, die am Nachmittag aufpoppte, begleitete mich noch während des Nachtdienstes: Jede Pause, die nicht zum Schlafen reichte, nutzte ich, um meiner Sucht zu frönen, sprich nachzugucken, was es Neues in der Welt der Nachrichten gab – und stellte fest, dass die immer gleiche Nachricht vom Nachmittag mit immer anderen Überschriften versehen wurde, um möglichst viele Klicks zu erzielen. Und je länger die Nachricht auf dem Markt war, desto reißerischer, dramatischer, krasser die Headline. Die Leute sollen schließlich zum Zugreifen (Klicken!) animiert werden. Jede Nachricht ist inzwischen eine an den Mann und die Frau zu bringende Ware auf einem hart umkämpften Markt. Und wenn Sie wie ich voll auf »Droge« sind, dann fangen Sie sogar irgendwann an, die gleichen Nachrichten auch noch mal auf *tagesschau.de* und *FAZ.NET* zu lesen. Immer wieder das Gleiche in neuer Verpackung.

Natürlich ging es mir damit alles andere als gut. Innere Unruhe machte sich breit, hervorgerufen durch das stete Verlangen, schnell und schneller noch mal nachzusehen, ob nicht doch eine neue Nachricht eingetroffen ist. Das haben Süchte so an sich. Aber was zieht einen eigentlich in diese News-Abhängigkeit? Warum lechzen wir nach Nachrichten und Skandalmeldungen? Und wie können wir uns davor schützen, unser Leben mehr und mehr mit um Aufmerksamkeit buhlenden Fremdbotschaften zuzumüllen und zu vergiften?

Ein Grund für unsere Gier nach Nachrichten ist wohl tatsächlich evolutionsbedingt – Stichwort Selektionsvorteil –, denn wer Gefahren früh erkennt, kann sich und seine Lieben rechtzeitig in Sicherheit bringen und lebt somit länger. Auch wer gut informiert ist, wer die Wasser- und Nahrungsquellen kennt, hat größere Chancen zu überleben. Aber natürlich dürfte der soziale *impact factor* ebenfalls eine Rolle spielen: Gut informierte Menschen zeugen von Weltgewandtheit, können auf jedem Empfang und jeder Vernissage mitreden; sie strahlen die Gewissheit aus, nichts Entscheidendes zu verpassen, was sie wiederum für weniger gut informierte Mitmenschen interessant macht. (»Der Typ könnte ja etwas wissen, was mich im Leben voranbringt.«) Insofern habe ich auch gar nichts gegen Nachrichten. Im Gegenteil. Unabhängig, gut recherchiert und aufbereitet sowie in angemessenen Dosen sind sie ein Gewinn für jede Gesellschaft. Doch die Flut an vermeintlichen Nachrichten – auch von sogenannten Fake News –, die mit weit hergeholten Zahlen und

Pseudo-Fakten für Vertrauen werben, ist unüberschaubar und extrem schädlich geworden.

Aber reichen künstlich aufgemotzte Medienartikel aus, um uns derart zu fesseln? Ich denke nicht. Entscheidend ist vielmehr, dass die Nachrichten möglichst negativ daherkommen, dass sie ängstigen und verunsichern.

Die Angst geht um ...

Nachrichten, die Schrecken verbreiten, gehen immer. Da klickt jeder drauf. Da greift jeder zur Zeitung. Es könnte uns schließlich selbst treffen und an den Kragen gehen.

Überdeutlich wurde diese fragwürdige Form der Berichterstattung nicht zuletzt während der Flüchtlingskrise 2015, die quasi 24 Stunden am Tag medial begleitet und von verschiedenen Nachrichtensendern und -magazinen jeder politischen Couleur mit den jeweils passenden »Fakten« aufbereitet wurde. Herausgekommen ist eine verunsicherte und vor allem gespaltene Gesellschaft.

Als noch dramatischer dürften viele Menschen die zugespitzte Nonstop-Berichterstattung über die Corona-Krise seit März 2020 erlebt haben. Vermeintlich exklusive Fakten, in Sondersendungen vorgetragen von Wissenschaftlern, die zu Propheten hochstilisiert werden und die jeweilige Zielgruppe bedienen, spalten wiederum die Gesellschaft, ganz zu schweigen von der um sich greifenden Verunsicherung durch bewusst drapierte Bedrohungsszenarien wie ausgestorbene Fußgängerzonen und Armeefahrzeuge, die Särge abtransportieren. Das schürt Angst, suggeriert Macht- und Ausweglosigkeit. Also genau jene kräftezehrende Mixtur, die kein Mensch gebrauchen kann. Was, wenn die Wirtschaftskrise jetzt wirklich kommt? Warum tut denn keiner was? Und unterdessen nimmt die Klimakatastrophe ihren Lauf ...

Angesichts all der Schrecken um uns herum gesellt sich zu der wachsenden Sorge und Hilflosigkeit ein Gefühl der Scham. »In Brasilien sterben Menschen in der großen Katastrophe, und du gehst jetzt zum Italiener essen!?«

Wer sich täglich rund um die Uhr mit den neuesten Nachrichten konfrontiert, gewissermaßen jede negative Entwicklung und jede schreckliche Gewalttat auf dem Planeten via Smartphone serviert bekommt, ist in permanenter Alarmbereitschaft und folglich im Dauerstress. Diesem Einfallstor für chronische Erschöpfung gilt es, einen Riegel vorzuschieben, indem wir dann und wann die Schotten einfach dichtmachen. Doch das sagt sich so leicht. Schließlich ist es immer ein enormer mentaler Kraftakt, sich aus einer Abhängigkeit zu lösen. Und woher soll die dafür notwendige Kraft kommen? Viele von uns haben ja bereits Probleme, ein anspruchsvolles Buch zu lesen, ohne dass nach zehn Minuten die Augen zufallen. Lieber noch ein bisschen auf Instagram stalken, eine Talkshow im Fernsehen gucken oder eine Partie *World of Warcraft* spielen – denn dafür ist nur ein Bruchteil der mentalen Spannkraft nötig …

ENTFREMDUNG VON DER ZEIT DURCH MODERNE MEDIEN

Wir alle sind Kinder des Beschleunigungszirkels mit seinem wachsenden Lebenstempo, technischen Fortschritt und sozialen Veränderungen (siehe Kapitel III). Diese Veränderungen gehen zum einen mit der schon angesprochenen »Entfremdung vom Raum« einher (Stichwort: schnellere Überwindung weiter Entfernungen). Zum anderen entfremden wir uns von den Dingen und ihrem Wert, weil Produktionszeiten und Produktzyklen immer kürzer werden. Aber haben Sie schon einmal darüber nachgedacht, dass wir uns auch von der Zeit entfremden? Möglicherweise haben Sie es bislang auch nur so empfunden, dass die Zeit immer schneller vergeht. Und wie fühlt sich das an? Den meisten Menschen ist dieses Gefühl, dass einem die Zeit förmlich zwischen den Fingern zerrinnt, unangenehm. Hartmut Rosa unterscheidet in seiner Analyse zur Beschleunigung zwischen der aktuellen und der retrospektiven Zeiterfahrung.

Demnach fühlen sich besonders gute Ereignisse im Leben – das kann die eigene Hochzeit genauso sein wie ein Wanderurlaub – meist kurz und schnelllebig an, während sie stattfinden. Die Zeit vergeht wie im Flug. In der Erinnerung hingegen werden sie zu langen, befriedigenden Erfahrungen, weil sie einem die Möglichkeit bieten, darauf zurückzukommen, um sich immer wieder erfreulicher Details zu erinnern. Die Zeitwahrnehmung ist also »kurz (aktuell) – lang (Rückschau)«.

Eine andere Zeitwahrnehmung haben Sie sicherlich, wenn Sie auf dem Weg zu einem Termin im Stau stehen. Die Zeit vergeht lähmend langsam; es will und will einfach nicht vorangehen. Sie leiden fast körperlich darunter, wie lange es dauert. Und in der Rückschau? Da ist diese Zeit im Grunde nicht mehr existent. Es war ein Stau, es war blöd, aber es bleibt nichts zurück von dieser erlebten Zeit. Die entsprechende Zeitwahrnehmung: »lang – kurz«.

Mit Fernsehen und Internet hat sich nun offenbar eine neue Zeitwahrnehmung eingestellt. Bei immer mehr und immer oberflächlicheren Erlebnissen im Digitalen – sei es Fernsehen, Internetsurfen, Social Media oder Gaming – erleben wir die unmittelbare Zeit des Tuns als extrem kurz. Von bleibenden Erfahrungen jedoch keine Spur. Die Zeitwahrnehmung: »kurz – kurz«. Da ist nichts, was uns trägt und was zu behalten sich lohnt, weil wir das Erlebte ohne jeden sinnstiftenden Kontext erfahren. Zeit als moderner »Wegwerfartikel«. Oder wie es Hartmut Rosa formuliert: »Wir machen die Zeit nicht mehr zu unserer Zeit.«

Entspannt und informiert

Mein News-Detox begann damit, dass ich Klaus Kleber und Gundula Gause aus meinem Wohnzimmer verbannt habe. Wie jeden Abend ließ ich 30 Minuten lang schreckliche Nachrichten im Berieselungsmodus über mich ergehen – gewissermaßen als Betthupferl –, als ich merkte, dass ich wie ebenfalls fast jeden Abend dabei war einzunicken. Eigentlich bist du doch viel zu müde, dachte ich. Und wieso siehst du dir Meldungen an, die du heute eh schon mindestens dreimal auf anderen Kanälen vernommen hast. Warum zum Teufel tust du das?

Nun ist es natürlich kaum möglich und auch wenig sinnvoll, sich komplett von der Welt der Nachrichten abzukoppeln. Aber einfach weiterzumachen wie bisher, sprich News aus allen Kanälen aufzusaugen, raubt uns kostbare Kräfte und Nerven. Mein Tipp: Fangen Sie an, Ihren Informationskonsum aktiv zu steuern, indem Sie einige Informationskanäle schließen. So gewinnen Sie die Kontrolle darüber, was Sie an sich heranlassen und wovor Sie sich schützen.

Meine persönlichen Medien- und News-Detox-Maßnahmen

- Das Handy ist stets auf lautlos gestellt; es sei denn, es wurde zuvor ein Anruf terminiert.

- Der Fernseher ist vor zehn Jahren rausgeflogen.
- Ungefähr einmal im Quartal schauen meine Frau und ich einen ausgewählten Spielfilm auf dem Laptop.
- Ich höre selten Radio, was mir als Autofahrmuffel natürlich besonders leichtfällt.
- Ich habe keine News-Apps auf dem Handy.
- Keine Beschallung beim Laufen, Radfahren oder Stand-up-Paddling, sprich: keine Kopfhörer.
- Alle Benachrichtigungseinstellungen sind deaktiviert. Das heißt, da sind keine nervigen Farbkreise mit der Anzahl eingegangener Nachrichten mehr, die meine Aufmerksamkeit einfordern. Einzige bewusste Ausnahme: E-Mails.
- Null Messengerdienste. Wer etwas von mir will, kann eine E-Mail oder einen Brief schicken.
- XING? Gelöscht. Twitter? Gelöscht.
- Um LinkedIn, Facebook und Instagram kümmert sich mein Team, denn das ist eine Arbeit, die ich zwar mag, die jedoch ebenfalls Suchtpotenzial hat!

Apple-Chef Tim Cook wusste schon, warum er 2018 verkündete: »Mein Neffe soll nicht auf einem Social Network aktiv sein.« Facebook und Instagram sind wegen des permanenten Feedbacks zu unserem Tun in etwa so schlimm wie ein Glücksspielautomat. Wirft er Geld (Likes) aus, sind wir happy, wirft er viel Geld (viele Likes) aus, sind wir megahappy und wollen davon gleich noch mehr; kommt jedoch kein Geld, sind wir am Boden zerstört und versuchen es prompt noch mal. Wer nicht aufpasst, den degradiert diese Likes-Versessenheit zum abhängigen Hampelmann.

Diese rigorosen Detox-Maßnahmen haben mir viel wertvolle Zeit zurückgegeben, in der ich mich nun unter anderem jenen Büchern widme, die ich bislang beiseitegeschoben habe, in der ich medizinische Fachartikel lese sowie *eine* Sonntagszeitung, aus der ich alle aktuellen politischen und wirtschaftlichen Informationen beziehe, ohne im permanenten Grundrauschen des täglichen Medienkonsums zu versinken. Denn in der Sonntagszeitung steht nur einmal drin, was Ministerpräsidentin X zu Präsident Y gesagt hat – und so kriege ich es im Laufe einer Woche nicht mehr 30-mal aufgetischt.

Leicht fällt mir diese Nachrichtenabstinenz allerdings nicht gerade. Eigentlich ist jeder Tag eine Bewährungsprobe, weil ich – typisch Junkie – jederzeit rückfällig werden kann. Und zu Beginn der Corona-Krise war es dann so weit. Aus meiner Sicht als Arzt und Familienvater war ein Punkt erreicht, an dem jede neue Information von vitaler Bedeutung hätte sein können, sowohl auf gesundheitlicher wie auch auf wirtschaftlicher Ebene. Im März 2020 wusste im Grunde niemand so genau, was auf uns zukommen würde. Also musste ich zum Schutz meiner Patienten, meines Teams und meiner Familie natürlich so schnell wie möglich alle potenziell hilfreichen Informationen erhalten. Im Nu war ich wieder voll in der Medien- und News-Spirale drin und prüfte quasi im Viertelstundentakt, ob es wichtige Neuigkeiten gab. So massiv hatte ich den Drang nach frischen Meldungen noch nie erlebt.

Als ich schließlich schwer erkrankte, was, wie ich zu Beginn des Buches ausführte, mehrere Gründe hatte, und bei meinen ersten Spaziergängen aufgrund von völliger Erschöpfung nach 200 Metern umkehren musste, war mir klar: Ich hatte zum zweiten Mal in meinem Leben die rote Linie überschritten. Die Nachrichtensucht und die damit geschürten Ängste waren ein Teil des Problems. Was war ich erleichtert, als ich diesen Wahnsinn wieder gestoppt hatte und in den News-Detox-Modus zurückkehrte.

Neben immer mehr News-Junkies wie mir gibt es allerdings auch immer mehr Menschen, die unter Nomophobie leiden. Der Begriff Nomophobie, der vor gut zehn Jahren erstmals in der Fachwelt auftauchte, steht für *No-Mo*bile-Phone-Phobie. Diese Menschen treibt die Angst um, nicht erreichbar zu sein und dann womöglich wichtige Messages zu verpassen. Deshalb legen sie ihr Smartphone so gut wie nie aus der Hand und wachen mit Argusaugen darüber, dass der Akkustand stets hoch genug ist. Schon ein Funkloch kann Stressreaktionen bis hin zu regelrechten Angstzuständen auslösen. Von dem Verlust des Handys ganz zu schweigen. Da es sich bei Nomophobie um ein junges Phänomen handelt, ist es noch nicht hinreichend erforscht; es wird aber davon ausgegangen, dass die Nomophobie mit einer tiefer liegenden psychischen Erkrankung zusammenhängt. Insofern ist es auch nicht automatisch krankhaft, wenn Sie Ihr Handy stets bei sich tragen und immer wieder nachschauen, ob Sie E-Mails erhalten haben oder was gerade auf Facebook passiert. Aber es macht doch deutlich, welch bedenklichen Stellenwert sich das Smartphone im Alltag ergattert hat.

Aus dem Leben gegriffen ...

Ein Patient, den ich seit Jahren begleite und der in seiner Firma für 250 Mitarbeiter verantwortlich ist, hadert ständig damit, möglicherweise nicht erreichbar zu sein. Gleichwohl hat er bemerkt, dass ein Mobiltelefon, das beim Abendessen oder während der ärztlichen Untersuchung klingelt, nicht mehr adäquat ist. Jetzt glaubt er, eine Lösung gefunden zu haben, und lässt das auf »lautlos« gestellte Handy stolz in der Tasche. Stattdessen blickt er nun aber permanent auf seine Apple Watch, die ihm alles, was an Messages und E-Mails eingeht, auf dem winzigen Display anzeigt. Auf meine Frage, was ihm das denn bringe, sagte er: »So kann ich immerhin jedes Mal entscheiden, ob das gerade wichtig ist oder nicht.« Da haben wir es wieder: Bloß nichts verpassen!

Das Tempo der Nachrichtenspirale ist gnadenlos. Und wir können wohl getrost davon ausgehen, dass sich daran auch nichts ändern wird. Im Gegenteil. Wenn wir uns also nicht vollständig vereinnahmen und kostbare Energie und Zeit rauben lassen wollen, dann müssen wir gezielt Grenzen für unser eigenes Leben ziehen. Immerhin wollen wir ja in Zukunft noch richtig gute Erlebnisse haben, von denen wir lange zehren können, die uns tragen und weiterbringen. Ich bin sicher: Sobald Sie Ihren persönlichen Mittelweg beschreiten, der Sie up to date hält, ohne Sie rund um die Uhr zu stressen, werden Sie staunen, mit wie wenig Sie gut informiert sind – und wie viel wertvolle Zeit Ihnen auf einmal zur Verfügung steht. Für ein gutes Leben.

5
Richtig schlafen

Besonders aber gebe man dem Gehirn das zu seiner Reflexion nötige, volle Maß des Schlafes; denn der Schlaf ist für den ganzen Menschen, was das Aufziehen für die Uhr.

Arthur Schopenhauer (1788–1860)

Kluger Mann, der Herr Schopenhauer. Und auch die Redewendung »Schlaf ist die beste Medizin« ist alles andere als eine olle Kamelle. Umso bitterer, dass der Schlaf in unserer auf Dauer-Power gepolten Gesellschaft inzwischen einen ziemlich schweren Stand hat, den der Vielarbeiterspruch »Schlafen kann ich, wenn ich tot bin« überspitzt auf den Punkt bringt.

Acht Stunden Nachtruhe, ein Nickerchen zwischendurch,

der regelmäßige Mittagsschlaf, »nur mal kurz die Augen zumachen«? All das ist für viele von uns ein Luxus, den man sich höchstens mal im Urlaub oder am Wochenende gönnt – und selbst dann sitzt einem womöglich das schlechte Gewissen oder die Furcht, etwas zu verpassen, im Nacken. Wer viel schläft, gilt nämlich schnell als faul, und wer viel Schlaf braucht, als nicht belastbar und ineffizient. Und weil der Tag, wie jeder weiß, viel zu wenige Stunden hat, um alle To-dos auf der ellenlangen Liste zu erledigen, wird als Erstes am Schlaf gespart. Napoleon schlief ja angeblich auch nie mehr als vier Stunden in der Nacht. Und haben die Schlafforscher nicht längst herausgefunden, dass das Schlafpensum sich individuell unterscheidet? Da sollten fünf Stunden Schlaf pro Nacht wohl reichen … Irrtum!

Denn es ist ganz und gar nicht so, dass Schlafen eine leistungsfreie Zeit ist. Etliche unserer körpereigenen Regenerationsprozesse kommen sogar nur dann so richtig auf Touren, wenn wir schlafen. Deshalb ist ausreichender Schlaf auch eine unserer wichtigsten Kraftquellen und – für die Eitlen unter uns – das beste Schönheitselixier. Ein wahrer Jungbrunnen. Wenn wir alle jede Nacht acht Stunden lang tief und fest schliefen, hätte die Kosmetik- und Wellnessindustrie wahrlich schlechte Karten.

Doch die Realität sieht anders aus: Mehr als ein Viertel der Deutschen (28 Prozent) schläft regelmäßig keine sechs Stunden pro Nacht, und ein weiteres Viertel (24 Prozent) kommt sogar auf weniger als fünf Stunden Schlaf. Das hat Folgen. Menschen, die zu wenig schlafen, leiden tagsüber unter bleierner Müdigkeit, Verlust der Konzentrationsfähigkeit, Gereiztheit, Spannungskopfschmerz, geringer Einschlafschwelle bei monotonen Tätigkeiten und in reizarmer Umgebung (z. B. in Besprechungen, Bus oder Bahn), erhöhter Fehleranfälligkeit und haben ein größeres Unfallrisiko.

Studien zufolge ist das durchschnittliche Schlafpensum

der Menschen von durchschnittlich über acht Stunden in den 1960er-Jahren auf weniger als sieben Stunden in den 2000er-Jahren gesunken. Diese fast anderthalb Stunden weniger Schlaf haben erhebliche Auswirkungen, nicht nur auf die Leistungsfähigkeit des Gehirns, sondern auch auf die Langzeitgesundheit.

Wer also meint, er komme ohne Weiteres mit wenig Schlaf aus, der frönt zwar dem Zeitgeist – immerhin dauern Geschäftsessen inklusive »Absacker« oft bis spät in die Nacht, und am Morgen müssen die Kinder pünktlich um 7 Uhr aus dem Haus –, hat die Rechnung aber ohne seinen Körper gemacht. Denn Schlafen ist ein Zaubermittel für Ihre Erholung, für Ihre Gesundheit und so einiges mehr:

Schlafen macht glücklich!

Na, wie glücklich sind Sie, wenn Sie nur vier Stunden geschlafen haben und bereits übermüdet in den Tag starten? »Gut drauf« ist was anderes, nicht wahr? Tatsächlich sind Menschen, die acht bis neun Stunden pro Nacht schlafen, nachweislich zufriedener und ausgeglichener als ihre unausgeschlafenen Zeitgenossen.

Schlafen macht gesund!

Ihr Immunsystem braucht Ruhe und Erholung, um effektiv gegen Krankheitserreger vorzugehen. Wenn Sie also spüren, dass Sie sich erkältet haben und Ihr Körper nach einer Pause schreit, dann sollten Sie ihm diese auch gönnen; andernfalls zieht Ihr Körper die Notbremse …

Schlafen regeneriert!

Das Wachstumshormon HGH[28] – auch Somatotropin genannt –, für das Sportler illegalerweise viele Tausend Euro bezahlen, wird

28 Engl.: Human Growth Hormone

während der Nacht von der Hirnanhangsdrüse (Hypophyse) freigesetzt, um notwendige Reparaturarbeiten zu verrichten. Es fördert die Regeneration von Muskeln, Knochen und Gelenken und sorgt dafür, dass alle inneren Organe optimal funktionieren.

Schlafen stärkt die Muskeln!

Wussten Sie, dass Leistungssportler teilweise bis zu zehn Stunden je Nacht schlafen? Die wissen schon, warum, denn das Muskelaufbauhormon Testosteron wird besonders nachts gebildet. Es fördert die Regeneration, aber auch das Muskelwachstum sowie deren Leistungsfähigkeit.

Schlaf macht schlank!

Ist Ihnen schon mal aufgefallen, dass Sie nachts keinen Hunger haben? Eine Selbstverständlichkeit ist das nicht, denn auch wenn Sie den ganzen Tag faulenzend auf dem Sofa verbringen, kriegen Sie trotzdem Hunger. Dass er nachts ausbleibt und Sie nicht alle zwei Stunden zum Kühlschrank gehen, liegt an der Hungerbremse Leptin; noch so ein Hormon, das der Körper vor allem nachts ausschüttet. Also: Schlafen Sie genug, schütten Sie reichlich Leptin aus – und Sie essen automatisch weniger! Und parallel dazu steigert das Wachstumshormon HGH – wir haben es bereits weiter oben erwähnt – den Fettabbau, während wir schlafen. Noch ein Grund, die Nachtruhe mehr wertzuschätzen und besser zu pflegen.

Schlafen macht schön!

Der berühmte »Schönheitsschlaf« ist übrigens auch kein Märchen, sondern mittlerweile wissenschaftlich bestätigt. Das renommierte *British Medical Journal* berichtet in seiner Weihnachtsausgabe traditionell von kuriosen und lustigen Studien. 2010 legten John Axelsson und seine Kollegen beispielsweise dar, dass wir schöner und gesünder auf unsere Mitmenschen wirken, wenn wir ausreichend schlafen. Die Forscher fotografierten 23 Probanden: einmal nach mindestens acht Stunden Schlaf und einmal nach zwei Nächten mit nur fünf Stunden Schlaf. Später betrachteten Testpersonen die Bilder für jeweils sechs Sekunden. Das Ergebnis: Wer ausgeschlafen war, wirkte attraktiver!

Schlafen macht schlau!

Im Schlaf festigt sich neu erlerntes Wissen. Das sollten Sie nutzen, denn die vielen Details, die Sie in Ausbildung und Beruf parat haben müssen, können Sie effektiv in Ihrem Gehirn verankern. Wenn Sie nicht ausreichend schlafen, müssen Sie das Ganze sehr oft wiederholen, bis es dauerhaft abrufbereit ist.

Im Schlaf wird Wissen aber auch neu verknüpft, wovon besonders Menschen in kreativen Berufen profitieren können. Warum also völlig übermüdet bis vier Uhr nachts auf die zündende Idee warten, obwohl der Geistesblitz nach einer guten Mütze Schlaf viel wahrscheinlicher ist?

Ich weiß, dass die meisten Menschen sich trotz allem für einen zweiten Napoleon halten. »Ich brauche einfach nicht so viel Schlaf«, erklärten mir ärztliche Kollegen immer wieder – der moderne Held der Arbeit muss ja nicht schlafen –, nickten dann aber bei der morgendlichen Röntgenbesprechung ein, für die der Raum stets abgedunkelt wird.

Aus dem Leben gegriffen …

Welch abstruse Ausmaße das annehmen kann, verdeutlicht folgender Fall. Seit Monaten sei er müde, klagt der etwa 40-jährige Mann. Ein Mikronährstoffmangel müsse daran schuld sein, vielleicht auch die erhöhten Leberwerte, die sein Heilpraktiker durch einen Blick in seine Augen diagnostiziert habe. Ich tippe von Anfang an auf eine andere Ursache, aber Sie wissen ja: Erst das rein Körperliche unter die Lupe nehmen, dann das Psychosomatische.

Bei dem Patienten erweist sich der Bauchultraschall als gut, die Leberwerte sind tipptopp, und auch an den Mikronährstoffen gibt es nicht das Geringste auszusetzen. Also muss die Quelle der Erschöpfung tatsächlich woanders liegen.

»Was machen Sie denn beruflich?«, frage ich. »Ich mach mich gerade selbstständig.« Aha, das klingt nach Einsatz. »Und in welcher Branche?« »Online-Marketing.« Das bedeutet übersetzt: stundenlanges Arbeiten am Rechner. Ich hake nach … Eine Ehefrau, eine kleine Tochter, die er auch mal sehen wolle, erzählt er. Auf meine nächste Frage, wie viel er denn schlafe, antwortet er: »Ich weiß es nicht.« Jetzt wird es interessant. »Wann stehen Sie denn immer auf?« – »Um 2 Uhr.« »Wie bitte? Sie sind doch kein Bäcker.« – »Stimmt, aber nur so kann ich bis morgens um 7 Uhr arbeiten.« – »Und danach?« – »Dann steht die Familie auf, mit der ich Zeit verbringen möchte.« – »Und wann gehen Sie ins Bett?« – »Um 22 Uhr.« Holla, die Waldfee.

»Und Sie wundern sich, dass Sie erschöpft sind?« Erstaunt schaut mich der Patient an. »Wie war Ihr Schlafrhythmus denn früher?« – »Keine Ahnung«, sagt er, »ich stehe auf, wenn der Wecker klingelt.« – »Haben Sie denn noch nie eine längere Zeit einfach ausgeschlafen? Ohne Wecker, um zu beobachten, wann Sie munter und wann Sie müde sind?« – »Nein, ich stehe immer auf, wenn der Wecker klingelt.« Eigener Schlaf- und Biorhythmus? Nötige Schlafdauer? Fehlanzeige.

Bei diesem Patienten diktierte ein Wecker den Rhythmus – und der sah nun mal nur vier Stunden Schlaf vor. Damit waren Erschöpfungssymptome regelrecht vorprogrammiert.

Von Lerchen und Eulen

Mein Vater pflegte zu sagen, wenn ich als Teenager mal wieder über das viel zu frühe Weckerklingeln maulte: »Der frühe Vogel fängt den Wurm, mein Junge!« Darüber konnte ich damals nur müde lächeln. Schließlich fühlte ich mich solchen Vögeln, die wie die Lerche lange vor Sonnenaufgang den Tag willkommen heißen, sehr viel weniger verbunden als den nachtaktiven und wahrscheinlich deshalb als weise geltenden Eulen.

Wäre es nach dem Chronobiologen und Schlafforscher Till Roenneberg und nicht nach meinem Vater gegangen, hätte ich meinen eigenen Schlafrhythmus finden dürfen. Denn nicht nur die Frage, *wie viel* wir schlafen, ist relevant für unsere Lebensqualität, sondern auch die Frage, *wann* wir schlafen. Der Großteil der Bevölkerung findet seinen perfekten Schlafrhythmus, wenn er zwischen 23 und 1 Uhr schlafen geht. Laut Roenneberg steht dieser sogenannte Früh- bzw. Normaltyp (»Lerche«) zwischen 7 und 9 Uhr wieder auf. (Liebe Napoleons: Der Schlafforscher hat acht Stunden Schlaf zugrunde gelegt, nicht vier!)

Das Dumme ist nur, dass wir nicht vorschlafen können, sollten äußere Umstände uns zwingen, früher aufzustehen. Gutes Beispiel dafür ist der Urlaubsflieger, der um 5 Uhr startet. Mitten in der Nacht aufzustehen klingt erst mal nicht dramatisch. Man muss nur früh genug ins Bett gehen! Aber klappt's auch mit dem Einschlafen? Das Gleiche passiert bei einem Arbeitsbeginn um 7 Uhr, der erzwingt, dass Sie um 5.30 Uhr aufstehen. Wenn Sie nun eigentlich ein moderater Frühtyp sind, der natürlicherweise um 24 Uhr schlafen geht und um 8 Uhr aufsteht, und Vorschlafen ja nun mal nicht funktioniert, fehlen Ihnen zweieinhalb Stunden Schlaf, sodass Sie tagsüber müde sind. Ein paar Tage mag das okay sein. Doch es bleibt eine kräftezehrende Angelegenheit. Wer kennt ihn nicht, diesen Kampf der inneren gegen die äußere Uhr, auch »sozialer Jetlag« genannt?

HÄUFIGKEIT VERSCHIEDENER SCHLAFTYPEN IN DER BEVÖLKERUNG

(Quelle: Professor Till Roenneberg, LMU München)

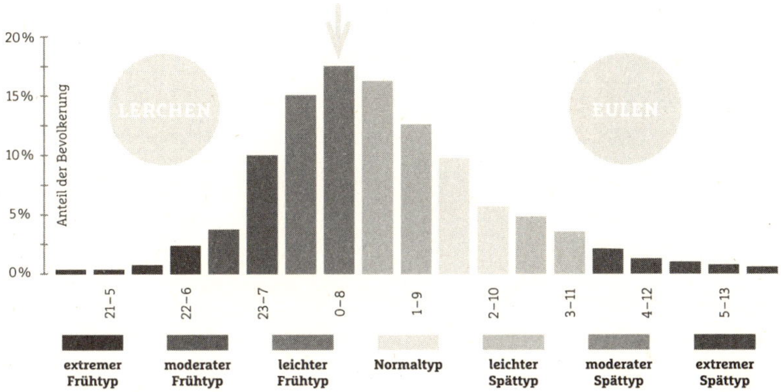

Heute gehöre ich (siehe Pfeil) zu diesem häufigsten Typ, dem leichten Frühtyp. Eule hätte ich irgendwie cooler gefunden, sieben Jahre Medizinstudium (ich musste ja noch zwei Bücher schreiben) lehrten mich allerdings, dass mein optimales Schlaffenster von 24 Uhr bis 8 Uhr ist. Fleißig um 6 Uhr aufstehen, wie mein lerchengleicher Vater es empfahl, um bereits vor dem ersten Seminar des Tages einen Schwung zu lernen? Keine Chance. Denn ich laufe erst zwischen 19 Uhr und 23 Uhr zur Höchstform auf. Ein zweiwöchiger Urlaub in einer einsamen Hütte in Schweden hat das bestätigt. Und daran hat sich bis heute nichts geändert.

Wie ist es bei Ihnen? Gut möglich, dass Sie weniger Schlaf brauchen als Ihr Nachbar und der Rest der Welt. Aber vielleicht haben Sie sich Ihren natürlichen und damit gesunden Schlafrhythmus auch abtrainiert wie der »Weckermann« aus meinem Praxisbeispiel. Nutzen Sie doch mal den nächsten Urlaub, um es ehrlich und selbstkritisch auszutesten: Ermöglichen Sie sich dazu zehn Tage mit mindestens acht Stunden Schlafzeit je Nacht in einer reizarmen Umgebung (ich empfehle ein Ferienhaus, fernab von störenden Zivilisationsgeräuschen, Lichtverschmutzung und Wecker). An den ersten Tagen werden Sie vermutlich noch Ihr Schlafdefizit aufholen und entsprechend länger schlafen. Aber dann wird es interessant: Sind Sie wirklich jeden Tag nach fünf oder sechs Stunden von allein wach und ausgeschlafen? Oder sind Sie eigentlich doch erst nach sieben oder acht Stunden wach, ausgeruht und bereit, in den Tag zu starten?

LERCHEN	EULEN
Morgentyp	Abendtyp
abends müde	morgens müde
mehrheitlich ältere Menschen	mehrheitlich jüngere Menschen
eher introvertiert	eher extrovertiert
Innerer Tag hat 24 Stunden.	Innerer Tag ist deutlich länger als 24 Stunden.
geringe Anpassungsfähigkeit bei Schichtarbeit	gute Anpassungsfähigkeit bei Schichtarbeit
eher Kurzschläfer	eher Langschläfer
Schlafdauer ist meistens gleich.	Schlafdauer variiert.
Fühlt sich tagsüber immer frisch.	Fühlt sich tagsüber hin und wieder müde.
Sport gern morgens	Sport gern abends
Sex gern morgens	Sex gern abends

(nach Prof. Jürgen Zulley)

Leben Langschläfer gesünder?

Wer sieben bis acht Stunden pro Nacht schläft, hat ein geringeres Herzinfarktrisiko als Lang- oder Kurzschläfer. Das ergab eine Langzeitstudie zwischen 1982 und 2003 mit über 21 000 Erwachsenen. Auch wenn die zugrundeliegenden Ursachen noch unklar sind, so bestätigte diese Effekte unter anderem eine Studie der University of West Virginia mit Daten von über 30 000 Erwachsenen. Demnach steigt das Risiko für Diabetes und Herz-Kreislauf-Erkrankungen bei weniger als fünf Stunden Schlaf je Nacht um mehr als das Doppelte. Obgleich auch bei dieser Studie nicht klar ist, inwiefern das Schlafdefizit Ursache oder Folge der Erkrankungen war, beeinflusst die Schlafdauer fraglos unseren Stoffwechsel. Chronisches Schlafdefizit kann zu einer Störung der Glucose-Toleranz, zu Übergewicht, hohem Blutdruck und damit zu einer Verengung der Arterien führen.

Vielschläfer sind allerdings ebenfalls gefährdet. So haben Menschen, die mehr als neun Stunden täglich schlafen (Mittagsschlaf inklusive), ein um 57 Prozent höheres Erkrankungsrisiko als jene, die im Schnitt sieben Stunden täglich schlafen.

Doch nicht nur der Nachtschlaf ist gesund und für ein gutes Leben unabdingbar, auch das Mittagsschläfchen hat durchaus etwas für sich, ist also völlig zu Unrecht in Misskredit geraten. Denn nichts hilft so gut gegen das berühmte »Mittagsloch« wie ein 15-minütiges Powernapping (neudeutsch fürs Nickerchen) …

Im Tagesverlauf sackt unsere Leistungskurve regelmäßig um die Mittagszeit ab. Wenn zu diesem physiologisch bedingten Tief dann auch noch die »Fressnarkose« nach der Mahlzeit kommt, werden wir von einer bleiernen Müdigkeit übermannt, gegen die anzukämpfen uns irre viel Kraft kostet. Was tun? Erstens: Achten Sie auf kohlenhydratarmes Essen in der Mittagspause (Salat mit Fisch oder ein Gemüseeintopf sind zum Beispiel ideal). Zweitens: Powernapping auf dem Bürostuhl. Dieser

»Minutenschlaf« erfrischt im Nullkommanix. Um nicht zu verschlafen, sprich in die Tiefschlafphase zu versinken, können Sie sich entweder den Wecker Ihres Smartphones auf 15 Minuten stellen oder ein Schlüsselbund in die Hand nehmen. Fällt es herunter, hatten Sie Ihre verdiente Erholungspause.

GUTE NACHT! TIPPS FÜR EINEN GUTEN SCHLAF

- Die Temperatur im Schlafzimmer sollte zwischen 16 und 18 Grad Celsius liegen.
- Lüften Sie das Schlafzimmer vor dem Zubettgehen noch einmal tüchtig. Frischluftfanatiker wie ich können auch bei offenem Fenster schlafen (ich mach das sogar im Winter); nur sollte das Bett dann nicht direkt am Fenster stehen (Zugluft!).
- Sorgen Sie für ausreichende Verdunklung, denn Licht kann Ihren Schlaf stören.
- Fernseher, Handy, Telefon und Laptop haben im Schlafzimmer nichts verloren.
- Das Bett sollte etwa 20 Zentimeter länger sein als Ihre Körpergröße.
- Achten Sie auf eine punktelastische Matratze, denn nur so liegt Ihre Wirbelsäule gerade, da Becken und Schultergürtel einsinken können.
- Achten Sie auf eine große Bettdecke mit guter Temperaturregulation. Und die Maße des Kissens sollten 40 × 80 Zentimeter betragen; schließlich gehört das Kissen nicht unter die Schultern, sondern unter Ihren Kopf.
- Das Bett ist zum Schlafen da. Einzige Ausnahmen:

Sex und Lesen (Buch/eBook). Smartphone und Tablet hingegen sind tabu.

- Gehen Sie möglichst immer zur gleichen Zeit ins Bett.
- Spätestens anderthalb Stunden vor dem Zubettgehen sollten Sie jeglichen TV-, PC- und Smartphone-Konsum einstellen.
- Und denken Sie daran: Alkohol lässt Sie schlechter schlafen.

Noch ein Rat für die Vieldenker unter uns

Sie sind gerade am Einschlafen, da schießt Ihnen ein Gedanke in den Kopf: Ach herrje, ich muss ja noch Herrn B. anrufen ... die Überweisung an den Sportverein tätigen ... ein Geschenk für die Nachbarin besorgen ... Das darf ich nicht vergessen ... Wie soll man da entspannt ein- oder weiterschlafen? Die Lösung: Legen Sie Zettelblock und Stift neben Ihr Bett, sodass Sie nächtliche Ideen und Gedanken kurz notieren können. Damit nehmen Sie sich die Angst, Dinge zu vergessen, Ihr Gehirn kann endlich Feierabend machen – und Sie schlafen friedlich ein.

6

Schluss mit dem Freizeitstress

Wissen Sie schon, was Sie im nächsten Sommerurlaub machen werden? Was löst diese Frage bei Ihnen aus? Spontane Vorfreude auf die freie Zeit? Oder eher so eine unangenehme Unruhe, weil Sie noch nichts geplant haben?

Erstaunlicherweise assoziieren wir Stress in der Regel mit beruflicher Belastung, dabei sind wir doch, wie wir alle täglich erleben, von so viel mehr Stressoren umgeben. Es fängt mit dem morgendlichen Lärm und Gedränge auf der Straße an, geht mit familiären Unstimmigkeiten weiter und hört leider nicht mal in der Freizeit auf. Denn selbst jene Zeit, die eigentlich der Regeneration dienen sollte, empfinden inzwischen viele Menschen als anstrengend. So fühlen sich laut einer repräsentativen Umfrage der Techniker Krankenkasse 34 Prozent der Befragten sogar in ihrer Freizeit gestresst.[29] Vielleicht, weil die eigenen hohen Ansprüche, von denen sich immerhin 48 Prozent der Befragten unter Druck gesetzt fühlen, auch die Freizeitgestaltung überschatten? Sehnen sich die meisten Menschen denn nicht danach, einfach mal die Seele baumeln und dem Tag freien Lauf zu lassen? Ist genussvolles »Nichtstun« out?

Es lohnt sich also, das Phänomen Freizeitstress genauer unter die Lupe zu nehmen. Die Stiftung für Zukunftsfragen hat im Rahmen des *Freizeit-Monitors 2019* herausgefunden, dass 58 Prozent der über 2000 Studienteilnehmer*innen (ab 14 Jahren) bedauern, in ihrer Freizeit komme immer irgendetwas zu kurz. Ebenso viele von ihnen geben zu, dass sie sich oft zu viel vornehmen. Und 46 Prozent leiden unter dem undefinierbaren Gefühl, in ihrer Freizeit eigentlich nicht das zu machen, was sie wirklich wollen. Insofern wundert es auch nicht, dass 42 Prozent den Eindruck haben, ihre Freizeit zu vergeuden.

Was ist passiert? Auf der einen Seite jene Gruppe, die vor lauter anspruchsvollem Erlebnishunger nicht weiß, wie sie all die großartigen Freizeitangebote unter einen Hut bringen soll. Auf der anderen Seite die Menschen, die ihre freie Zeit »verdaddeln«, ohne dass sie dabei merklich neue Kraft schöpfen, begleitet von einem unterschwelligen schlechten Gewissen (noch so ein quälender, energieraubender Stressor).

29 TK-Stressstudie 2016, »Entspann Dich, Deutschland«

Fraglos hat sich das Freizeitverhalten an die gesamtgesellschaftlichen Entwicklungen angepasst, wie ein Blick auf die Ergebnisse des jährlichen *Freizeit-Monitors* zwischen 2014 und 2019 verdeutlicht: Das Smartphone mit all seinen Anwendungsmöglichkeiten – jeder Smartphone-Nutzer hat im Schnitt 95 Apps installiert – wurde 2019 mehr als doppelt so häufig (113 Prozent) unter den täglichen Freizeitaktivitäten genannt als fünf Jahre zuvor. Smartphones und Streamingdienste wie Spotify sorgten für einen Anstieg des Musikhörens um 112 Prozent. Und Social-Media-Aktivitäten sowie Onlineshopping haben seit 2014 um gut ein Drittel zugelegt. Kein Wunder, dass da immer weniger Raum für Muße und Zweisamkeit bleibt (minus 12 Prozent), obwohl eben diese doch allenthalben schmerzlich vermisst werden; es wird auch seltener regelmäßig Zeitung (Print!) gelesen (minus 6,9 Prozent); und Ausschlafen (minus 7 Prozent) gehört ebenso zu den rückläufigen Freizeitaktivitäten wie Gartenarbeit (minus 11 Prozent). Bislang gibt es zwar eine ungekrönte Königin der Freizeitbeschäftigungen – das Fernsehen –, doch laut dem wissenschaftlichen Leiter der »Stiftung für Zukunftsfragen«, Professor Ulrich Reinhardt, ist es wohl nur eine Frage der Zeit, bis digitale Medien das Fernsehen von seinem Thron stoßen.

Wenn selbst die an sich freie Zeit inzwischen von vielen Menschen nicht mehr als Genuss, sondern als Belastung empfunden wird, geht das natürlich auch an ihrem Liebesleben nicht spurlos vorüber. So bedeutet weniger genussvolle Zweisamkeit auch weniger Sex: 2014 hatten noch 56 Prozent der Bundesbürger mindestens einmal im Monat Sex, fünf Jahre später waren es nur noch 52 Prozent. Reinhardt hat auch einen Schuldigen ausgemacht: das Smartphone, denn »wenn der Partner die ganze Zeit am Telefon ist, ist das nicht gerade eine romantische Stimmung, die da entsteht. (…) Das Smartphone wird zum Lückenfüller. Das ist kontraproduktiv für die Zeit, die ich sonst mit meiner Partnerin oder meinem Partner verbringen würde.«[30]

Dabei wissen wir alle eigentlich ziemlich genau, was uns guttut, oder? Aber es ist, als zwinge uns der gesellschaftliche Strudel des »Immer-mehr-immer-Schneller«, bei unserem urmenschlichen Wunsch nach rascher Bedürfnisbefriedigung (*instant gratification*) – in diesem Fall des Bedürfnisses nach Entspannung – genau das Falsche zu tun. Warum stopfen wir denn jede noch so kleine Freizeitlücke? Warum verplanen wir unsere Wochenenden schon ein halbes Jahr im Voraus? Jede Aktivität für sich genommen mag ja ganz nett und wichtig sein – ob der Besuch der langjährigen Freundin, der Skatabend mit den Nachbarn, der Trip nach Hamburg oder das Essen mit den Eltern, ach, und dann ist da ja noch die Terrasse, die endlich frühlingsfit gemacht werden muss –, aber in der Summe kommen wir kaum noch dazu, Luft zu holen. Abhaken und weiter.

Eine Ursache für solchen Freizeitstress ist das moderne Angst-Duo, bestehend aus der Angst, Nein zu sagen, und der Angst, seine Freizeit falsch zu verbringen bzw. etwas zu verpassen. Für Letzteres haben die Amerikaner bereits ein geflügeltes Wort: *Fear of Missing Out*, kurz FOMO. Ein ziemlich verbreitetes Phänomen in einer Welt, die uns jeden Tag neue Möglichkeiten vor Augen hält. Das heißt: Die Quantität unserer Erlebnisse in der sogenannten Freizeit nimmt zu, während unsere Zufriedenheit weiter abnimmt, weil wir meinen, nicht genug oder das Falsche erlebt zu haben. Ein mieser Teufelskreis, der schnurstracks in die Erschöpfung führt.

Aber müssen wir uns damit abfinden? Sicher nicht. Es gehört allerdings eine Portion Selbsterkenntnis mit einer tüchtigen

30 Frankfurter Allgemeine Zeitung: Menschen in Deutschland verlernen das Genießen, 12.9.2019

Prise festem Willen dazu, den Freizeitstress wieder in Freizeitgenuss umzumünzen, die quälende FOMO abzulegen und sich genüsslich der JOMO (*Joy of Missing Out*[31]) hinzugeben. Wie können wir das gute Freizeit(er)leben also wieder in den Vordergrund rücken? Auf dass wir nach einem erholsamen Wochenende im Garten nur entspannt lächeln, wenn uns jemand darauf hinweist, was wir alles Spannendes verpasst hätten …

Den ersten Schritt haben Sie vermutlich schon beim Lesen getan, als Sie das Geschriebene automatisch mit Ihrem Leben verglichen haben. Als Nächstes gilt es, sich darüber klar zu werden, welche Aktivitäten einen aus der Anspannung des Alltags herausholen. Und damit meine ich keinesfalls aufwendig-trubelige Unternehmungen. Ich persönlich bin zum Beispiel ein großer Fan von *Early-Bird*-Erlebnissen, also von kleinen Alltagsfluchten am frühen Morgen. Im September beispielsweise gehe ich gern gleich nach dem Aufstehen barfuß durch den Garten, spüre die Feuchtigkeit des Rasens an meinen Füßen, die frische Kühle des ausklingenden Sommers im Gesicht und bestaune die feinen Spinnfäden an den Sträuchern und Gräsern. Was könnte so ein *Early Bird* bei Ihnen sein? Oder sind Sie eher der Typ für eine kleine Nachtwanderung bei Vollmond? Sogar eine genüssliche Mittagspause auf der Parkbank kann so eine Anspannungen lösende Alltagsflucht sein, wenn Sie sich nicht aufs Smartphone, sondern auf die wärmenden Sonnenstrahlen und das Zwitschern der Vögel konzentrieren.

Der berühmte Casus knacksus auf dem Weg zur Freizeit mit Genuss ist jedoch das, was ich Ausmisten nenne. Hierbei geht es darum, für sich selbst herauszufinden, was einem besonders wichtig ist, und alles andere konsequent beiseitezufegen. Also Konzentration auf das Wesentliche. Fragen Sie sich, was Sie

31 Auf Deutsch: Freude am Verpassen

wirklich wollen. Niemand kann auf allen Hochzeiten gleichzeitig tanzen. Wer es trotzdem versucht, wird irgendwann frustriert in der Ecke sitzen und überhaupt keine Lust mehr haben zu tanzen. Klingt logisch, ist aber alles andere als einfach, weil es bedeutet, seine Grenzen, ja, letztlich die eigene Endlichkeit zu akzeptieren.

Denn selbst wenn wir das Glück haben sollten, 90 Jahre alt zu werden, können wir niemals all die Optionen, die uns auf dem Lebensweg begegnen, wahrnehmen. Unsere Zeit- und Kraftreserven sind nun mal begrenzt. Machen wir das Beste draus! Entscheidend ist nicht, *wie viel* Sie von der unendlich langen Liste an Möglichem erleben, sondern *wie* Sie es erleben.

Mich macht es nachdenklich, wenn ich Menschen begegne, die aus Furcht, nicht genug Zeit für alles zu haben, immer schneller rennen und sich dabei hoffnungslos verzetteln. Ist es nicht klüger, seine natürlichen Grenzen zu kennen und sich gelegentlich entspannt unter einen Apfelbaum oder auf einen Steg am See zu setzen, als darauf zu hoffen, der inneren Unruhe mit der nächsten Kreuzfahrt, der nächsten Fernreise und dem nächsten Freizeitpark entkommen zu können. Warum es sich nicht schon im Hier und Jetzt schön machen? Denn was du heute kannst besorgen …

Defragmentierung der Freizeit

Sie suchen etwas, das Ihnen dabei hilft, dem Hier und Jetzt wieder mehr Wert beizumessen? Dann sollten Sie Ihre Freizeit defragmentieren. Tatsächlich ist der Vergleich mit dem Defragmentieren von Dateien auf der Festplatte, um wieder ausreichend Speicher zur Verfügung zu haben, naheliegend. Denn so wie logisch zusammengehörige Datenblöcke auf einem Datenträger fragmentiert, also verstreut gespeichert sind, so verstreut und wahllos sind oft die einzelnen Freizeitbeschäftigungen.

Die Folge: Man kommt zu nichts mehr. Vor allem nicht mehr zu den eigentlich wichtigen, weil guten und somit energiespendenden Dingen wie dem Kochen mit den Kindern, den Gesprächen am Kamin mit der Partnerin, dem Pilzesammeln oder Hobby. Denn dafür brauchen wir jeweils Zeit am Stück, auch Muße genannt.

Stattdessen knallen wir zum Beispiel einen Samstag mit zig Vorhaben voll: Eigentlich stand ja nur Omas Geburtstag für den Nachmittag auf dem Programm, schnell verabredet man sich noch für den Morgen zur Joggingrunde mit dem besten Freund, gegen Mittag ruft ein Arbeitskollege wegen der Präsentation an, und da ist ja auch noch dieses Paket, das dringend von der Post abgeholt werden muss. Hört sich an wie Alltag, oder? Und das am Wochenende. Wo, bitte schön, bleibt in einem derart fragmentierten Tag noch Zeit, um die Ruhe und Muße zu finden, die wir eigentlich so dringend bräuchten?

Im Grunde ist es ganz einfach: Fragmentierte Freizeit frisst Energie. Defragmentierte Freizeit spendet Energie. Doch was tun wir? Wir fragmentieren unsere Freizeit fleißig weiter, indem wir jede Zeitlücke »nutzen« – um noch rasch einen Brief zu diktieren, einen Kuchen fürs Kinderfest zu backen, dem Urlaubsflirt eine WhatsApp zu schicken, den Newsticker zu checken oder das nächste Wochenende zu planen –, bis uns schließlich wieder nur vier, höchstens fünf Stunden Zeit zum Schlafen bleiben und wir am Montagmorgen völlig ausgelaugt in die neue Woche starten.

Diese Fragmentierung der Freizeit hat aber noch einen weiteren Haken, denn nicht nur die Regeneration bleibt aus, auch jegliche Spontaneität geht flöten. Ich erinnere mich an einen lauen Freitagabend im letzten Sommer. Meine Frau und ich hatten in einem Gartenrestaurant gegessen und fuhren gegen 22.30 Uhr mit unseren Fahrrädern durch die Stadt nach Hause. Vor uns lag ein freies, sprich komplett defragmentiertes Wochenende: Diese monatlichen Highlights legen wir kurz nach Silvester fürs neue Jahr im Familienkalender fest, und keiner von uns darf auch nur einen einzigen Termin in der Zeit annehmen.[32] Da die Kinder für zwei Tage bei meinen Eltern waren, konnten meine Frau und ich schlicht und ergreifend machen, was wir wollten. Ein herrliches Gefühl von Freizeit und Freiheit ... Auf dem Weg nach Hause kam mir nun die Idee, eines der wenigen Paare in unserem Umfeld zu besuchen, das sich ebenfalls defragmentierte Freizeit gönnt und sich somit einen klitzekleinen Rest von Spontaneität in seinem Leben bewahrt hat.

So klingelten wir also um 22.45 Uhr bei Robert und Katharina und mussten die Frage, ob sie Lust auf ein Glas Wein hätten, gar nicht erst stellen, weil sie nach einem kurzen Moment des Erstaunens keine zwei Sekunden brauchten, um uns genau auf dieses Glas Wein auf ihre Terrasse einzuladen. Unbezahlbar – und aus meiner Sicht durch keine AIDA-Reise und keinen Konzert- oder Freizeitparkbesuch zu ersetzen. Solche monatlichen »Freiheit«-Wochenenden kann ich nur jedem empfehlen, der nicht weiß, wo ihm der Kopf steht. (PS: Frei meint idealerweise auch medienfrei.)

Aber es gibt noch ein weiteres Zaubermittel gegen den um sich greifenden Freizeitstress, und zwar sogenannte Flow-Erlebnisse. Der emeritierte Psychologieprofessor und Glücksforscher Mihály Csíkszentmihályi gilt als Schöpfer der Flow-Theorie, die er 1975 formuliert hat. Sein Buch *Flow. Das Geheimnis des Glücks* ist durchaus lesenswert, aber eigentlich lässt sich das Flow-Phänomen sehr knapp beschreiben: Flow (engl. »fließen« / »strömen«) meint den Zustand, in den uns eine Tätigkeit ver-

32 Was nicht heißt, dass man das freie Wochenende als solches nicht einmal verschieben kann, wenn eine Hochzeitseinladung oder ähnlich Wichtiges reinkommt.

setzt, die uns vollständig in ihren Bann zieht, die uns gewissermaßen Zeit und Raum vergessen lässt.

Welche Tätigkeiten sind das? Und können Sie sich erinnern, wann Sie dieses Flow-Gefühl zuletzt empfunden haben? In der Regel tritt es bei Tätigkeiten auf, die mit der perfekten Balance aus Unter- und Überforderung aufwarten, die also nur mit voller Konzentration und unter Aufbietung allen Könnens gelingen. Hier haben wir die Möglichkeit zu beweisen, was in uns steckt. Der Surfer erlebt Flow beim Ritt auf der Welle, der Chirurg bei einer anspruchsvollen Operation, mein Nachbar beim Reparieren eines kniffligen Geräts, mein Bruder beim Fertigstellen eines eigens konstruierten Gartenhauses, seine Frau bei einer komplizierten Schrittfolge beim Tanzen und ich unter anderem bei einer tollen Schwimmeinheit im Fluss oder beim Warten meines Fahrrads. Bei Tätigkeiten also, bei denen ich konzentriert abschalte, ohne je auf die Uhr zu schauen. Flow kommt nämlich weder einfach so, noch ist das Erlebnis käuflich. Vielmehr müssen wir in den Glücksautomaten Flow jede Menge hineinstecken, bis etwas herauskommt – doch dafür gibt kaum etwas so viel Lebensenergie wie das Flow-Erlebnis.

Flow kann allerdings auch bei der Arbeit auftreten. Ich selbst erlebe viel Flow während einer »perfekten Sprechstunde«, bei einem begeisternden Seminar und beim Buchschreiben. Ich bin deshalb auch nicht der erste Mensch, der sich schon übernommen hat mit Dingen, die ihm »doch so viel Freude bereiten«. Also aufgepasst: Flow und »fertig mit Jack un Büx« müssen kein Widerspruch sein!

Der beglückende Zustand des Flow kann also sowohl bei beruflichen Tätigkeiten eintreten als auch bei Freizeitaktivitäten, wobei die Betonung in diesem Fall auf »aktiv« liegt. Passive Freizeitbeschäftigungen wie Shoppen, Fernsehen, Social Media und Kinobesuche können zwar Spaß machen, für ein Flow-Erleben sorgen sie aber bestimmt nicht. Deshalb handelt es sich bei diesen auch nicht um Hobbys, sondern – zugespitzt ausgedrückt – um Fun-Konsum.

Der Anglizismus »Hobby« kommt von dem englischen *hobby horse*, was wörtlich übersetzt Steckenpferd bedeutet und somit einer besonderen Expertise und Zuwendung bedarf. Wer ein Steckenpferd hat, ist typischerweise ein Amateur im besten Sinne. Heute wird der Begriff Amateur meist abfällig als Gegenüberstellung zum Profi verwendet. Dabei ist ein Amateur eigentlich ein Experte, der sein Wissen nicht beruflich einsetzt. Der Hobby-Ornithologe, der sich Tage und Nächte auf die Lauer legt, um seltene Vogelarten zu beobachten, der Hobby-Pomologe, der bereits 30 Jahre seines Lebens auf das Züchten alter Apfelsorten verwandt hat, der Oldtimer-Fan und der Hobby-Tänzer, die jedes Detail ihrer Herzensangelegenheit aus dem Effeff beherrschen. Das sind Menschen, die in diesen Tätigkeiten regelrecht versinken können.

Doch dafür braucht es Zeit, Engagement, Frustrationstoleranz, Neugier und Wissensdurst. Und das alles in der Freizeit? Genau! Doch dafür muss Freizeit natürlich wieder freie Zeit sein und nicht »der andere Alltag«, in dem all das erledigt wird, wozu man sonst nicht kommt, oder gar eine »Lücke«, die es irgendwie zu füllen gilt.

7

Richtig abschalten und auftanken in der »schönsten Zeit des Jahres«

Hurra, Urlaub! Und damit endlich Zeit, sich mal so richtig zu regenerieren. Aber was heißt eigentlich »richtig regenerieren« im Urlaub? Und vor allem: Wie geht das? Möglicherweise kommt Ihnen diese Frage auf den ersten Blick ziemlich merkwürdig vor. Immerhin müsste das zeitweilige Aussteigen aus dem Alltag verbunden mit herrlichem Nichtstun doch reichen, um den Akku wieder aufzuladen und neue Tatkraft zu erlangen. Aber wenn wir ehrlich sind, ist schon das mit dem Aussteigen aus dem Alltag so eine Sache, weil der Kopf sich oft hartnäckig weigert, ebenfalls auszusteigen. Da fliegt man um die halbe Welt, lässt sich von vorn bis hinten bedienen, aalt sich stundenlang am Pool in der heißen Sonne, macht die tollsten Führungen und Spielchen mit – aber der Kopf rattert unermüdlich weiter und lässt einen nicht zu Atem kommen.

Ob es daran liegt, dass die alltägliche Hektik- und Konsumspirale auch im Urlaub weitergeht? Denn mal ganz ehrlich: Geben wir unserem Kopf überhaupt die Chance, auf andere Gedanken zu kommen? Lassen wir genügend Raum für neue Eindrücke und Inspiration, für kleine Abenteuer? Dafür brauchen wir nicht mal ans Ende der Welt zu jetten; auch im benachbarten Bundesland gibt es mit Sicherheit so manches zu entdecken. Wenn wir die Augen dafür öffnen und uns darauf einlassen. Für mich war Brandenburg so eine Entdeckung: seine vielen Seen und seine Abgeschiedenheit, seine abwechslungsreichen Landschaften.

Und die Brandenburger selbst. Nun ist es natürlich nicht jedermanns Sache, auf fremde Menschen zuzugehen, aber mein Freund Niels – ein alter Pfadfinder – hat mich auf den Geschmack gebracht. Sein Credo: »Sprich jeden Tag mit einem Einheimischen!« Fuhren wir zum Beispiel zusammen ins Trainingslager nach Graubünden, galt es, an jedem Tag mit irgendeiner anderen spannenden Person ins Gespräch zu kommen. So haben wir mit dem Bauern, bei dem wir die Milch geholt haben, über Käserei geplaudert, der Bäcker hat uns neben verschiedenen Fruchtbrotvarianten super Tipps für Radtouren mitgegeben, und der Sporthändler zeigte uns die Finnenbahn im Wald. Unser offenes Interesse hat uns Türen und Herzen geöffnet. Manchmal kostete es zwar ein bisschen Überwindung, aber es hat sich jedes Mal gelohnt – und so wurde aus dem Trainingslager eine intensive Begegnung mit Land und Leuten, von der ich bis heute zehre. Nicht umsonst heißt es in dem Gedicht »Urians Reise um die Welt« von Matthias Claudius (1740–1815): »Wenn jemand eine Reise tut, so kann er was erzählen.« Außerdem wird der Urlaub auf diese Weise gefühlt viel länger.

Lege ich mich hingegen allmorgendlich nach dem Frühstücksbüfett im Hotel stundenlang an den überfüllten Strand, um abends sonnengerötet oder -gebräunt mit denselben Menschen wie an den Abenden zuvor in der Hotelbar einen Cocktail nach dem anderen zu schlürfen, bin ich nach einer Woche zwei Kilo schwerer und völlig ermattet vom täglichen Einerlei. Die Urlaubstage sind regelrecht verflogen, und zurück bleibt nur eine Lücke auf dem Bankkonto. Wo sind die Erlebnisse, an die man sich gern zurückerinnert, die unerwarteten Begegnungen und Situationen, die einen den Alltag vergessen und den Energielevel steigen lassen?[33]

Spontan fällt mir so ein Moment ein, den auch meine drei Kinder wohl nie vergessen werden. Der Plan: Familienradtour an der Ostsee mitten in der Hauptferienzeit. Die Züge waren zum Bersten voll, und in der Regionalbahn, die uns von Hamburg nach Lübeck bringen sollte, war ganz offensichtlich kein Platz für eine fünfköpfige Familie, vier Räder, einen Kinderfahrradanhänger und die zehn Packtaschen. Denkste! Kurzerhand kamen uns andere Radfahrer zu Hilfe – und obwohl alle Fahrgäste bei 35 Grad Celsius dicht an dicht saßen oder standen, wurden unsere Packtaschen via Menschenkette über den gesamten

33 Dazu siehe unmittelbare und retrospektive Zeitwahrnehmung auf S. 218

Zug in den letzten freien Ecken verteilt und unsere Räder auf andere Räder gestapelt. Wir hatten wirklich keine Ahnung, wo sich unsere Taschen gerade befanden. Aber wir waren happy, im Zug zu sein; alles andere ließen wir auf uns zukommen. Was blieb uns auch anderes übrig? Der Praxisalltag war jedenfalls schon weit, weit weg. In Lübeck funktionierte das Ganze dann in die Gegenrichtung: Eine Menschenkette sorgte dafür, dass alle Taschen, Räder und Kinder wieder bei uns ankamen. Keiner schimpfte, alle waren ruhig und hilfsbereit – und wir hatten einen ebenso aufregenden wie glücklichen Auftakt einer fantastischen Reise, an den wir uns immer wieder lachend erinnern.

Wenn so herrlich erfrischende Erlebnisse »um die Ecke« auf mich warten, muss ich mir dann eigentlich diesen Fernreisestress antun? Denn wie oft fangen die Strapazen mit Urlaubsbeginn erst richtig an: Am Freitagabend abgehetzt aus dem Büro kommen, um dann in Windeseile zu packen, weil's am nächsten Morgen in aller Herrgottsfrühe zum Flughafen geht. Schlange stehen beim Check-in, Schlange stehen bei der Sicherheitskontrolle, Schlange stehen beim Boarding, danach stundenlang eingepfercht die Zeit totschlagen, bevor es mit Schlange stehen beim Ausstieg, an Passkontrolle und Gepäckband weitergeht … Vielleicht wäre es der Entspannung dienlicher gewesen, auf den Urlaub zu verzichten; immerhin geht dieses nervenaufreibende Gerödel auf der Rückreise von vorn los. Aber wahrscheinlich muss ich noch an meiner inneren Haltung und Ruhe arbeiten, um für solche Situationen besser gewappnet zu sein.

Nein, im Ernst. Auch Fernreisen können durchaus ihren Reiz haben und dazu beitragen, sich zu regenerieren und den Akku wieder aufzuladen, wenn man sich für das Neue der fremden Kultur und Landschaft öffnet, ohne die Tage von vornherein durchzuplanen oder auf dem abgeschirmten Club-Gelände zu verbringen. Aber sogenannte Mikroabenteuer in der näheren Umgebung sind zum Abschalten und Auftanken mindestens genauso gut.

Raus aus der Komfortzone – rein ins Mikroabenteuer!

Der US-Amerikaner Alastair Humphreys hat das »Mikroabenteuer« vielleicht nicht erfunden, aber als Erster in einem Buch vorgestellt, und zwar als Outdoor-Unternehmung, die »kurz, einfach, lokal, günstig und trotzdem aufregend, lustig, herausfordernd, erfrischend und bereichernd« ist. Der deutsche Ober-Mikroabenteurer ist mein Freund Christo Foerster. Seit Jahren begeistert er Menschen dafür, sich ohne viel Brimborium aus dem Alltag heraus tolle Erlebnisse zu verschaffen, die zu großer Zufriedenheit und mentaler Entspannung beitragen. Christos »Mikroabenteuer-Spielregeln«:

- An- und Abreise nur mit dem Fahrrad oder öffentlichen Verkehrsmitteln (Bus oder Bahn); weder Auto noch Flugzeug sind erlaubt.
- Im Freien übernachten (ohne Zelt).
- Insgesamt maximal 72 Stunden unterwegs sein.
- Alles wieder so verlassen, wie man es vorgefunden hat.

Ohne Zelt im Freien zu übernachten ist fraglos eine Herausforderung. Aber tragen wir nicht alle die Lust auf Neues in uns? Vielleicht fangen Sie auch erst mal mit einer Übernachtung im Zelt an, lassen dafür aber Ihr Handy zu Hause …

Mikroabenteuer à la Marquardt

Zwischen Hamburg und Hannover traf ich mich mit meinem Freund Niels an einem Provinzbahnhof. Im Gepäck nur Campingkocher und Schlafsack. Keine Isomatte. Kein Zelt. Und das im Herbst. Die Schafställe, in denen wir eigentlich übernachten wollten, waren leider verschlossen, die Hunde in den Ortschaften, die wir am Abend durchstreiften, schärfer, als wir dachten, und die Strohballen, von denen wir uns Schutz erhofften, wesentlich größer als in unserer Kindheit und keinen Millimeter zu bewegen. Schließlich bauten wir uns aus alten Gartentischen, die wir hinter einer Scheune entdeckten, eine Art Verschlag. Der Moment, als wir auf Tischplatten fröstelnd in unseren Schlafsäcken lagen und die Nudeln auf dem Campingkocher einfach nicht richtig gar wurden, dafür aber verklebten und dann auch noch samt Topf in den Dreck fielen, sodass wir hungrig mit der Notration Müsliriegel vorliebnehmen mussten, war durchaus herausfordernd. Wenn du aber am nächsten Morgen auf dem Hügel einer fantastischen Heidelandschaft im Herbstnebel sitzt und deinen Kaffee kochst, dann hast du ein großartiges Erlebnis, etwas zu erzählen und etwas zu lachen!

Das war, wenn man so will, ein Mikroabenteuer nach Christos »Spielregeln«. Er sagt aber selbst, dass man das nicht so eng sehen muss. Wenn ich mit meiner Frau auf Outdoor-Tour bin, und sie abends lieber ein festes Quartier mit eigener Dusche haben möchte, ist das völlig okay. Immerhin sind wir trotzdem den ganzen Tag draußen und versorgen uns mit einfachen Mahlzeiten vom Campingkocher. Die Hauptsache ist: raus aus der Komfortzone! Das macht den Kopf und innerlich frei.

Es überrascht Sie jetzt sicher nicht, wenn ich hier zuletzt noch eine Lanze für die gute alte Rad- oder Wandertour breche. Die fünf großen Pluspunkte:

1 Bewegung an der frischen Luft: Spätestens wenn Sie drei Tage lang im Bett gelegen haben, werden Sie feststellen, dass Sie nur rammdösig, aber nicht energiegeladener und fröhlicher werden. Sich draußen von Ort zu Ort zu bewegen verspricht hingegen einen echten Energieschub!

2. Gemeinschaftserlebnis: Mit Familien oder Freunden zu wandern verbindet. Alle haben ein gemeinsames Ziel und werden gemeinsam dafür eintreten, es zu erreichen. Gemeinsam den Weg suchen, gemeinsam kochen, um dann gemeinsam und zufrieden anzukommen.

3. Bespaßung frei Haus: Auf einem Rad- oder Wanderurlaub kommen die kleinen und großen besonderen Ereignisse automatisch. Und die sind unbezahlbar.

4. Erfolgserlebnisse: Vielleicht legen Sie auf Ihrer Radtour nur zwanzig Kilometer am Tag zurück, haben dafür aber ausreichend Zeit für einen Schlenker zu einem geheimnisvollen Park, für die Ruine am Wegesrand, für einen Bummel durch das hübsche Dorf oder ein erfrischendes Bad im See. Ob Sie heute also 20 oder 120 Kilometer zurückgelegt haben, ist völlig egal: Sie sind auf jeden Fall erfolgreich am Ziel angelangt und schlafen glücklich ein.

5. Dankbarkeit und Wertschätzung: Sie glauben gar nicht, wie froh man über gutes Schuhwerk, eine warme Mütze, einen Teller Nudeln, einen Schluck Wasser oder einen Wegweiser sein kann. Nach einer Woche auf Schusters Rappen mit dem Gepäck auf dem Rücken spürt man wieder, worauf es im Leben ankommt.

8

Das große Los des kleinen Glücks

Halten Sie doch mal ein paar Minuten inne und lassen Sie sich durch den Kopf gehen, in welchen Momenten Sie glücklich sind. Wann empfinden Sie dieses unbeschwerte Gefühl von Zufriedenheit? Wenn Sie Lust haben, können Sie hier mal drei solcher Situationen aufschreiben …

Die Frage, was uns glücklich macht, dürfte wohl zu den zentralen Fragen unseres Lebens gehören. Immerhin streben alle Menschen danach, Leid zu vermeiden und glücklich zu sein. Dieses Streben verbindet Sie und mich mit dem Papst und Wladimir Putin genauso wie mit Helene Fischer und Arnold Schwarzenegger. Wir alle wollen im Grunde nichts anderes, als glücklich zu sein. Andererseits ist kaum ein Begriff so vielschichtig und vor allem so inflationär (werfen Sie doch mal einen Blick ins Ratgeberregal!) wie das Wörtchen »Glück«, das – laut Wikipedia – »Empfindungen vom momentanen bis zu anhaltendem, vom friedvollen bis zu ekstatischem Glücksgefühl einschließt«. Aha.

Als Mediziner möchte ich hier ergänzen, dass wir diese Empfindungen nur mithilfe einiger Botenstoffe in unserem Körper haben: Endorphine und Oxytocin sowie Dopamin und Serotonin. Typische Auslöser für die Ausschüttung der winzigen Glücksboten sind schmackhaftes Essen, guter Sex und Sport, aber auch Flow-Situationen und wohlige Entspannung. Doch Glück ist bekanntermaßen ein scheues Reh, weshalb es zum Beispiel nicht genügt, sich jeden Tag fünf Tafeln Nussschokolade zu genehmigen oder fünf Stunden durch den Wald zu joggen, um tagein, tagaus glücklich und zufrieden zu sein. Das ist dann doch wieder zu viel des Guten! Abstumpfung und das Gefühl von Mangel, sprich Leiden an anderer Stelle sind die Folge.

Kehren wir also zu der Frage zurück, was uns eigentlich glücklich macht. Sicher werden Sie mir zustimmen, dass es weder die neuen Sportschuhe noch die schicken Swarovski-Ohrringe sind, die unser Glück ausmachen. Es ist zwar ganz nett, sie zu haben, aber erfüllen sie uns mit jener tiefen Zufriedenheit, die uns im Alltag trägt, die uns Stabilität und Zuversicht schenkt? Eher nicht. Und doch kommen wir nicht umhin, Konsum bzw. Geld und seinen Einfluss in Sachen Glück näher zu betrachten. Schließlich leben wir nicht auf einer einsamen Insel, sondern in einem sozialen Umfeld, in dem Statusdenken und Selbstdarstellung eine große Rolle spielen. Manchmal habe ich das Gefühl, die Verknüpfung von materiellen Dingen mit vermeintlichem Lebensglück ist fast schon in unserer DNA verankert. Zudem neigen wir verschiedenen Studien zufolge dazu, uns permanent mit unseren Mitmenschen zu vergleichen – und je besser wir bei diesem Vergleich abschneiden, desto glücklicher sind wir.

Klingt nicht gerade nach ausgeprägtem Selbstbewusstsein und innerer Zufriedenheit, oder? Entsprechend schwer fällt es den meisten Menschen, sich dieses Verhaltensmuster einzugestehen. Auch ich habe immer wieder daran zu knapsen, obwohl ich bereits feststellen durfte, wie gut es sich anfühlt, wenn es hie und da gelingt, sich dessen bewusst zu werden und davon freizumachen: Bevor unsere Kinder geboren wurden, suchte ich nach Wochen intensiver Arbeit mit meiner Frau gerne luxuriöse Hotels an der Ostsee auf. Als kinderloser Assistenzarzt stand ich finanziell ja ganz gut da. Aber irgendwie fühlten wir uns in diesen Nobelherbergen nie ganz zu Hause, sodass uns jedes Mal sozialer Stress zusetzte. Anspannung statt Entspannung also. Bis wir uns eines Tages für ein Hotel entschieden, das zu uns passte: ein Haus mit direktem Meerzugang, das nicht nur ein geräumiges Zimmer mit Blick auf die Ostsee, sondern auch richtig gutes Essen bot. Und nirgends Menschen, die mit Gucci-Gürtel und Louis-Vuitton-Tasche um einen herumscharwenzelten. Hier fühlten wir uns frei und konnten loslassen.

Eine andere Geschichte, die in unserer Familie immer wieder für Lacher sorgt, ist mein letzter Autokauf. Da ich aus einer Familie von Automobilkaufleuten stamme, bin ich als Kind oft genug in einer Werkstatt herumgeturnt. Dort kamen auch luftgekühlte VW-Käfer-Motoren auf den Prüfstand, weshalb ich ein gewisses Faible für luftgekühlte Boxermotoren entwickelt habe. Klar, dass später ein schickes Auto in Vollausstattung hermusste. Räder möglichst groß, Reifen möglichst breit, PS-Zahl möglichst hoch. Es dauerte fast zwei Jahrzehnte, bis mir klar wurde, dass ich hiermit einer veralteten Form der Mobilität frönte, geleitet von völlig albernem Statusdenken.

Eines Abends verkündete ich meiner Frau, dass ich mit solchen Albernheiten künftig nichts mehr zu tun haben wolle. Und da eh das dritte Kind geplant sei, tue es nun ein gebrauchter VW-Bus – in Basisausstattung mit Stahlfelgen und ohne irgendwelche Extras. »So müssen wir nicht unnötig viel Geld für dieses Nutzobjekt vergeuden.« Meine Frau war absolut einverstanden, ahnte aber sicher nicht, dass sie sich in den nächsten fast anderthalb Jahren mit meinen Stimmungsschwankungen würde herumschlagen müssen. Vielleicht doch lieber einen getunten Bus mit allem Drum und Dran? Ach nee, die Billigversion ist doch total ausreichend. Na ja, aber ein paar mehr PS und etwas Komfort wären auch ganz schön … Hinzu kamen die ungläubigen bis warnenden Reaktionen aus meinem sozialen Umfeld. Kurzum: Mir fiel es verflucht schwer, mir ein ebenso praktisches wie günstiges Gefährt vor die Tür zu stellen. Doch als es schließlich da war, vermisste ich rein gar nichts. Weder irgendwelche Ausstattungsmerkmale noch einen stärkeren Motor noch elegante Alufelgen.

Und da ich schon mal dabei war, habe ich gleich weiter an meinen (typisch deutschen?) Marotten gearbeitet. Schützenhilfe leistete meine Tochter. Wir waren gerade an unserem dänischen Ferienhaus angekommen und ich dabei, Gepäck und Fressalien für zwei Wochen vom Bus ins Haus zu verfrachten, als sie sich freudestrahlend vor mich stellte. »Papa, ich hab das Auto gewaschen!« Prima Sache. Einziges Problem: Es gab gar kein Wasser auf dem Parkplatz. Dafür aber ganz viel Schotter.

Also hatte meine Tochter die Türen des Busses kurzerhand mit Steinen gewaschen und dabei fantastisch den Lack zerkratzt. Ich musste lachen und mich zwingen, wenigstens etwas mit ihr zu schimpfen, da ich befürchtete, sie könne eine ähnliche Waschaktion sonst am nächstbesten Auto wiederholen. Als ich dann ein paar Wochen später mal wieder ein Verkehrsschild rammte und irgendeinen Poller beim Rangieren übersehen hatte, was jeweils für eine ordentliche Beule im Bus sorgte, war es ein erhebendes Gefühl zu spüren, wie egal mir das war. Falls Sie es nachmachen wollen, ein kleiner Tipp: Bei der ersten Beule tut's noch etwas weh, danach ist's halb so schlimm.

Natürlich kann ich diese Rebellion gegen soziale Normen nicht in jeder Hinsicht durchziehen; dazu bin ich als Familienvater und Arzt mit eigener Praxis doch zu sehr in unserer kapitalistischen Lebenswelt verhaftet. Aber es macht mich zufrieden, immer öfter bewusst zu entscheiden, wo ich mitgehe und wo ich »Stopp« sage. Weiß ich, dass ich davon profitiere, wenn ich den äußeren Erwartungen standhalte (z. B. Praxisausstattung), gehe ich mit; schränken mich die äußeren Erwartungen aber bloß ein oder erscheinen sie mir unsinnig, probiere ich, mich von ihnen zu lösen und mein Ding zu machen.

Ein gutes Übungsfeld ist unser Konsum-, aber auch unser Freizeitverhalten. Mein Physiotherapeut Phu hat zum Beispiel einen super Aufkleber auf seinem Gettoblaster: »Lieber mit dem Bulli an den Strand als mit dem Porsche ins Büro.« Nun wird wohl manch einer kontern: Warum nicht mit dem Porsche an den Strand fahren? Hahaha. Ganz einfach: Weil du ihn bezahlen musst und deine Zeit deshalb im Büro verbringst. Das ist Zeit, die du nie wieder zurückbekommst! (Du hast geerbt und kannst mit dem Porsche an den Strand fahren? Dann mach das Beste draus …)

Mit dem Bulli an den Strand zu düsen bedeutet: Machen

statt haben! Denn letztlich geht es doch darum, unsere kostbare, weil unwiederbringliche Zeit bestmöglich zu nutzen, statt sie damit zu verplempern, für irgendwelche materiellen Dinge zu ackern, die doch nur wieder kaputt- oder verloren gehen können. Um wie viel wertvoller sind da die guten Erlebnisse, an die wir uns immer wieder erinnern können, die uns innerlich bereichern und lächelnd wachsen lassen. Also lieber öfter mal leidige Pflichttermine reduzieren und das Unkraut im Vorgarten ignorieren, um stattdessen ganz in Ruhe an den See zu radeln, mit Freunden im Garten zu klönen oder mit der Familie eine lustige Schnitzeljagd zu machen … Das alles kostet kaum Geld, polstert dafür aber umso mehr Ihr Glückskonto auf!

Fazit: »Glück entsteht oft durch Aufmerksamkeit in kleinen Dingen, Unglück oft durch Vernachlässigung kleiner Dinge«, wie schon Wilhelm Busch wusste.

Ich habe eine 95-jährige Großmutter, und meine Kinder wollten bei ihrem Geburtstag im vergangenen Frühjahr ganz aufgeregt von mir wissen, ob ihre Uroma denn auch hundert Jahre alt werde. Mir blieb nichts anderes übrig, als ehrlich zu antworten, dass ich das nicht wisse. Dass es niemand wissen könne. Und dass wir eigentlich viel mehr Zeit mit ihr verbringen sollten …

Warum verbringen wir eigentlich so wenig Zeit mit jenen Menschen, die für unsere innere Zufriedenheit so wichtig sind? Mit unserer Familie, mit unserem Partner bzw. unserer Partnerin, mit guten Freunden. Anstatt die mögliche Sensation einer 100-jährigen Oma zu diskutieren, sind wir am Wochenende drauf einfach alle mit dem Zug zur Oma gefahren und haben mit ihr gefrühstückt. So geht Glück.

Glücksfaktor Partnerschaft

Wer das Glück hat – und ich verwende das Wort hier ganz bewusst –, einen Menschen gefunden zu haben, bei dem er sich »zu Hause« fühlt, mit dem er herumblödeln und ernste Gespräche führen kann, mit dem er schweigen und streiten kann, der tut gut daran, diese Partnerschaft zu hegen und zu pflegen. Damit meine ich jetzt nicht »Beziehungsarbeit« (was für eine grausliche Formulierung), sondern schlicht und ergreifend: gemeinsam verbrachte Zeit. Aber bitte nicht stumm konsumierend vor dem Fernseher. Glotzen kann man auch allein. Aber geteilte Erlebnisse mit den entsprechenden Erinnerungen wirken verbindender als jede (teure) Paartherapie. Wer jetzt meint, dafür sei der Urlaub da, verpasst die vielen großartigen Chancen, die der Alltag uns bietet. Abends einfach mal wie früher auf ein Bier in die urige Eckkneipe mit dem ollen Billardtisch (der Babysitter freut sich bestimmt über ein paar Euro extra), morgens eine Stunde später ins Büro und dafür eine Runde zusammen joggen und anschließend duschen gehen oder zwischendurch ein komplettes Wochenende, an dem Sie beide alle Zeit der Welt mit- und füreinander haben. Ohne Pläne. Ohne Termine. Ohne Druck.

Und sollten Sie das Gefühl haben, sich eigentlich nur noch über organisatorischen Krimskrams und die Kinder zu unterhalten, dann probieren Sie es mal mit einem Kartenspiel, das ein Start-up unter dem Namen »Vertellis« vermarktet. Ich finde es großartig, zumal es nicht todernst daherkommt. Über einige Fragen werden Sie mit Ihrem Partner laut lachen, andere wiederum führen Sie dazu, mal wieder Dinge anzusprechen, die mit den Jahren vielleicht zu kurz gekommen sind.

Glücksfaktor Freunde

Wann sind Sie das letzte Mal mit Ihrem besten Freund oder Ihrer besten Freundin unterwegs gewesen? Gemeinsam um die Häuser ziehen, vielleicht mal ein Boot mieten und der Sonne beim Untergehen zugucken; auch stundenlang zusammen Schach zu spielen oder nach einem Picknick plaudernd nebeneinander im Gras zu liegen kann den Glückspegel immens steigen lassen.

Glücksfaktor Nachbarn

Ihre Nachbarn sind Ihnen herzlich egal? Schade. Denn es lohnt sich, in die eigene Nachbarschaft zu investieren. Das habe ich bereits als Student – wohnhaft in einer Göttinger Souterrainbude – gelernt. Eines Abends parkte ich mein Auto an jener Stelle, die ein Nachbar, mit dem ich mich bis dahin zwar grüßte, aber noch kein einziges Wort gewechselt hatte, ohne Grund für sich beanspruchte. Das sah ich gar nicht ein und parkte, wo ich wollte. Daraufhin grüßte er mich nicht mehr und ich ihn natürlich auch nicht; jede noch so kurze Begegnung war derart frostig, dass es mir regelrecht auf den Magen schlug. Immer wieder diese negative Energie für rein gar nichts!

Nach ein paar Wochen beschloss ich, diesem Drama ein Ende zu machen. Ich ging auf den Nachbarn zu und entschuldigte mich. Es hätte zwar keiner Entschuldigung bedurft, aber ich habe mir dabei auch keinen Zacken aus der Krone gebrochen. Wir kamen ins Gespräch, und siehe da: Der Typ war eigentlich ganz okay. Fortan startete ich freudig in jeden Tag, weil der erste Mensch, dem ich begegnete, mir lächelnd einen guten Morgen wünschte, oft gefolgt von einem munteren Small Talk. Manchmal kann das Leben so einfach sein, wenn man ab und zu mit seinen Nachbarn klönt, grillt und lacht und sich nicht über Nichtigkeiten erzürnt. Das ist es wahrlich nicht wert.

GLÜCKS-GARANTEN	LEERE GLÜCKSVERSPRECHEN	GLÜCKS-KILLER
Essen und trinken mit Genuss	Luxusartikel	Permanent erreichbar sein
Zeit mit Freunden und Familie verbringen	Größere Wohnung	Den ganzen Tag arbeiten
(Guter) Sex	Neue Schuhe, neue Handtasche ...	Zu wenig Freizeit
Draußen sein	Größerer Fernseher	Stress
Sport und Bewegung	Gehaltserhöhung	Erwartungsdruck
Prioritäten richtig setzen	Umzug	Multitasking
Hobbys	Status	Überschätzung des Glücks durch materielle Güter
Selbst-bestimmung	Pendeln für den besser bezahlten Job	Fremd-bestimmung
Ehrenamtliches Engagement	»Charity via Banktransfer«	Egopolitur

9
Innere Ruhe finden

Für diesen Abschnitt sollten Sie sich Zeit nehmen und ein ruhiges Plätzchen suchen. Stellen Sie Ihr Handy aus, und machen Sie es sich gemütlich. Achten Sie darauf, dass es Ihnen in diesem Moment gut geht, dass keine Hose kneift, keine störenden Geräusche Sie ablenken und dass Temperatur wie Luft im Raum angenehm für Sie sind. Kommen Sie im Augenblick an.

Und jetzt legen Sie das Buch zur Seite und gönnen sich erst einmal eine Minute des Nichtstuns. Seien Sie einfach da. Es gibt nichts Besseres, um den Geist kurzfristig zu erfrischen …

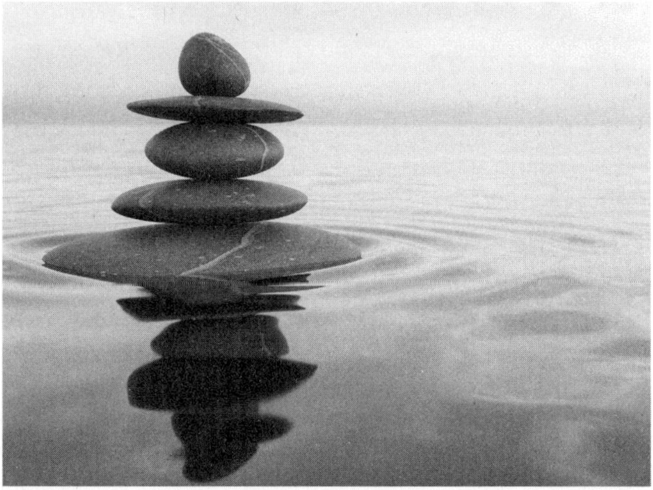

Welche Bilder tauchen in Ihnen auf, wenn Sie an Ruhe denken? Angenehme Situationen der Entspannung? Ein Sommermorgen an einem stillen See vielleicht? Ein Spaziergang durch raschelndes Herbstlaub? Beruhigen sich Atem und Herzschlag? Oder macht es Sie eher kribbelig, wenn es zu ruhig und nichts los ist? Wenn dem so ist, mag es daran liegen, dass die innere Unruhe in solchen Momenten besonders »laut« wird. Denn ohne Ablenkung im Außen rückt das Innere, das Geschehen in unserem Geist, in den Mittelpunkt. Doch genau darum geht es, wenn wir uns von dem Tempo und Druck um uns herum nicht unterkriegen lassen wollen: den Geist beruhigen, weil sich die äußere Welt bestimmt nicht beruhigt.

Das funktioniert natürlich nicht auf Knopfdruck. Schön wär's. Aber es gibt einen Weg dorthin, und der heißt Meditation. Der buddhistische Lehrer Oliver Petersen nennt Meditation den »Königsweg zur Schulung des Geistes«; man könnte aber auch sagen: zum Training des Geistes. Nun ist Meditation unserem Kulturkreis ja eher fremd. Viele denken dabei an buddhistische Mönche in orangefarbenen Gewändern, die stundenlang auf einem Fleck sitzen und an nichts denken bzw. die Gedanken einfach vorbeifließen lassen, ohne sie zu beurteilen, während uns schon nach zehn Sekunden die vermaledeite Steuererklärung oder der Konflikt mit dem Kollegen in den Kopf schießt und spätestens nach drei Minuten das Bein einschläft … Patienten schauen mich daher auch oft komisch an, wenn ich bei Erschöpfungssymptomen wie ängstlicher Unruhe und psychosomatischen Beschwerden auf Meditation zu sprechen komme. »Wie? Das soll ich wirklich machen?« – »Das soll helfen?«

Aus dem Leben gegriffen …
In der Sprechstunde sitzt ein 38-jähriger Patient vor mir. Ich nenne ihn hier Steffen. Als passionierter Läufer lässt er sich einmal im Jahr durchchecken, bislang ohne Befunde, doch diesmal klagt er über Bauchschmerzen. Da der letzte Check-up noch keine vier Monate zurückliegt, ist eine organische Ursache zwar nicht unmöglich (wie immer in der Medizin), jedoch äußerst unwahrscheinlich. Für viel wahrscheinlicher halte ich eine psychosomatische Genese seiner Beschwerden; immerhin ist Steffens Vater vor Kurzem verstorben und seine Mutter zudem sehr krank. Ganz offen spreche ich ihn auf meine Vermutung an. Er habe selbst schon daran gedacht, sagt er. »Aber was soll ich tun? Die Schmerzen sind ja trotzdem da.«

Da ich Steffen kaum in einen Shaolin-Mönch verzaubern

kann, empfehle ich ihm eine App[34], die ihm Schritt für Schritt dabei hilft, den Geist zu beruhigen und zu üben, die belastenden Gedanken vorbeiziehen zu lassen, sodass diese weder Angst noch Unruhe in ihm auslösen können. »Eine App gegen Bauchschmerzen«, lacht er, nimmt meinen Rat aber ernst und will es ausprobieren. Wir vereinbaren, uns in vier Wochen wiederzusehen, um über seine Erfahrungen zu sprechen. Und siehe da: Die App hat Steffen geholfen. »Ich wollt's ja erst nicht glauben, aber das hilft mir wirklich, wenn diese innere Spannung und die Beschwerden kommen.«

Meditieren heißt, sich auf das Hier und Jetzt zu besinnen

Stellen Sie sich vor, Sie säßen am Rand eines Flusses, während Schiff um Schiff an Ihnen vorüberzieht. Diese Schiffe repräsentieren Ihre Gedanken und Gefühle. Mal sind es gute, erfreuliche, dann wieder ärgerliche, ängstliche oder verstörende Gefühle. Menschsein bedeutet nun mal ein ständiges Kommen und Gehen verschiedener Gedanken und entsprechender Gefühle, und Meditation erst einmal nichts anderes, als Gedanken und Gefühle einfach kommen und wieder gehen zu lassen. Was das (Er-)Leben nämlich so anstrengend macht, ist, dass wir sofort auf jedes »Gedankenschiff« aufspringen. Jedem Gedanken rennen wir hinterher. Vor allem den negativen. Von der fiesen Steuererklärung und dem nervigen Kollegen zur schwierigen Aussprache mit dem Ehepartner, zur bislang halb fertigen Präsentation, zum Ziehen im großen Zeh, der misslungenen Matheklausur des Sohnes, dem blöden Wetterbericht fürs Wochenende … Jeder Gedanke wird festgehalten, selbst wenn wir in diesem Moment rein gar nichts Sinnvolles damit anstellen können. Da ist irre viel los in unserem Geist. Wie viel klüger wäre

34 Meine drei Favoriten: Headspace, 7Mind und Calm

es, überflüssige Gedanken einfach weiterziehen und den Geist auf diese Weise zur Ruhe kommen zu lassen, um dem äußeren Trubel und Lärm etwas entgegensetzen zu können, bevor man das eigentliche Leben vor lauter Geschäftigkeit und Grübelei verpasst.

»Meditation«, so Oliver Petersen, »wirkt wie ein gutes Medikament ohne Nebenwirkungen.« Für ein gesundes psychisches Immunsystem. Denn kraft der Meditation können wir den unangenehmen Einfluss negativer Gedanken verringern. Das ist auch deshalb sinnvoll, weil unser Körper auf all unsere Gedanken reagiert. Im Positiven genauso wie im Negativen. Nehmen angstvolle Gedanken überhand, sind Symptome wie Herzrasen, Bluthochdruck, Magenkrämpfe oder Hautausschläge keine Seltenheit. Gelingt es uns hingegen, die negativen Gedanken vorbeiziehen zu lassen, sodass sie uns gar nicht erst belasten können, tun wir automatisch etwas für unsere körperliche Gesundheit. Darum lohnt es sich auf alle Fälle, es wie Steffen mal mit einer Meditations-App zu probieren. Oder wie wäre es mit folgender ebenso einfachen wie effektiven Atem- bzw. Achtsamkeitsmeditation[35]?

Und so meditieren Sie richtig

- Nehmen Sie eine Körperhaltung ein, die es Ihnen ermöglicht, stabil, aber entspannt zu sitzen. Das kann auf einem Stuhl sein – mit beiden Füßen locker nebeneinander auf dem Boden –, im Schneidersitz auf einem kleinen Kissen oder mithilfe eines sogenannten Meditationsbänkchens. Nichts sollte Sie einengen, damit Ihr Atem frei fließen kann.
- Schließen Sie die Augen.
- Nehmen Sie nun Ihren Körper wahr.

35 Herzlichen Dank an Oliver Petersen für seine gute Unterstützung.

- Entspannen Sie die Augen, dann die Mundregion, indem die Zähne nicht aufeinanderpressen und der Kiefer ein wenig herunterfällt.
- Achten Sie darauf, dass Sie die Schultern nicht hochziehen; lassen Sie alle Last des Tages los.
- Indem Sie sich auf Ihren Körper ausrichten, kommen Sie automatisch im Hier und Jetzt an.
- Dann lenken Sie Ihre Aufmerksamkeit auf den Atem, wie er an der Nasenspitze kommt und geht, wie er die Bauchdecke sich heben und senken lässt.
- Sie atmen in Ihrem ganz eigenen Rhythmus, mal ist der Atem hart, mal ist er weich.
- Dass dabei Gedanken und Gefühle vorbeikommen, ist völlig natürlich und kein Grund, sich zu ärgern. Nehmen Sie den Gedanken wahr wie jemand, der am Strand sitzt und den Wellen beim Kommen und Gehen zusieht. Lassen Sie Gedanken und Gefühle ziehen, und kehren Sie einfach zu Ihrem Atem zurück.
- Lassen Sie die Übung ausklingen, indem Sie sich nun etwa eine Minute lang noch einmal besonders auf Ihren Atem konzentrieren, bevor Sie sich langsam Ihres Körpers bewusst werden, Geräusche wahrnehmen und die Augen wieder öffnen.
- Spüren Sie noch ein wenig der neu gewonnenen Ruhe und Energie nach.

Erwartungen, Ansprüche, Leistungsdenken haben beim Meditieren nichts verloren. Sie müssen hier niemandem etwas beweisen … Es genügt, dass Sie sich Zeit und Raum für sich selbst und Ihre innere Ruhe nehmen. Dazu noch ein Tipp von Oliver Petersen: Versuchen Sie, auch während des Tages zwischendurch »Atempausen« einzulegen, indem Sie Ihren Geist für einen Moment auf den Atem lenken. Auf diese Weise erlangen Sie mehr innere Freiheit im Alltag.

Ein weiterer, inzwischen sehr populärer Weg, um »runterzukommen«, ist Yoga. Viele Menschen in meiner Umgebung schwärmen dafür, denn Yoga fördert durch die gleichmäßig fließenden Bewegungen und die damit einhergehende Konzentration auf das Hier und Jetzt die Entspannung von Körper und Geist. Mal auszuprobieren, ob Yoga für Sie infrage kommt, lohnt sich also auf alle Fälle.

Mein erster und einziger Yogakurs, den ich im Rahmen einer sportmedizinischen Fortbildung absolviert habe, war zwar eine lustige Erfahrung, jedoch eine, die mich darin bestärkte, dass Yoga und ich keine Freunde werden. Selbst das hippe SUP-Yoga – hier tauschen Sie die Yogamatte gegen das Paddle Board – wäre nichts für mich, weil meine rückwärtige Beinmuskulatur sehr unbeweglich ist (übrigens ein verbreitetes Phänomen bei Männern). Und obwohl ich über Jahre jeden Abend 30 Minuten lang alle Muskeln gedehnt habe, hat sich die Beweglichkeit nicht spürbar verbessert. Wenn ich also so etwas wie den »herabschauenden Hund« machen soll, dann kommt höchstens ein jaulender Käfer dabei heraus. Insofern integriere ich heute zwar die eine oder andere Yoga-Stellung wie die »Kobra« in mein Dehnungsprogramm, weil mir diese gelingen und nachweislich guttun, mein Weg zu innerer Ruhe aber ist Yoga nicht. Dann doch eher Meditation, am besten in Verbindung mit Naturerfahrung …

Mir liegt es fern, Wasser zu predigen und Wein zu trinken, aber ich selbst bin zugegebenermaßen (noch) weit entfernt von der hohen Meditationskunst. Obwohl ich davon überzeugt bin, dass regelmäßig meditierende Menschen den besten Weg gewählt haben, um nicht vom Beschleunigungszirkel mitgerissen und damit in die Erschöpfungsfalle getrieben zu werden, setze ich bislang auf das gute Gefühl, das mich durchströmt, wenn ich zum Beispiel frühmorgens im Mittellandkanal schwimme. Die Bäume, der Himmel, die Wolken, die wie meine Gedanken vorüberziehen. In solchen Momenten bin ich ganz bei mir … Außerdem habe ich mir fest vorgenommen, bei meiner nächsten Stand-up-Paddling-Tour mal nicht wie sonst *full speed* zu paddeln, sondern achtsam: das leichte Schwanken des Bretts unter meinen nackten Füßen, das Geräusch des Wassers, wenn ich das Paddel hineintauche und durchziehe, der gleichmäßige Rhythmus meines Atems. So komme vielleicht sogar ich »unruhiges Hemd« dem Immunbooster und Ruhequell Meditation nach und nach auf die Spur.

V
KRAFTQUELLEN AKTIVIEREN! DAS RECHARGE-PROGRAMM FÜR EIN GUTES LEBEN

»Wenn du immer wieder das tust, was du immer schon getan hast, dann wirst du immer wieder das bekommen, was du immer schon bekommen hast. Wenn du etwas anderes haben willst, musst du etwas anderes tun! Und wenn das, was du tust, dich nicht weiterbringt, dann tu etwas völlig anderes, statt mehr vom gleichen Falschen!« So einst der österreichische Philosoph Paul Watzlawick. Und Physikgenie Albert Einstein brachte es kurz und knackig so auf den Punkt: »Immer das Gleiche zu tun und andere Ergebnisse zu erwarten, ist die Definition von Wahnsinn.«

Wer sich chronisch erschöpft fühlt, überfordert und energielos, für den kann und darf es ein »Weiter so« in seinem Leben nicht geben; der enorme Leidensdruck zwingt förmlich zum Umdenken. Allerdings führt das dumpfe, wabernde Gefühl der Erschöpfung nicht unbedingt zu den richtigen Schritten. Mit dem Recharge-Programm möchte ich Ihnen deshalb einige konkrete Hilfestellungen an die Hand geben, um Ihre persönlichen Kraftquellen aufzuspüren und zu aktivieren. Probieren Sie aus, was Ihnen besonders guttut!

1

Lebens-Check-up: die Bestandsaufnahme

Ich mache solche Check-ups regelmäßig, um in meinem Leben nicht den roten Faden zu verlieren. Ziel ist es, sich ein Bild von seiner augenblicklichen Lebenssituation zu machen, herauszufinden, was besonders gut läuft und wo der Schuh drückt, um schließlich auszuloten, wie sich das eigene Leben – Schritt für Schritt – verbessern lässt. Meist suche ich mir dafür einen Partner, der mich dabei unterstützt zu abstrahieren und der zur rechten Zeit kritische Fragen stellt. Oft ist das meine Frau, was – ganz nebenbei – für die Beziehung von Vorteil sein kann, manchmal aber auch ein Freund, der mich lange und gut genug kennt.

Da der Lebens-Check-up als Basis jeder Lebensveränderung von besonderer Bedeutung ist, habe ich zusammen mit dem Coach Oliver Nixdorf[36] folgende Check-up-Anleitung für Sie entwickelt. Hier der Ablauf vorab im Überblick:

1. Mit wem mache ich den Lebens-Check-up?
2. Wie, wo und wann führe ich einen Lebens-Check-up durch?
3. Analysephase
4. Zielfindung
5. Lösungswege denken
6. Erste Schritte im Hier und Jetzt
7. Unterstützer finden

Und los geht's!

36 www.nixdorf-consulting.com

1. Mit wem mache ich den Lebens-Check-up?

- Am wichtigsten ist, dass Sie mit der Person, die Sie begleiten soll, offen reden können. Nur in einer vertrauensvollen Atmosphäre lassen sich auch unangenehme Zusammenhänge erläutern.
- Die Person muss nicht Ihre Probleme lösen, denn das können nur Sie; es sollte aber jemand sein, der zuhören kann und will, der Fragen stellt, Themen und Behauptungen hinterfragt, der mitdenkt, querdenkt und Ihnen dabei hilft, auf neue Lösungen zu kommen.
- Es hilft, wenn die Person in der Lage ist, mit einer gewissen Distanz auf Ihre Situation zu blicken.
- Die Person sollte Freude an der Analyse von Problemen, an der Abstraktion von Mustern und Zusammenhängen haben.
- Aspekte, die *gegen* eine Person sprechen, sind die Tendenz, Situationen vorschnell als aussichtslos zu betrachten und sich überhastet Meinungen zu bilden sowie ausbremsendes Mitleid (nicht zu verwechseln mit aktivierendem Mitgefühl bzw. Empathie).

Was ist mit dem besten Freund?

Grundsätzlich kann der beste Freund bzw. die beste Freundin durchaus geeignet sein, weil hier meist die Mischung aus Kenntnis Ihrer Lage und der notwendigen Portion Abstand stimmt. Ich selbst habe mit guten Freunden beste Check-up-Erfahrungen gemacht, weil sie aufgrund ihrer Persönlichkeitsstruktur, teilweise auch dank ihrer beruflichen Tätigkeiten viele der genannten Voraussetzungen mitbringen. Aber natürlich sollten Sie es ihm/ihr auch nicht verübeln, wenn es nicht sein/ihr Ding ist.

Was ist mit dem Partner bzw. der Partnerin?

Letztlich gilt das Gleiche wie beim besten Freund. Wenn Ihr Lebenspartner die Fähigkeiten hat, sich aus dem Klein-Klein-Alltag und seinen aktuellen Hemmnissen zu lösen und es ihm gefällt, neue Ideen im Zusammenhang mit Ihrer persönlichen Situation zu entwickeln, dann sollten Sie es unbedingt miteinander versuchen.

Aber natürlich ist der Partner nicht immer die unterstützende Kraft, die zur Lösung beiträgt, schließlich ist er manchmal Teil des Problems. Und nicht selten haben Partner ja ganz eigene Interessen (»Wenn der jetzt auch noch zum Sport geht, dann hilft er noch weniger im Haushalt. Das werde ich ihm mal lieber ausreden.«)

Und für sich allein?

Oliver Nixdorf zufolge ist es durchaus möglich, so einen Lebens-Check-up mit sich selbst durchzuführen. Doch mir gelingt das nicht. Ich brauche den Austausch und das kritische Nachhaken meines Gegenübers. Gleichwohl mag es für Sie klärend sein, zunächst für sich allein auf Kraftquellensuche zu gehen. Probieren Sie es einfach aus.

Gegebenenfalls bleibt Ihnen auch immer noch der Weg, mit einem professionellen Coach zu arbeiten. Der hat's gelernt, der hat die nötige Distanz, der ist notwendigerweise lösungsorientiert, und er ist in der Lage, Sie mit bewährten Techniken in diesem Prozess zu begleiten.

2. Wie, wo und wann führe ich einen Lebens-Check-up durch?

- Das brauchen Sie: einen großen Schreib- oder Zeichenblock, wenn möglich zwei Flipcharts, sowie vier Stifte in unterschiedlichen Farben.

- Organisieren Sie einen ruhigen, inspirierenden Ort, an dem man sprichwörtlich atmen kann. Wenn das Wetter mitspielt, können Sie auch in die Natur gehen. Wichtig ist allein, dass der Ort ruhig ist (keine Kinder, kein Telefon, keine Türklingel), sodass Sie ungestört reden, lachen und gegebenenfalls auch mal weinen können.
- Das Zeitfenster sollte unbedingt ausreichend groß sein. Weniger als ein halber Tag wird keinesfalls genügen; am besten gönnen Sie sich ein Wochenende.
- Da so ein Lebens-Check-up ziemlich anstrengend sein kann, sind ausgedehnte Erholungspausen (wenn möglich in der Natur) ganz wichtig.

3. Kraftquellen und Krafträuber: die Analysephase

STEP 1 Auf dem einen Bogen Papier sammeln Sie alle Aspekte in Ihrem Leben, die Sie zufrieden und stark machen, also Ihre persönlichen Kraftquellen. Auf dem anderen sammeln Sie jene Aspekte, die Sie schwächen, nerven und belasten, also die Krafträuber. Wichtig: Sammeln Sie ohne jeglichen Filter. Sammeln Sie einfach drauflos.

Hilfsfragen, um Kraftquellen zu finden:

- Was bereitet mir Freude?
- Was geht mir leicht von der Hand?
- Wofür lohnt es sich, sich zu engagieren?
- Was treibt mich an? Wofür stehe ich morgens auf?
- Welche Dinge in meinem Leben bereiten mir eine Gänsehaut, wenn ich daran denke?
- In welchen Situationen fühle ich mich pudelwohl?
- Wenn ich morgen ein komplett anderes Leben hätte, würde ich folgende Aspekte meines jetzigen Lebens vermissen: …
- Welche Menschen in meinem Umfeld geben mir Energie?

Hilfsfragen, um Krafträuber zu finden:

- Was mag ich nicht?
- Was fällt mir schwer?
- Was laugt mich aus?
- In welchen Situationen erlebe ich mich als besonders energielos?
- In welchen Situationen erlebe ich mich als besonders gehemmt?
- In welchen Situationen muss ich eine Rolle spielen, die ich eigentlich nicht spielen will?
- In welchen Situationen bin ich nicht ich selbst?
- Wenn ich eine Aufgabe aus meinem Leben streichen könnte, wäre das: …
- Welche Menschen in meinem Umfeld rauben mir Energie?
- Wer oder was ist der größte Bremsklotz in meinem Leben?

STEP 2 Ordnen Sie alle Krafträuber und Kraftquellen folgenden vier Lebensbereichen zu:

- Beruf und Finanzen (z. B. Stiftfarbe Schwarz)
- Familie und Beziehungen (z. B. Stiftfarbe Rot)
- Fitness und Gesundheit (z. B. Stiftfarbe Grün)
- Sinnfindung, Kultur, Hobby (z. B. Stiftfarbe Lila)

Legen Sie nun für jeden der vier Bereiche fest, wie glücklich Sie mit Ihrer Situation sind (auf einer Skala von 1 für maximal unzufrieden bis 10 für maximal zufrieden).

STEP 3 Schauen Sie sich die Ergebnisse in Ruhe an: Wo ist etwas unausgeglichen? Wo läuft etwas schief? Ziehen Sie Zufriedenheit vor allem aus dem Beruf, während Sie privat unglücklich sind? Oder ist es genau umgekehrt? Existiert der Bereich Sinn und Hobby überhaupt? Wie steht es um finanzielle Themen?

Belasten Sie diese, oder fühlen Sie sich unabhängig? Wie steht es um Ihre Gesundheit und Fitness?

So finden Sie heraus, wo es hakt – und wo Sie ansetzen können! Denn auf die Balance kommt es an …

> Der Dalai Lama wurde gefragt, was ihn am meisten überrasche; er sagte: »Der Mensch, denn er opfert seine Gesundheit, um Geld zu machen. Dann opfert er sein Geld, um seine Gesundheit wiederzuerlangen. Und dann ist er so ängstlich wegen der Zukunft, dass er die Gegenwart nicht genießt; das Resultat ist, dass er nicht in der Gegenwart lebt; er lebt, als würde er nie sterben, und dann stirbt er und hat nie wirklich gelebt.«

4. Was sind meine »Big Five«? Die Zielfindung

Welches Leben möchten Sie leben? Darum geht es bei den »Big Five«.[37] Denn irgendwann ist unsere Uhr abgelaufen, und dann stellt sich die Frage: Auf welches Leben möchten Sie zurückblicken? Sich auf fünf übergeordnete Lebensziele zu fokussieren hilft Ihnen, im Alltag den Überblick zu behalten. Denn sobald Sie Ihre Big Five definiert haben, können Sie mehr von jenen Dingen in den Mittelpunkt rücken, die auf Ihre Big Five einzahlen – und mehr von jenen Dingen bleiben lassen, die genau das nicht tun. Ich zum Beispiel habe gerade eine Schreibpause eingelegt, um mit meinem Sohn spontan eine kleine Stand-up-Paddle-Tour zu machen. Denn das zahlt definitiv auf meine Big Five ein …

37 Buchtipp: John Strelecky, The Big Five for Life. Was wirklich zählt im Leben

Hilfsfragen:

- In dem Bewusstsein, dass unsere Zeit endlich ist: Auf welches Leben möchte ich einmal zurückschauen?
- Wenn mein eigenes Leben eine Art Museum wäre, durch das ich als Besucher schreiten könnte: Welche Bilder möchte ich dort sehen?
- Wenn mein Leben morgen zu Ende wäre: Wie sähen die Bilder augenblicklich aus?
- Was sollten andere Menschen über mich sagen, wenn ich einst nicht mehr sein werde?
- Welche Highlights und großen Lebensziele spuken mir im Kopf herum, für die ich mich voll reinhängen würde?
- Was ist mir so wichtig im Leben, dass ich dafür alles andere unterordnen würde?

FAZIT: Welche fünf Ziele, Themen oder Lebenszustände haben für mich allerhöchste Priorität?

Die Botschaft: Nur wer seine Ziele kennt, kann die richtigen Wege gehen.

5. Querdenken erwünscht!

Selten sind die Wege zu einem besseren Leben auf einen Blick zu erkennen. Wenn Sie also wissen, wohin Sie möchten, drehen Sie sich ruhig mal im Kreis, gucken Sie hierhin und dorthin, lassen Sie Ihrer Fantasie freien Lauf. Auf Neudeutsch heißt das Brainstorming. Je weniger Grenzen Sie dabei im Kopf haben und je mehr Ideen Sie produzieren, desto besser! Selbst die absurdeste Idee kann auf den richtigen Weg führen.

Los geht's:

- Welche Lösungsansätze gibt es?
- Welche noch?

- Was haben Sie sich bereits vorgenommen, aber bisher nicht umgesetzt?
- Wer könnte Ihnen zur Seite stehen?
- Welche Ihrer Stärken und Fähigkeiten könnten Sie zur Lösung Ihrer Herausforderungen nutzen? Tipp: Fragen Sie doch mal Ihren besten Freund!
- Was haben andere Menschen gemacht, als sie in einer ähnlichen Situation steckten wie Sie? Was können Sie sich von denen abschauen?
- Wenn Sie Superkräfte hätten: Was würden Sie alles umsetzen?
- Wie gewinnen Sie Superkräfte? Und was lässt sich auch ohne Superkräfte umsetzen?
- Wenn hier ein allwissender Profi-Coach am Tisch säße: Was würde er Ihnen empfehlen?

6. Das Ziel konkretisieren

Wer in der Gegenwart ein gutes Leben hat, der hat in der Zukunft eine tolle Vergangenheit!, heißt es. Da es nicht darum geht, von einem ganz anderen Leben in ferner Zukunft zu träumen, gilt es, jene Aspekte im Hier und Jetzt ausfindig zu machen, mit denen Sie umgehend beginnen können. Jene Kleinigkeiten, die Ihr Leben in die kraftspendende Wohlfühlrichtung verändern. Schauen Sie sich dafür noch einmal Ihre Bewertung der vier Lebensbereiche an. Es ist zwar ganz menschlich, sich das perfekte Leben zu wünschen, doch für die Zufriedenheit im Hier und Jetzt ist dieser Perfektionismus extrem schädlich. Denn wessen Leben läuft schon perfekt? Viel wichtiger ist es, sich zu fragen: Was kann ich tatsächlich ändern? Was könnte ein erster kleiner Schritt sein? Zum Beispiel: Was ist zu tun, um in meinem Lebensbereich Beruf von der ziemlich unzufriedenen Gesamtbeurteilung 5 auf eine etwas zufriedenere 6 zu kommen? Backen

Sie ruhig kleine Brötchen, aber werden Sie ganz konkret, indem Sie sich überlegen, mit welcher kleinen Veränderung Sie eine kleine Verbesserung erreichen können. Auf diese Weise nehmen Sie Ihr Leben in die Hand. Und das fühlt sich schon mal richtig gut an …

7. Finden Sie Unterstützer!

Wenn wir in unserem Leben an bestimmten Schrauben drehen wollen, ist es sinnvoll, uns Unterstützung aus dem sozialen Umfeld zu suchen. Sie wollen in Zukunft regelmäßig joggen gehen? Dann fragen Sie sich, welche Menschen Sie »mitziehen« könnten. Gibt es vielleicht im Betrieb oder in der Nachbarschaft entsprechende Sportangebote? Oder Kollegen, die in der Mittagspause joggen gehen?

Hilfsfragen:

- Welches meiner Familienmitglieder kann mich in welchem Bereich und wie unterstützen?
- Welcher Freund kann mich in welchem Lebensbereich und wie unterstützen?
- Welche Kollegen können mich unterstützen?

2

Plane deinen Tag!

Auch die Botschaft »Plane deinen Tag, sonst kannst du dein Leben nicht planen!« gehört in die Kategorie der kleinen Schritte. Fangen Sie doch erst mal an, den morgigen Tag besser zu gestalten – und machen Sie es somit anders als all die vielen Menschen, die dauernd von einem besseren Leben träumen und sich überlegen, was dafür alles notwendig wäre, nach dem

Motto: Wenn ich das perfekte Leben hätte, würde ich morgens Obstsalat essen, mit dem Fahrrad ins Büro fahren, mit Freude meiner Arbeit nachgehen und den Abend mit meiner Familie verbringen. Schauen Sie sich Ihren morgigen Tag an: Womit könnten Sie anfangen, um ihn ein bisschen in Richtung gutes Leben zu lenken?

Priorisierung 2.0

»Wenn ich zu viele Dinge auf einmal zu tun habe, muss ich Prioritäten setzen.« Dieser Glaubenssatz ist in jedem modernen Arbeitsalltag gang und gäbe, denn Prozesse und Aufgaben werden zunehmend komplexer. So wird nach der Teambesprechung die ganz wichtige Aufgabe x vor die anderen Aufgaben gesetzt, bis zwei Wochen später auf einmal die Aufgabe y noch viel wichtiger ist und nun vor die Aufgabe x rutscht. Alle anderen Aufgaben werden zurückgestellt, bleiben aber irgendwie auch wichtig. Ein ermattender Prozess, der einem jede Motivation raubt.

Bezogen auf unser Leben hilft nur: Gezielt auswählen. Dies und jenes wird erledigt, alles andere nicht. Punkt. Wir haben inzwischen so vieles auf dem Zettel, dass wir uns schlicht und ergreifend entscheiden müssen, welche Dinge *nicht* erledigt werden können, weil es nicht mehr leistbar ist. Auf diese Weise verschaffen Sie sich Freiräume und haben wieder Luft zum Atmen!

Stellen Sie sich einen Tisch vor, auf dem drei Diamanten glitzern. Nun überlegen Sie sich, welche drei Dinge in der letzten Zeit zu kurz kamen und aufpoliert werden sollten. Was sind Ihre drei Diamanten? Zeit, die Sie mit Ihren Kindern verbringen möchten? Zeit mit Ihrer Lebenspartnerin in den Bergen? Zeit für Ihr Schwimmtraining? Zeit für Ihre alten Eltern? Zeit für sich selbst?

Und nun ist da ein Trichter, in den oben der Sand, sprich die verschiedenen Aufgaben eines Tages, gefüllt werden, die dann unten in eine Schale rieseln. Die telefonische Zimmerreservierung am Morgen, die Fahrt mit den Kindern zur Schule, ganz viele Anfragen, die im Büro auf einen einstürmen, dann die dringende Angelegenheit, für die das Mittagessen ausfällt, das überflüssige Team-Meeting, der Kauf von Tante Hildes Geburtstagsgeschenk, schnell noch in der Autowerkstatt vorbei … Und so rieselt Aufgabe nach Aufgabe durch den Trichter in die Schale … bis diese am Ende des Tages voll ist. Und was ist mit den drei Diamanten? Für die ist kein Platz mehr, es sei denn, wir quetschen sie noch obendrauf und bürden uns damit eine ordentliche Schippe Extrastress auf.

Das Einzige, was dagegen hilft, ist Auswählen und Streichen, also Priorisierung 2.0: Legen Sie Ihre Diamanten gleich morgens in die Schale. Und wenn Sie am Ende des Tages feststellen, dass für den Werkstattbesuch kein Platz mehr ist: So what! Hauptsache ist doch, dass Sie sich Zeit für die wirklich wichtigen Dinge genommen haben.

3
Nachhaltigkeits-Check

Machen Sie unbedingt regelmäßig einen Nachhaltigkeits-Check: Was hat Sie daran gehindert, dem einen oder anderen Diamanten den nötigen Raum zu geben? Oder haben Sie womöglich einen neuen Diamanten entdeckt, den es zu polieren gilt? Was können Sie tun, um Ihr Leben noch ein Stückchen zu verbessern? Haben Sie sich wirklich von überflüssigen Aufgaben verabschiedet, oder ist Ihre To-do-Liste immer noch so lang wie zuvor? Loslassen fühlt sich im ersten Moment merkwürdig fremd an, aber genau das müssen Sie tun, wenn Sie mehr Zeit und den Kopf freier haben wollen: loslassen!

4
Energie zum Genießen

Gutes Essen gehört fraglos zu unseren wichtigsten Kraftquellen für ein gutes Leben. Zwar ist gutes Essen gar nicht mehr so leicht zu bekommen, da wir überall mit industrialisierter und somit minderwertiger Nahrung zugeschüttet werden. Aber es gibt einen Trick, denn bereits das Zubereiten von gutem Essen ist eine Kraftquelle. Darum habe ich mich auch entschieden, in diesem Buch keine weitere Abhandlung über Fette, Kohlenhydrate und Eiweiße einzubauen – darüber gibt es schon viele hilfreiche Handreichungen; viel lieber unterhalte ich mich mit »Sansibar«-Chefkoch Dietmar Priewe übers Kochen und gute Nahrung und lasse mich von Dietmars gesunder Küche auf höchstem Niveau inspirieren. Machen Sie doch mal die berühmte Probe aufs Exempel: Schauen Sie sich seine ebenso leckeren wie gesunden Rezepte an, kaufen Sie am nächsten Samstag in Ruhe dafür ein – und kochen Sie. Es gibt kaum etwas Besseres, sowohl für Ihre Ernährung – und damit für Körper und Geist (»Du bist, was du isst!«) – als auch für die Balance Ihrer vier Lebensbereiche.

GOJIAPFEL MIT QUAJO UND NÜSSEN

Der perfekte Start in den Tag.
Das Geheimnis ist der warme Apfel mit Schale!

ZUTATEN FÜR ZWEI DIETMAR-, ALSO GROSSE PORTIONEN

250 g Quark (20 % Fett)
125 g Joghurt (mind. 3,8 % Fett)
3 rote Äpfel
15 Gojibeeren

Nussmix: *Alles kann – nichts muss*
Je 2 EL Sonnenblumen-, Kürbis-, Sesam- und Pinienkerne, Kokos-Chips und gehackte Cashewnüsse auf einem Backblech im Ofen leicht rösten und nach dem Auskühlen mischen. Wer mag, kann gleich mehr davon auf Vorrat machen, denn der Nussmix passt auch prima zu Salat.

ZUBEREITUNG

- Quark und Joghurt verrühren (Quajo). (Ich nehme sogar 40-prozentigen Quark und 10-prozentigen Joghurt, weil ich dann länger satt bin.)
- Die 3 Äpfel fein reiben – mit Schale, aber ohne Kerngehäuse – und mit 70 ml Wasser und den Gojibeeren so lange im Topf garen, bis keine Flüssigkeit mehr im Topf ist und der Apfel leichte »Ansetzgeräusche« beim Umrühren macht. Wer es noch süßer mag, kann 2 kleine Datteln klein schneiden und dazugeben.
- Das warme Apfelragout zum Quajo geben, Nussmix drüberstreuen und nach Belieben mit Beeren dekorieren.

SANDWICH IM GLAS MIT LACHS, GURKE UND SYLTER EI

Auch perfekt für unterwegs. Mit viel Gemüse und weniger oder gar keinem Brot, dafür mit kleinen Kartoffeln vom Vortag

TIPP: Wenn die gekochten Kartoffeln zwölf Stunden im Kühlschrank gestanden haben, können wir sie besser verdauen.

ZUTATEN FÜR ZWEI WECKGLÄSER (JE 200 ML)

3 wachsweich gekochte Eier, geviertelt
½ Gurke geschält, geviertelt und entkernt, in mundgerechte Stücke geschnitten
250 g Quark (20 % Fett)
2 Stängel Dill
2 Stängel Petersilie
etwas Schnittlauch
Olivenöl
300 g warm geräucherter Lachs
3 dicke Scheiben Vollkornbrot, in große Würfel geschnitten
Zitronensaft
Salz, Pfeffer

ZUBEREITUNG

- Für den Kräuterquark: Quark mit 2 EL Olivenöl und den fein geschnittenen Kräutern mischen.
- Gurke mit ein wenig Zitronensaft, Salz, Pfeffer und Olivenöl marinieren.
- Jetzt wird geschichtet: Zunächst den Quark auf den Boden des Glases geben. Dann die marinierte Gurke auf dem Quark verteilen und die Schwarzbrotwürfel (oder gekochte kalte Kartoffelscheiben) auf die Gurken geben. Anschließend den Lachs mit den Fingern zerrupfen und auf das Brot / die Kartoffeln geben. Zuletzt die Eierviertel auf den Lachs geben.

ZUM DINNER

HAPPY GRILLBOWL

Kann auf dem Gas- oder Holzkohlegrill, aber auch in der Grillpfanne zubereitet werden.

ZUTATEN FÜR VIER PERSONEN

400 g Bio-Hühnchenbrust, von beiden Seiten gesalzen und mit Paprika und Pfeffer gewürzt
8 Gambas (Tipp: Rotschwanzgarnelen), bis auf die letzten zwei Segmente von der Schale befreit
2 Karotten, geschält und halbiert
2 Zucchini, geviertelt
2 Spitzpaprika, halbiert
½ Ananas, in 1,5 cm dicke Scheiben geschnitten
¼ Melone, in 1,5 cm dicke Scheiben geschnitten
250 g Zuckerschoten
2 Avocados
12 Kirschtomaten, geviertelt
100 g Ziegenfrischkäse
Pinienkerne
Olivenöl

ZUBEREITUNG

- Karotten mit Salz, Olivenöl und Paprika würzen und grillen. (TIPP: Mit den Karotten anfangen, denn sie brauchen am längsten, bis sie gar sind!)
- Gambas salzen, mit Olivenöl bestreichen und auf dem Grill zusammen mit den Ananasscheiben grillen. Danach die Gambas mit der Ananas warm stellen, damit die Geschmäcker etwas verschmelzen.
- Rohe Zuckerschoten in ein Pfännchen geben, 2 EL Wasser und 1 EL Olivenöl hinzugeben, mit Salz, Pfeffer

und etwas Zitronensaft würzen. Mit einem Deckel oder Folie abdecken und auf den heißen Grill stellen, bis das Wasser verdampft ist und die Schoten etwas anrösten.

- Avocados halbieren, Kerne entfernen, mit Salz würzen und mit ein wenig Olivenöl einpinseln. Auf dem Grill die Innenseite grillen; dann mit Ziegenfrischkäse füllen. (TIPP: Schafskäse und Kuhmilchfrischkäse sind auch lecker.)
- Die Melonenscheiben von einer Seite kurz, aber schön heiß grillen.
- Spitzpaprika entkernen, mit Salz und Pfeffer würzen und von einer Seite grillen.
- Die Zucchiniviertel salzen und von einer Seite grillen.
- Hühnchenbrust langsam auf dem Grill garen. (TIPP: Nicht direkt über der Flamme, da die Gewürze sonst verbrennen!)
- Kirschtomaten in eine Bowl geben, das gegrillte Gemüse in mundgerechte Stücke schneiden und mit Olivenöl und Zitrone marinieren.
- Die gegarte Hühnchenbrust in Scheiben schneiden und zusammen mit Zucchini, Melone, Ananas und Gambas in der Bowl anrichten.
- Als Gewürz gebe ich groben Pfeffer, gemahlenen Kreuzkümmel und etwas Schärfe, zum Beispiel Peperoni, dazu.
- Als Kräuter sind Minze und Rosmarin eine perfekte Kombi.

Noch ein paar Anregungen zur Grillbowl

- Grillgemüse immer lieber mit Gewürzen, Zitrone und Olivenöl würzen statt mit irgendwelchen (zuckerhaltigen) Fertigsaucen oder -dressings.

- Zum Süßen gibt's Obst!
- Gutes Olivenöl zu benutzen lohnt sich in doppelter Hinsicht, denn gutes Olivenöl schmeckt besser und ist wahre Medizin.
- Grillgemüse sollte immer etwas knackig sein.
- Ziegen- oder Schafskäse kann der Körper besser verarbeiten als Kuhmilchkäse.

FAMILY-GEMÜSEBOWL

Besteht aus sechs knackigen Salaten und reicht für vier Personen.

1. Karotten-Mango-Salat mit Sesam

ZUTATEN

4 saftige (eher große) Bundmöhren, geschält
½ Mango, geschält und in Würfel geschnitten
1 TL gerösteter weißer Sesam
Kokosfett
Peperoni und Zitrone zum Würzen

ZUBEREITUNG

- Karotten in ca. 2 mm dicke Scheiben schneiden bzw. hobeln, mit Peperoni, Zitronensaft und Salz würzen und in einer Pfanne mit 2 EL Wasser und 1 TL Kokosfett garen, bis das Wasser verdunstet ist und die Karotten leicht glasiert sind.
- Den Sesam und die Mango zugeben und mit etwas Zitronensaft nachwürzen.

TIPP: Gehackte Ingwerstückchen zusammen mit den Karotten garen.

2. Spicy Paprika mit Kürbiskernen

ZUTATEN

3 Spitzpaprika, gewaschen,
entkernt und in Würfel geschnitten
20 g Paprikapaste
1 Peperoni, in dünne Ringe geschnitten
50 g Kürbiskerne
1 Zweig Rosmarin
Olivenöl

ZUBEREITUNG

- Kürbiskerne in einer Pfanne mit etwas Olivenöl rösten (Achtung: Dabei knallt und springt es in der Pfanne!).
- Paprikawürfel und Peperoni zu den Kürbiskernen geben, kurz mitgaren und die Paprikapaste unterrühren, ggf. mit Salz abschmecken; Rosmarin und Zitronensaft zugeben und ziehen lassen.

TIPP: Auch Oliven passen sehr gut in den Salat, am besten kleine Kalamata-Oliven ohne Kern.

3. Gemüsesalat im Joghurtdressing

ZUTATEN

16 Kirschtomaten, rote, gelbe, orangefarbene
(Hauptsache aromatisch), geviertelt
½ Gurke, geschält, geviertelt, vom Kerngehäuse befreit,
in Stücke geschnitten
1 kleine rote Zwiebel, in feine Würfel geschnitten
etwas frische Petersilie und Minze,
in feine Streifen geschnitten
250 g Sahnejoghurt (10 % Fett)
½ Zitrone

ZUBEREITUNG

- Alles gut verrühren und mit Kreuzkümmel, Chili, grobem Pfeffer und etwas Salz gut würzen.

TIPP: Ich schneide mir gern Rucola in den Salat. So brauche ich weniger Salz, da Rucola sehr viel Power mitbringt.

4. Mungbohnen-Salat

ZUTATEN

300 g gelbe Mungbohnen, halbiert
500 ml Wasser
Salz
Currypulver
Kreuzkümmel
Olivenöl
Zitrone
1 mittlere Zwiebel, klein geschnitten
1 Stückchen Ingwer, geschält und ganz klein geschnitten
Kokosöl

ZUBEREITUNG

- Bohnen im Wasser aufkochen und bei kleinerer Stufe (6 bei Induktionsherd mit 9 Stufen) für ca. 30 Minuten köcheln lassen, gelegentlich umrühren. Wenn das Wasser verkocht ist, sollten die Bohnen weich sein.
- Zwiebeln und Ingwer in etwas Kokosöl glasig garen, zu den Mungbohnen geben und mit Salz (wenn nötig), Zitronensaft, Olivenöl, Kreuzkümmel und Curry würzen.

TIPP: Gehackte Kräuter wie Petersilie und Koriander passen super dazu.

Mungbohnen eignen sich auch allein gut als Salat; oder Sie mischen sie mit dem Reissalat (siehe unten). Mungbohnen schmecken warm übrigens am besten.

5. Warmer Vollkornreis mit Gewürzen

ZUTATEN

300 g Vollkornreis
1 l Wasser
Salz, Kurkuma, Currypulver
250 g rote Zwiebeln
etwas Koriander, gehackt
Olivenöl
Schale von 1 Bio-Zitrone

ZUBEREITUNG

- Vollkornreis im gesalzenen Wasser aufkochen; 40 Minuten leicht köcheln und gelegentlich umrühren. Wenn das Wasser verkocht ist, sollte der Reis weich sein.
- Zwiebeln klein schneiden und in Olivenöl goldbraun anbraten.
- Die Zwiebeln zusammen mit gehacktem Koriander und geriebener Zitronenschale zu dem Reis geben; mit etwas Salz, Currypulver und 1 Messerspitze Kurkuma würzen.

TIPP: Wer mutig kocht und Zeit und Topf sparen möchte, kann Mungbohnen- und Reissalat zusammen kochen. Einfach alle Zutaten – bis auf die Mungbohnen – zusammenfügen. Die Bohnen 10 Minuten später zum köchelnden Vollkornreis dazugeben.

6. Salatherzen

ZUTATEN

2 Salatherzen
2 EL Zitronensaft
½ Peperoni

ZUBEREITUNG

- Fein geschnittene Salatherzen mit etwas fein geschnittener Peperoni mischen; mit gutem Rapsöl, Zitronensaft, Salz und Pfeffer würzen.
- Etwas vom Nussmix (siehe Seite 280) unter den Salat gehoben, gibt einen extra Crunch!

ENERGIESNACKS

Ich liebe Löffelsmoothies, ob als Snack zum Kaffee, in der Pause oder am Strand. Was mir bei seinem gemixten Kollegen fehlt, sind die Konsistenz und Wertschätzung des Produkts. Haben wir denn wirklich so wenig Zeit, dass wir unseren leckeren Treibstoff nur mixen und in uns reinkippen können? Der Löffelsmoothie hingegen ist ein geschichteter Mix aus Obst, Gemüse und anderen leckeren Zutaten, den es Löffel für Löffel zu genießen gilt.

BLOODY MARY
MIT ROTER BETE UND AVOCADO

Für 4 Gläser (je 200 ml),
bestehend aus 5 Schichten

— SCHICHT 1

3 Stück Rote Bete (in Kugelform, vorgegart), klein geschnitten oder mit der groben Reibe in eine Schüssel gerieben, mit Sesamsaat, Salz, Pfeffer und Zitronensaft würzen und auf die vier Gläser verteilen.

— SCHICHT 2

2 Avocados von Schale und Kern befreien, mit der Gabel zerdrücken und mit Salz, Pfeffer und Zitronensaft würzen; dann auf die Gläser verteilen.

— SCHICHT 3

1 Salatherz, fein geschnitten, mit gutem Olivenöl und Zitronensaft marinieren und auf die Gläser verteilen.

— SCHICHT 4

2 EL geröstete Kürbis- oder Sonnenblumenkerne auf die Gläser verteilen.

— SCHICHT 5

3 sonnengereifte Tomaten mit 200 ml Tomatensaft, 2 Basilikum-Zweigen, 30 ml Olivenöl, 1 EL Chiasamen, Salz, Pfeffer und etwas Kokosblütenzucker im Mixer pürieren und auf die Gläser verteilen.

Wer möchte, gibt etwas Joghurt on top und dekoriert den Energiesnack mit einer Basilikumspitze.

BEEREN MIT AVOCADO UND JOGHURT

Für 4 Gläser (je 200 ml), bestehend aus 5 Schichten

Am besten am Vorabend beginnen und 50 g Chiasamen mit 200 ml Wasser und 1 TL Kokosblütenzucker einweichen und über Nacht stehen lassen. Am nächsten Tag geht es dann so weiter:

– SCHICHT 1

1 Avocado von Schale und Kern befreien, in eine Schüssel geben, mit der Gabel zerdrücken und mit Zitronensaft marinieren. 1 große Orange schälen, in mundgerechte Stücke schneiden, unter die Avocado heben und das Ganze auf die Gläser verteilen.

– SCHICHT 2

300 g Beerenmix (frisch oder tiefgekühlt) im Mixer pürieren und auf den Avocado-Orangen-Mix geben.

– SCHICHT 3

6 EL geröstete Sonnenblumenkerne auf die vier Gläser verteilen.

– SCHICHT 4

Nun kommen die eingeweichten Chiasamen vom Vorabend.

– SCHICHT 5

Und zum Schluss noch 400 g Joghurt (3,8 % Fett), verteilt auf die vier Gläser, sowie ein paar frische Beeren on top.

5
Laufend in ein gutes Leben

Nirgends erleben Sie das wohlige Gefühl von Anspannung und Entspannung auf so gesunde Weise wie beim Laufen, denn mit kaum einer anderen Sportart aktivieren Sie so viele physische und psychische Kraftquellen gleichzeitig. Schon die Bewegung ist besonders natürlich und wird deshalb von den meisten Menschen nach einer Eingewöhnungsphase als außerordentlich befriedigend empfunden. Fast alle meiner Check-up-Patienten, die reine Freizeitsportler sind, bestätigen, dass sie sich viel energievoller und zufriedener fühlen, seit sie regelmäßig joggen oder auch walken. Damit will ich Ihnen lieb gewonnene Sportarten keineswegs madig machen, aber sollten Sie auf der Suche nach einer Sportart sein, die Ihr Leben in nur wenigen Wochen verbessert haben wird, dann legen Sie sich ein Paar Laufschuhe zu, und laufen Sie los …

Laufplan für Einsteiger

Einen detaillierten Trainingsplan finden Sie in diesem Buch auf Seite 307! Damit trainieren Sie innerhalb von zwölf Wochen motiviert und verletzungsfrei von 0 auf 5 Kilometer in 30 Minuten.

Einige Hinweise vorab

Ihr Körper braucht Zeit, um sich an die neue Belastung zu gewöhnen. Auch wenn Sie konditionell das Gefühl haben, Sie können viel mehr, sollten Sie Ihr Laufpensum nicht schneller als geplant steigern.

Ihr Einstieg in das Laufen beginnt zuerst mit kurzen Dauerläufen, damit sich Ihre Muskeln, Bänder, Sehnen und Gelenke an die neue Belastung gewöhnen können.

Ihr Trainingsplan umfasst zwölf Wochen, bestehend aus den

beiden Trainingseinheiten *Laufen & Gehen im Wechsel* und *Dauerlauf* sowie dem *Athletiktraining*.

Für eine langsame Belastungssteigerung beginnen Sie in den ersten zwei Wochen mit jeweils zwei Trainingseinheiten und erhöhen in den nächsten Wochen auf jeweils drei Einheiten pro Woche.

Tipps zur Steuerung des Lauftempos

Um nicht schon nach kurzer Zeit aus der Puste zu sein, steuern Sie Ihr Lauftempo einfach nach Ihrem subjektiven Empfinden oder mithilfe einer Laufuhr. Für Sie als Laufeinsteiger ist zunächst der sogenannte GA1-Bereich[38] wichtig, denn hier wird die Grundlagenausdauer trainiert, und der Fettstoffwechsel läuft auf Hochtouren.

Steuerung nach subjektivem Empfinden

Laufen Sie in einem Tempo, bei dem Sie sich wohlfühlen.

Ihr Puls steigt mäßig an, Ihre Atmung wird ein wenig, aber nicht unangenehm beschleunigt.

Eine Unterhaltung sollte während des Laufens gut möglich sein, ohne kurzatmig zu werden.

Atmen Sie etwa vier Schritte lang ein und vier Schritte lang aus.

Steuerung nach der Laufgeschwindigkeit

Wenn Sie Ihr Lauftempo gern mit einer GPS-Uhr steuern möchten, beachten Sie bitte trotzdem die Tipps zur Steuerung nach dem subjektiven Empfinden. Somit steigen Sie mit dem richtigen Lauftempo ein und können Ihren Fortschritt gut beobachten.

38 Grundlagenausdauer 1 (GA1) ist der optimale Trainingsbereich für Ausdauer- und Fettstoffwechselentwicklung.

Steuerung des Lauftempos mit dem Pulsmesser

Ihren optimalen Trainingspuls können Sie mit einer Faustformel berechnen. Er beträgt 65 bis 75 Prozent vom Maximalpuls (maximale Herzfrequenz, Hfmax, gemessen in Herzschläge pro Minute), der wiederum wie folgt berechnet wird[39]:

Frauen: Hfmax = 226 minus Lebensalter

Männer: Hfmax = 220 minus Lebensalter

Zu Ihren Trainingseinheiten

Wechsel zwischen Laufen & Gehen: Achten Sie beim Laufen auf ein gleichmäßiges, langsames Tempo im GA1-Bereich, und nutzen Sie die Gehpausen bewusst zum Erholen.

Dauerlauf: Um Ihre Grundlagenausdauer und damit Ihren Fettstoffwechsel zu trainieren, wählen Sie ein gleichmäßiges, langsames Tempo im GA1-Bereich.

Zu Ihren Athletikeinheiten

Neben dem Lauftraining ist ein regelmäßiges *Athletiktraining* sinnvoll, um Ihre Muskulatur optimal auf die Belastung beim Laufen vorzubereiten und um Verletzungen vorzubeugen. Mit den richtigen Übungen reichen 45 Minuten Athletiktraining pro Woche vollkommen aus. Das Training besteht aus Koordinations-, Laufkraft- und Stretching-Übungen.

Mit dem *Koordinationstraining* (Zehen- und Hackenstand, Kniebeuge und Einbeinstand, siehe https://www.matthias-marquardt.com/athletik/einsteiger/) fördern Sie das Zusammenspiel Ihrer Muskulatur während des Laufens. Und wenn Sie es auf einem sogenannten Stabilisations- oder auch Balance-Pad durchführen, kräftigt es darüber hinaus die Fußmuskulatur und

39 Wenn keine ärztliche Leistungsdiagnostik vorliegt.

unterstützt damit die natürliche Laufbewegung. Am effektivsten sind diese Koordinationsübungen vor dem Lauftraining.

Mit den drei *Laufkraftübungen* (Parkbank. Für die perfekte Hüftstreckung – Bordsteinkante. Kräftigt die Waden – Seitstützhampelmann. Kräftigt die Abduktoren[40]; siehe https://www.matthias-marquardt.com/athletik/einsteiger/) trainieren Sie jene Muskeln, die dazu beitragen, Sie beim Laufen zu stabilisieren. Führen Sie diese Übungen einmal wöchentlich vor dem Lauftraining durch.

Und mit dem *Stretching* von Wadenmuskulatur, Hüftlendenmuskel und Oberschenkelvorderseite nach dem Lauftraining (siehe https://www.matthias-marquardt.com/athletik/einsteiger/) schützen Sie sich wirksam vor Verletzungen, fördern die Regeneration Ihrer Muskulatur und erhalten Ihre Beweglichkeit.

Keine Ausreden bitte!

Wer kennt ihn nicht, den laut bellenden Schweinehund … Und womöglich wird er sich auch irgendwann während Ihres Lauftrainings bemerkbar machen – allen guten Vorsätzen zum Trotz. Darum habe ich hier zehn typische Ausreden mit den entsprechenden Gegenargumenten für Sie zusammengestellt.

40 Oft vergessene Muskeln, die uns beim Gehen und Laufen unterstützen.

Schietwetter!	Es gibt Regenjacken – und duschen müssen Sie nach dem Laufen sowieso.
Ich hab keine Zeit!	Für Ihre Fitness müssen Sie Zeit einplanen; alles andere ist unprofessionell.
Im Sommer ist es mir zu warm!	Laufen Sie morgens!
Ist mir zu kalt heute!	Wie wär's mit Jacke, Handschuhen und Mütze? Aber bedenken Sie: Beim Laufen verbrennen Sie eine Menge Kalorien. Ziehen Sie sich also so an, dass Ihnen in den ersten fünf Minuten noch frisch ist, es für den Rest der Laufrunde jedoch genau passt.
Das ist mir zu anstrengend!	Wer hat denn gesagt, dass Sie schnell laufen müssen? Außerdem müssen Sie ja nur die ersten zwölf Wochen überstehen. Denn: Je fitter, desto einfacher!
Mir ist langweilig!	Ich persönlich genieße ja die Ruhe und die Tatsache, dass ich beim Laufen offline bin, aber wenn Sie Extramotivation brauchen, dann nehmen Sie doch Ihren iPod mit.
Ich will nicht allein laufen!	Fragen Sie einen Kollegen, Nachbarn oder Freund, ob er mitkommt – oder suchen Sie sich einen Lauftreff in der Nähe.
Es ist mir zu dunkel!	Dagegen helfen Stirnlampe und Bekleidung mit Reflektoren.
Bei Schnee und Eis kann ich nicht laufen.	Das stimmt nun manchmal wirklich. Gegebenenfalls weichen Sie aufs Laufband im Fitnessstudio aus.
Mir tut immer das Knie weh!	Lassen Sie eine Bewegungsanalyse durchführen und sich professionell beraten – und absolvieren Sie regelmäßig Ihr Krafttrainingsprogramm. Dann wird das wieder.

Sportarten und ihre jeweiligen Vor- und Nachteile

Ein hervorragendes Mittel gegen Erschöpfung sind gleichförmige Bewegungen mit einer sanften Belastung des Herz-Kreislauf-Systems.

	VORTEILE	NACHTEILE
Laufen	• effektiv für das Herz-Kreislauf-System • effektive Gewichtsreduktion • kaum Vorbereitungszeit • überall durchführbar	• Verletzungsgefahr bei Überlastung
Radfahren	• keine Verletzungen	• wenig Energieverbrauch • wetterabhängig • tageszeitabhängig • doppelter Zeitbedarf gegenüber Lauftraining
Schwimmen	• sehr entspannend • dank des tragenden Wassers auch bei Übergewicht gut machbar • keine Verletzungsgefahr	• Langeweile (»Kacheln zählen«) • überfüllte Bäder • macht nur mit guter, schwer erlernbarer Technik wirklich Spaß • geringer Energieverbrauch • abhängig von Öffnungszeiten der Bäder bzw. der Jahreszeit
Stand-up-Paddling (SUP)	• kaum Verletzungen • großartiges Training für die Rumpfmuskulatur • tolles Naturerlebnis	• kaum Herz-Kreislauf-Training • teures Material • nicht überall und jederzeit machbar
Rudern	• super Herz-Kreislauf-Training • perfektes Krafttraining für die Haltungsmuskulatur • tolles Naturerlebnis (wenn draußen) • geringe Verletzungsgefahr	• kostenintensives Material • unflexibel im Hinblick auf Zeit und Ort • technisch anspruchsvoll

Wer hofft, beim Laufen auch sein Gedankenkarussell abstellen zu können, der sollte seine Erwartungen nicht zu hoch schrauben. Oft heißt es, beim Laufen bekomme man den Kopf frei, gemeint ist damit aber vor allem die Möglichkeit, seine Gedanken während des Laufens zu ordnen. Auch mir kommen die besten Ideen oft beim Laufen. Zwar mögen einige Menschen in der Monotonie der Bewegung eine Entspannung des Geistes finden. Zahlreiche Check-up-Patienten berichten jedoch, dass sie dabei eher auf Problemen herumdenken – und haben sie dann eine Lösung gefunden, eilen sie nach ihrer Laufrunde sofort zum Laptop … Mentale Entspannung sieht anders aus. Dazu eigenen sich – neben Meditation – am besten all jene Sportarten, die einen vollständig ins Hier und Jetzt zwingen, indem sie gar keinen Raum lassen, über etwas anderes nachzudenken: Rückschlagspiele wie Tennis, Squash und Tischtennis, Mannschaftssport wie Handball, Volleyball und Fußball, Kampfsport wie Judo und Karate oder Individualsportarten wie Klettern und Bouldern.

6

Der inneren Kraft auf die Sprünge helfen: Ihr Substitutionsplan

Wir haben uns ja bereits intensiv mit der Atmungskette und jenen Mikronährstoffen, die die Energiebereitstellung in den Zellen Ihres Körpers erst ermöglichen, beschäftigt. Letztlich benötigen Sie aber einen Plan, welche Mikronährstoffe Sie in welcher Form sinnvollerweise einnehmen. Voraussetzung ist allerdings, dass Sie zunächst einen Arzt konsultieren – insbesondere wenn Sie medikamentös behandelt werden oder Vorerkrankungen haben –, um das Niveau der verschiedenen Mikronährstoffe im Blut überprüfen zu lassen, damit Sie bei Erschöpfungssymptomen nicht blind drauflos substituieren. Da sich Ihr Arzt aber nicht zwangsläufig auch mit der Mikronährstoff-Substitution bei Störungen der mitochondrialen Funktion auskennen muss, können Sie ohne weiteres den auf Seite 311 stehenden Plan zur Orientierung mitnehmen.

7
Der gute Tag

Erinnern Sie sich an die Botschaft »Plane deinen Tag, sonst kannst du dein Leben nicht planen«? Das bedeutet natürlich nichts anderes, als dass jeder einzelne Tag es wert ist, so gestaltet zu werden, dass er möglichst gut wird, denn wie soll sonst das Leben gut werden? Einen Trick, wie das gelingen kann, hatten wir schon: Erst die Diamanten unterbringen! Und da Sie ja inzwischen wissen, dass der Tag nur gut werden kann, wenn Sie ausreichend schlafen, wenn Sie gut essen und auch Zeit für Bewegung haben, passen Sie Ihr Tagwerk entsprechend an. Sie gestalten Ihren Tag also gewissermaßen an den Kraftquellen entlang.

Das gute Frühstück

Das Rennen des Tages werden Sie nicht gewinnen, wenn Sie ihn mit weißen Brötchen und Zuckermarmelade beginnen. Gönnen Sie sich morgens lieber einen echten Muntermacher, bestehend aus Quark, frischem Obst, Nüssen, Leinsaat und Kakaonibs. Da ist alles drin, was Sie brauchen, um energievoll in den Tag zu starten. Gehören Sie zu jenen Menschen, die morgens überhaupt keinen Hunger verspüren? Dann müssen Sie sich auch nicht dazu zwingen, etwas zu essen. Ein Kaffee tut's auch. Oder ist es morgens einfach zu hektisch? Dann sollten Sie vielleicht mal ausprobieren, etwas eher aufzustehen und in Ruhe eine Kleinigkeit zu frühstücken, um nicht schon gestresst im Büro anzukommen.

Die gute Mittagspause

Dazu gehört auf jeden Fall etwas Bewegung an der frischen Luft, wenn möglich in Form einer kleinen Laufrunde, von etwas Krafttraining oder eines zügigen Spaziergangs. Aber bitte nicht um den Preis, sich hetzen zu müssen. Bemessen Sie die Aktivität so, dass noch ausreichend Zeit bleibt, bar jeder Hektik zu essen. Die Mittagspause gehört der Regeneration. Und die brauchen Sie, auch wenn Sie meinen, durcharbeiten zu können. Denn mit jeder Mittagspause, die Sie sich vorenthalten, betreiben Sie Raubbau an Ihrem Kraftreservoir und signalisieren sich: Ich bin mir nicht wichtig.

Und sollten Ihnen mittags förmlich die Augen zufallen, dann essen Sie erst eine gesunde Kleinigkeit (zum Beispiel einen Salat mit Schafskäse) und machen dann ein Nickerchen von einer Viertelstunde. Danach kann die zweite Tageshälfte mit einem aufgefüllten Akku beginnen …

Der gute Abend

Planen Sie unbedingt bildschirmfreie Zeit ein. Kein Smartphone, kein PC, kein Fernsehen, spätestens zwei Stunden, bevor Sie schlafen gehen. Kochen Sie sich etwas Leckeres. Lesen Sie. Unterhalten Sie sich (persönlich oder am Telefon). Spielen Sie mit Familie oder Freunden ein Gesellschaftsspiel. Das sind Tätigkeiten, die Ihnen einen entspannten Abend bescheren werden. Und falls doch mal Langeweile aufkommt: Langeweile ist die beste Basis für Ideen! Sie können aber auch einfach die günstige Gelegenheit nutzen, um sich der rechtschaffenen Müdigkeit hinzugeben, ins Bett zu gehen und die kostbare Regenerationsquelle Schlaf auszukosten.

8
Auf die innere Haltung kommt es an!

Fragen Sie doch mal einen Buddhisten, ob das Wasserglas halb voll oder halb leer sei. Was wird er antworten?[41]

Tatsächlich gibt es einen einfachen Trick, wie Sie sich so eine positive Grundhaltung und damit gesunde Widerstandskraft antrainieren können: Besorgen Sie sich ein Notizbuch, dessen Gestaltung Sie anspricht. Fangen Sie an, *jeden* Morgen drei Dinge zu notieren, auf die Sie sich heute freuen. Und am Abend notieren Sie dann drei Dinge, für die Sie heute dankbar sind. Nach vier Wochen werden Sie merken, dass sich Ihr Denken und Ihre innere Haltung verändert haben: Sie sind dankbarer, zufriedener und vermutlich entsprechend energievoller.

9
... und hier noch einige Entschleunigungs-Tipps auf einen Blick

- Mittagspause machen! Dazu gehören Bewegung, gutes Essen und auch mal ein Nickerchen.
- Gönnen Sie sich mindestens ein Mikroabenteuer pro Quartal!
- Bringen Sie Bewegung in Ihren Alltag – am besten an der

41 »Ganz voll, zur Hälfte mit Wasser, zur Hälfte mit Luft.«

frischen Luft! Haben Sie zum Beispiel schon mal daran gedacht, Ihren Arbeitsweg aktiver zu gestalten? Indem Sie beispielsweise die zwei Kilometer zur Bahn mit dem Fahrrad zurücklegen.

- Defragmentierte Wochenenden! Planen Sie jeden Monat ein Wochenende ohne irgendeinen Termin ein. Erleben Sie, wie die freien Tage sich entwickeln und die Anspannung von Ihnen abfällt.
- Machen Sie einen weiten Bogen um Bucket Lists! Und erleben Sie Zufriedenheit, indem Sie jene Dinge, die Ihnen wirklich wichtig sind (Ihre drei Diamanten), im Hier und Jetzt erfahren.
- Verzichten Sie auf Trackings! Stoppen Sie die Zahlenobsession, denn die verschärft nur unnötig den Druck. Ob Sie genügend schlafen und laufen, spüren Sie selbst am besten. Dafür brauchen Sie keine Technik.
- Weniger ist mehr! Ist es nicht egal, ob das Auto alt oder neu ist und ob Ihr Fahrrad 600 Euro oder 2000 Euro kostet? Wichtiger ist doch wohl, dass Sie für die Autofinanzierung keine Überstunden machen müssen und somit mehr Zeit zum Fahrradfahren zur *Verfügung* haben. Und fragen Sie sich vor der nächsten Anschaffung: Brauche ich das wirklich? Denn alles, was wir besitzen, besitzt auch uns.
- Und lassen Sie ruhig etwas Mystik in Ihr Leben! Einer Gesellschaft, in der die Meinung vorherrscht, alles erklären zu können bzw. zu müssen, mangelt es an Zauber und Geheimnissen. Das macht stumpf und leer. Schauen Sie sich zum Beispiel mal wieder den Mond an! So viele Mythen, Märchen und Geschichten ranken sich um ihn. Ob das alles stimmt? Immerhin kriegt der Mond ja auch Ebbe und Flut hin.

ANHANG

Gesundheitsfragebogen für Patienten (PHQ-9)

Dieser Fragebogen ist ein wichtiges Hilfsmittel, um Ihnen die bestmögliche Behandlung zukommen zu lassen. Ihre Antworten können Ihrem Arzt helfen, Ihre Beschwerden besser zu verstehen. Bitte beantworten Sie jede Frage, so gut Sie können. Überspringen Sie Fragen bitte nur, wenn Sie dazu aufgefordert werden.

Wie oft fühlten Sie sich im Verlauf der letzten 2 Wochen durch die folgenden Beschwerden beeinträchtigt?	Überhaupt nicht	An einzelnen Tagen	An mehr als der Hälfte der Tage	Beinahe jeden Tag
a. Wenig Interesse oder Freude an Ihren Tätigkeiten	0	1	2	3
b. Niedergeschlagenheit, Schwermut oder Hoffnungslosigkeit	0	1	2	3
c. Schwierigkeiten ein- oder durchzuschlafen oder vermehrter Schlaf	0	1	2	3
d. Müdigkeit oder Gefühl, keine Energie zu haben	0	1	2	3

Wie oft fühlten Sie sich im Verlauf der letzten 2 Wochen durch die folgenden Beschwerden beeinträchtigt?	Überhaupt nicht	An einzelnen Tagen	An mehr als der Hälfte der Tage	Beinahe jeden Tag
e. Verminderter Appetit oder übermäßiges Bedürfnis zu essen	0	1	2	3
f. Schlechte Meinung von sich selbst; Gefühl, ein Versager zu sein oder die Familie enttäuscht zu haben	0	1	2	3
g. Schwierigkeiten, sich auf etwas zu konzentrieren, z. B. beim Zeitunglesen oder Fernsehen	0	1	2	3
h. Waren Ihre Bewegungen oder Ihre Sprache so verlangsamt, dass es auch anderen auffallen würde? Oder waren Sie im Gegenteil »zappelig« oder ruhelos und hatten dadurch einen stärkeren Bewegungsdrang als sonst?	0	1	2	3
i. Gedanken, dass Sie lieber tot wären oder sich Leid zufügen möchten?[42]	0	1	2	3

Auswertung

Bitte kreuzen Sie die auf Sie zutreffenden Antworten an und rechnen dann die Punkte zusammen.

Weniger als 10 Punkte: unauffällig.

10 bis 14 Punkte: »leichtgradige« Depression.

15 bis 19 Punkte: »mittelgradige« Depression.

20 bis 27 Punkte: »schwergradige« Depression.

42 Deutsche Übersetzung des PHQ-9 durch B. Löwe, S. Zipfel und W. Herzog, Medizinische Universitätsklinik Heidelberg. (Englische Originalversion: Spitzer, Kroenke, Williams 1999.) © 2002 Pfizer GmbH

Maslach-Burnout-Selbsttest (MBI)

Dieser von Christina Maslach und Susan E. Jackson entwickelte Test erfasst die drei Burnout-Dimensionen emotionale Erschöpfung, Selbstentfremdung, also das Gefühl, neben sich zu stehen, und reduzierte Leistungsfähigkeit. Machen Sie den Test an einem »typischen« Tag, damit das Ergebnis repräsentativ ist.

Kreuzen Sie die für Sie zutreffende Anwort an.			
1.	Ich fühle mich durch meine Arbeit emotional erschöpft.	JA	NEIN
2.	Ich fühle mich am Ende eines Arbeitstages verbraucht.	JA	NEIN
3.	Ich fühle mich bereits ermüdet, wenn ich morgens aufstehe und einen neuen Arbeitstag vor mir liegen sehe.	JA	NEIN
4.	Ich kann es leicht verstehen, wie andere Menschen über bestimmte Themen denken.	NEIN	JA
5.	Ich habe das Gefühl, einige andere Menschen so zu behandeln, als wären sie Objekte.	JA	NEIN
6.	Den ganzen Tag mit Menschen zu arbeiten strengt mich an.	JA	NEIN
7.	Ich gehe erfolgreich mit den Problemen anderer Menschen um.	NEIN	JA
8.	Ich fühle mich durch meine Arbeit ausgebrannt.	JA	NEIN
9.	Ich habe das Gefühl, durch meine Arbeit das Leben anderer Menschen zu beeinflussen.	NEIN	JA

Kreuzen Sie die für Sie zutreffende Anwort an.		
10. Ich bin Menschen gegenüber abgestumpfter geworden, seit ich diese Arbeit ausübe.	JA	NEIN
11. Ich befürchte, dass mich meine Arbeit weniger mitfühlend macht.	JA	NEIN
12. Ich fühle mich sehr energiegeladen.	NEIN	JA
13. Ich fühle mich durch meine Arbeit frustriert.	JA	NEIN
14. Ich habe das Gefühl, in meinem Beruf zu hart zu arbeiten.	JA	NEIN
15. Es interessiert mich nicht wirklich, was mit anderen Menschen geschieht.	JA	NEIN
16. Bei der Arbeit in direktem Kontakt mit Menschen zu stehen stresst mich zu sehr.	JA	NEIN
17. Mir fällt es leicht, eine entspannte Atmosphäre zu schaffen.	NEIN	JA
18. Ich fühle mich angeregt, wenn ich eng mit anderen Menschen zusammengearbeitet habe.	NEIN	JA
19. Ich habe viele lohnende Ziele bei meiner Arbeit erreicht.	NEIN	JA
20. Ich habe das Gefühl, am Ende meiner Weisheit zu sein.	JA	NEIN
21. Bei meiner Arbeit gehe ich mit emotionalen Problemen gelassen um.	NEIN	JA
22. Ich habe das Gefühl, dass mir manche Menschen bzw. deren Angehörige für manche ihrer Probleme die Schuld geben.	JA	NEIN

Auswertung

Zählen Sie die Antwortkreuze auf der linken Seite.
Sind es mehr als zehn, so sind Sie Burnout-gefährdet.

Tipp: Eine Entwicklung erkennen Sie, wenn Sie den Selbsttest zwei, drei Monate lang immer mal wieder machen.

Die Testergebnisse liefern allerdings nur eine erste grobe Einschätzung Ihrer persönlichen Situation und ersetzen keine fachärztliche Diagnose.

Trainingsplan

Dieser Trainingsplan für Einsteiger bereitet Sie auf eine Laufdistanz von 5 Kilometern vor, was einem etwa 30-minütigen Dauerlauf entspricht. Der Belastungsaufbau ist sicher und schonend. Viel Spaß dabei!

Woche 1

MO	DI	MI	DO	FR	SA	SO
	→ **Im Wechsel: Laufen & Gehen** 3 × 3 Min. mit je 3 Min. Gehpause				→ **Im Wechsel: Laufen & Gehen** 3 × 3 Min. mit je 3 Min. Gehpause	

Sie haben diese Woche 30 Minuten trainiert.

Woche 2

MO	DI	MI	DO	FR	SA	SO
	→ **Im Wechsel: Laufen & Gehen** 3 × 3 Min. mit je 3 Min. Gehpause				→ **Im Wechsel: Laufen & Gehen** 4 × 3 Min. mit je 3 Min. Gehpause	

Sie haben diese Woche 36 Minuten trainiert.

Woche 3

MO	DI	MI	DO	FR	SA	SO
	→ Im Wechsel: Laufen & Gehen 5 × 3 Min. mit je 3 Min. Gehpause		**→ Im Wechsel: Laufen & Gehen** 5 × 3 Min. mit je 3 Min. Gehpause		**→ Im Wechsel: Laufen & Gehen** 3 × 5 Min. mit je 3 Min. Gehpause	

Sie haben diese Woche 1 Stunde und 15 Minuten trainiert.

Woche 4

MO	DI	MI	DO	FR	SA	SO
	→ Im Wechsel: Laufen & Gehen 3 × 5 Min. mit je 3 Min. Gehpause		**→ Im Wechsel: Laufen & Gehen** 3 × 5 Min. mit je 3 Min. Gehpause		**→ Im Wechsel: Laufen & Gehen** 4 × 5 Min. mit je 3 Min. Gehpause	

Sie haben diese Woche 1 Stunde und 11 Minuten trainiert.

Woche 5

MO	DI	MI	DO	FR	SA	SO
	→ Im Wechsel: Laufen & Gehen 4 × 5 Min. mit je 3 Min. Gehpause		**→ Im Wechsel: Laufen & Gehen** 4 × 5 Min. mit je 3 Min. Gehpause		**→ Im Wechsel: Laufen & Gehen** 3 × 8 Min. mit je 3 Min. Gehpause	

Sie haben diese Woche 1 Stunde und 28 Minuten trainiert.

Woche 6

MO	DI	MI	DO	FR	SA	SO
	→ Im Wechsel: Laufen & Gehen 3 × 8 Min. mit je 3 Min. Gehpause		**→ Im Wechsel: Laufen & Gehen** 3 × 8 Min. mit je 3 Min. Gehpause		**→ Im Wechsel: Laufen & Gehen** 3 × 8 Min. mit je 2 Min. Gehpause	

Sie haben diese Woche 1 Stunde und 28 Minuten trainiert.

Woche 7

MO	DI	MI	DO	FR	SA	SO
	→ **Im Wechsel: Laufen & Gehen** 3 × 8 Min. mit je 2 Min. Gehpause		→ **Im Wechsel: Laufen & Gehen** 3 × 8 Min. mit je 2 Min. Gehpause		→ **Im Wechsel: Laufen & Gehen** 3 × 10 Min. mit je 2 Min. Gehpause	

Sie haben diese Woche 1 Stunde und 30 Minuten trainiert.

Woche 8

MO	DI	MI	DO	FR	SA	SO
	→ **Im Wechsel: Laufen & Gehen** 3 × 10 Min. mit je 2 Min. Gehpause		→ **Im Wechsel: Laufen & Gehen** 3 × 10 Min. mit je 2 Min. Gehpause		→ **Im Wechsel: Laufen & Gehen** 3 × 10 Min. mit je 1 Min. Gehpause	

Sie haben diese Woche 1 Stunde und 40 Minuten trainiert.

Woche 9

MO	DI	MI	DO	FR	SA	SO
	→ **Im Wechsel: Laufen & Gehen** 3 × 10 Min. mit je 1 Min. Gehpause		→ **Im Wechsel: Laufen & Gehen** 3 × 10 Min. mit je 1 Min. Gehpause		→ **Dauerlauf** 15:00 Min.	

Sie haben diese Woche 1 Stunde und 19 Minuten trainiert.

Woche 10

MO	DI	MI	DO	FR	SA	SO
	→ **Dauerlauf** 15:00 Min.		→ **Dauerlauf** 15:00 Min.		→ **Dauerlauf** 20:00 Min.	

Sie haben diese Woche 50 Minuten trainiert.

Woche 11

MO	DI	MI	DO	FR	SA	SO
	→ **Dauerlauf** 20:00 Min.		→ **Dauerlauf** 20:00 Min.		→ **Dauerlauf** 25:00 Min.	

Sie haben diese Woche 1 Stunde und 5 Minuten trainiert.

Woche 12

MO	DI	MI	DO	FR	SA	SO
	→ **Dauerlauf** 25:00 Min.		→ **Dauerlauf** 25:00 Min.		→ **Dauerlauf** 30:00 Min.	

Sie haben diese Woche 1 Stunde und 20 Minuten trainiert.

Substitutionsplan

Substitutionsplan besonders beachtenswerter Mikronährstoffe für Patienten mit Erschöpfung

Mikro-nährstoff	Fach-begriff	Ange-strebter Serum-spiegel	DGE-Empfeh-lung (täglich)	Substitu-tion (p.o.[43]) bei Erschöpfung mit Mangelerschei-nungen (täglich)	Substitu-tion (i.v.[44]) bei Erschöpfung (pro Infusion)	Kon-trolle
Vitamin B1	Thia-min	70–100 ng/ml	1 mg	50 mg	200 mg	
Vitamin B2	Ribo-flavin	200–240 µg/l	1–1,5 mg	20 mg	10 mg	
Vitamin B3	Niacin	3000–4000 µg/l	15 mg	30 mg	100 mg	
Vitamin B6	Pyri-doxal	50–80 µg/l	1,5 mg	20 mg*	25 mg	
Vitamin B9	Fol-säure	>10 ng/ml	300 µg	5 mg	20 mg	
Vitamin B12	Coba-lamin	600–900 pg/ml	4 µg	500 µg Methyl- oder Adenosyl-cobalamin	1000 µg Hydroxyco-balamin	
Eisen		Ferritin 100–200 µg/l	10–15 mg	30–100 mg Eisen-bisglycinat	200 mg Eisen-sucrose	Vorher und nach 3 Monaten
Kupfer		1–1,2 mg/l (im Vollblut)	1,5 mg	2 mg	0,22 mg	
Magne-sium		33–37 mg/l (im Vollblut)	300 mg	400 mg Magnesium-citrat	75 mg Magnesium-aspartat	

43 lat.: per os; dt.: über den Mund
44 intravenös

Mikronährstoff	Fachbegriff	Angestrebter Serumspiegel	DGE-Empfehlung (täglich)	Substitution (p.o.[43]) bei Erschöpfung mit Mangelerscheinungen (täglich)	Substitution (i.v.[44]) bei Erschöpfung (pro Infusion)	Kontrolle
alpha-Liponsäure		200–400 ng/l		600 mg	600 mg	
Coenzym Q10		1,0–3,0 mg/l		200 mg	–	
Vitamin D3	Cholecalciferol	100–150 nmol/l	800 I. E.**	4000 I. E.[45]	–	nach 3 Monaten

* Das Bundesinstitut für Risikobewertung empfiehlt max. 5,4 mg täglich; und das Scientific Committee on Food empfiehlt max. 25 mg täglich.

** Bei fehlender Eigensynthese

45 Die **I**nternationale **E**inheit ist eine Maßeinheit für viele Arzneistoffe.

Quellenverzeichnis

(Stand: Herbst 2020)

Matt und müde

Burisch, M.: Das Burnout-Syndrom. Theorie der inneren Erschöpfung. 2014

Estévez-López, F. / Mudie, K. / Wang-Steverding, X. et alii: Systematic Review of the Epidemiological Burden of Myalgic Encephalomyelitis / Chronic Fatigue Syndrome Across Europe: Current Evidence and EUROMENE Research Recommendations for Epidemiology. In: J Clin Med. 2020;9(5):1557. Published 2020 May 21. doi:10.3390/jcm9051557

Grünewald, S.: Die erschöpfte Gesellschaft. Warum Deutschland neu träumen muss. 2013

Israel, S.: Zur Problematik des Übertrainings aus internistischer und leistungsphysiologischer Sicht. 1976

Linden, M. / Maier, W. / Achberger, M. / Herr, R. / Helmchen, H. / Benkert, O.: Psychische Erkrankungen und ihre Behandlung in Allgemeinarztpraxen in Deutschland: Ergebnisse aus einer Studie der Weltgesundheitsorganisation (WHO) [Psychological disorders and their treatment in general practice in Germany: Results of a WHO study]. In: Der Nervenarzt, 67(3), 1996, 205–215

Mayr-Keber, F. / Griessler, C.: Die erschöpfte Gesellschaft. ORF/3Sat. 2015

Raspe, H.: Rückenschmerzen. In: Gesundheitsberichterstattung des Bundes. Heft 53/2012

Schmidt, Gunther: Menschen erschöpft. Organisation erschöpft. Führung, was nun? Vortrag aus der Reihe »Leadership Revisited« in Kooperation mit der Tageszeitung »Der Standard« und »Vienna Consulting Group«. 2013

Tress, W. / Kruse, J. / Heckrath, C. / Schmitz, N. / Alberti, L.: Psychogene Erkrankungen in hausärztlichen Praxen. In: Zeitschrift für Psychosomatische Medizin und Psychoanalyse Vol. 43, No. 3, 1997, 211–232

https://www.neurologen-und-psychiater-im-netz.org/psychiatrie-psychosomatik-psychotherapie/erkrankungen/burnout-syndrom/geschichte-und-abgrenzung/

https://www.netdoktor.de/krankheiten/chronisches-erschoepfungssyndrom/

https://www.netdoktor.de/krankheiten/burnout/
https://www.pharmazeutische-zeitung.de/ausgabe-362007/erschoepfungssyndrom-wege-aus-der-burnout-falle/
http://www.cfs-aktuell.de/Konsensdokument.pdf
https://cfs-hilfe.at/diagnose-kriterien-me-cfs/
https://www.leitlinien.de/nvl/html/depression/kapitel-2#section-4
https://www.tk.de/resource/blob/2080570/7b2be29d67fd4836da2e48f6362a022e/gesundheitsreport-2020-data.pdf
https://www.awmf.org/uploads/tx_szleitlinien/nvl-005l_S3_Unipolare_Depression_2017-05.pdf)
https://www.rki.de/DE/Content/Gesundheitsmonitoring/Studien/Degs/degs_w1/Symposium/degs_stress_depressionen_burnout.pdf?__blob=publicationFile

Der moderne Stress und unsere schwindende Widerstandskraft

Ist das Smartphone wirklich schuld?

https://de.in-mind.org/article/psychopathie-zwischen-kriminalitaet-und-kompetenz-oder-was-wir-von-psychopathen-lernen?page=2
https://www.watson.ch/international/terrorismus/147295749-11-grafiken-die-uns-beweisen-dass-die-menschheit-immer-besser-wird
https://www.spiegel.de/politik/ausland/mehr-als-380-000-todesopfer-seit-beginn-des-syrienkonflikts-beobachtungsstelle-a-1303680.html
https://lisa.gerda-henkel-stiftung.de/gewalt_realitaet
https://lisa.gerda-henkel-stiftung.de/corona_ansteckende_bilder
https://de.wikipedia.org/wiki/Clickbaiting

Schutzschilde gegen stressbedingte Erschöpfung und wie der gesellschaftliche Wandel sie zerstört

Rosa, H.: Beschleunigung. Die Veränderung der Zeitstrukturen in der Moderne. 2005
https://www.facebook.com/watch/?v=10156239703019407
https://www.hrk.de/fileadmin/redaktion/hrk/02-Dokumente/02-03-Studium/02-03-01-Studium-Studienreform/HRK_Statistik_BA_MA_UEbrige_WiSe_2019_20_finale_internet.pdf
https://www.n-tv.de/wissen/Wie-trifft-man-am-besten-Entscheidungen-article21363545.html

https://www.gmk-net.de/wp-content/t3archiv/fileadmin/pdf/bfsfj_medien-und-gewalt1998.pdf
https://www.nielsen.com/de/de/insights/article/2019/mediennutzung-in-deutschland-tv-bleibt-vor-smartphone-weiterhin-leitmedium/

Warum es so schwierig ist, das Lebenstempo zu drosseln

Godbey, G. / Robinson, J.: Time for life: The surprising ways Americans use their time. 1999
Zander, E.: Zeitaufwand für Hausarbeit in ausgewählten privaten Haushalten. Ergebnisse von Tagebuchaufschreibungen in Haushalten von Landwirten und städtischen 4-Personen-Haushalten. 1976

Unsere wichtigsten Kraftquellen

Die Atmungskette

https://www.dge.de/wissenschaft/weitere-publikationen/faqs/thiamin/
https://www.spektrum.de/pdf/spektrum-kompakt-botenstoffe/1646834

Eisen

Thomas, L.: Labor und Diagnose. 8. Auflage 2012
Wang, JAMA. 2015;314(19):2062-2068. doi:10.1001/jama.2015.1557
https://www.ncbi.nlm.nih.gov/pubmed/3975569

Vitamin B12

Ahmed, M. A. / Muntingh, G. L. / Rheeder, P.: Vitamin B12 deficiency in metformin-treated type-2 diabetes patients, prevalence and association with peripheral neuropathy. BMC pharmacology & toxicology. 2016
Berlin, H. / Berlin, R. / Brante, G.: Oral treatment of pernicious anemia with high doses of vitamin B12 without intrinsic factor. 1968
Berlin, R. / Berlin, H. / Brante, G. / Pilbrant. Å.: Vitamin B12 body stores during oral and parenteral treatment of pernicious anaemia. 1978
Brombach, C. / Wagner, U. / Eisinger-Watzl, M. / Heyer, A.: Die nationale Verzehrsstudie II. Ernährungs-Umschau. 2006
Bundesministerium für Bildung und Forschung: Weiße Biotechnologie. Chancen für neue Produkte und umweltschonende Prozesse. 2007
Bundesministerium für Ernährung und Landwirtschaft: Fragen und Antworten: Gentechnik in Lebensmitteln [Internet]: https://www.bmel.de/SharedDocs/FAQs/DE/faq-gentechnikLebensmitteln/FAQ-gentechnikLebensmitteln_List.html

Comparative Bioavailability and Utilization of Particular Forms of B12 Supplements with Potential to Mitigate B12-related Genetic Polymorphisms [Internet]. InnoVision Media; 2017
Comparison of hydroxocobalamin and cyanocobalamin in the treatment of pernicious anaemia [Internet]. 1965
Cousin, F. J. / Mater, D. / Foligné, B. / Gwénaël, J.: Dairy propionibacteria as human probiotics: A review of recent evidence. 2011
Cyanocobalamin – a case for withdrawal [Internet]. 1993
Daniels, B. / Pearson, S. A. / Buckley, N. A. / Bruno, C. / Zoega, H.: Long-term use of proton-pump inhibitors: Whole-of-population patterns in australia 2013–2016. 2020
Deutsche Tiernahrung Cremer GmbH & Co. KG., Nährstofflexikon [Internet]: https://www.deutsche-tiernahrung.de/open/brand_id/1/action/glossary%3Blist/menu/8/letter/V/M/Cn2w5A#glossar_V
Fachgesellschaft für Ernährungstherapie und Prävention [Internet]: https://fet-ev.eu/tabellentool-vitamin-b12/
Glutathionylcobalamin as an intermediate in the formation of cobalamin coenzymes [Internet]. 1990
Gröber, U.: Orthomolekulare Medizin: Ein Leitfaden für Apotheker und Ärzte. 2002
Gröber, Uwe: Checkliste: Arzneimittel und Mikronährstoffe. 2008
Gross, M. / Labenz, J,: PPIs in Deutschland: Zu oft, zu lange, zu viel? MMW – Fortschritte der Medizin. 2018
Heinrich, P. C. / Müller, M. / Graeve, L.: Löffler / Petrides, Biochemie und Pathobiochemie. 2014
Herbert, V.: Vitamin B-12: Plant sources, requirements, and assay. 1988
Herold, G.: Innere Medizin 2014. Eine vorlesungsorientierte Darstellung; unter Berücksichtigung des Gegenstandskataloges für die ärztliche Prüfung; mit ICD 10-Schlüssel im Text und Stichwortverzeichnis. 2014
Herrmann, W. / Obeid, R. / Schorr, H. / Geisel, J.: The usefulness of holotranscobalamin in predicting vitamin B12 status in different clinical settings. 2005
Herrmann, W., Obeid, R.: Causes and early diagnosis of vitamin B12 deficiency. Deutsches Ärzteblatt International. 2008
Hunt, A. / Harrington, D. / Robinson, S.: Vitamin B12 deficiency. 2014
Kim, Hyoung-Il / Hyung, Woo Jin / Song, Ki Jun / Choi, Seung Ho / Kim, Choong-Bai / Noh, Sung Hoon: Oral vitamin B12 replacement: An

effective treatment for vitamin B12 deficiency after total gastrectomy in gastric cancer patients. 2011
Kittaka-Katsura, Hiromi / Fujita, Tomoyuki / Watanabe, Fumio / Nakano, Yoshihisa: Purification and characterization of a corrinoid compound from chlorella tablets as an algal health food. 2002
Krzywański, J. / Mikulski, T. / Pokrywka, A. / Młyńczak, M. / Krysztofiak, H. / Frączek, B. / Ziemba, A.: Vitamin B12 status and optimal range for hemoglobin formation in elite athletes. Nutrients. 2020
Kumudha, A. / Selvakumar, S. / Dilshad, P. / Vaidyanathan, G. et alii: Methylcobalamin – A form of vitamin B12 identified and characterised in chlorella vulgaris. 2015
LADR Laborverbund [Internet]: https://ladr.de/vitamin-b12
Matte, J. J. / Guay, F. / Girard, Chr. L.: Bioavailability of vitamin B 12 in cows' milk. 2012
Obeid, R. / Schorr, H. / Eckert, R. / Herrmann, W.: Vitamin B12 status in the elderly as judged by available biochemical markers. 2004
Obeid, R. / Fedosov, S. / Nexo, E.: Cobalamin coenzyme forms are not likely to be superior to cyano-and hydroxyl-cobalamin in prevention or treatment of cobalamin deficiency. Molecular nutrition & food research. 2015
Oberley, M. J. / Yang, David T.: Laboratory testing for cobalamin deficiency in megaloblastic anemia. 2013
Reinhardt, D.: Viele Babys haben einen Vitamin-B12-Mangel. MMW-Fortschritte der Medizin. 2020
Sobczynska-Malefora, A. / Gorska, R. / Pelisser, M. / Ruwona, P. / Witchlow, B. / Harrington, D. J.: An audit of holotranscobalamin (»active« B12) and methylmalonic acid assays for the assessment of vitamin B12 status: Application in a mixed patient population. 2014
Van de Lagemaat, E. / De Groot, L. / Van den Heuvel, E.: Vitamin B12 in relation to oxidative stress: A systematic review. Nutrients. 2019
Vogiatzoglou, A. / Smith, A. D. / Nurk, E. / Berstad, P. / Drevon, Christian A. / Ueland, P. M. et alii: Dietary sources of vitamin B-12 and their association with plasma vitamin B-12 concentrations in the general population: The hordaland homocysteine study. 2009
Waldmann, A. / Koschizke, J. / Leitzmann, C. / Hahn, A.: German vegan study: Diet, life-style factors, and cardiovascular risk profile. Annals of Nutrition and Metabolism. 2005
Watanabe, F. / Bito, T.: Vitamin B12 sources and microbial interaction. 2018

Yetley, E. A. / Pfeiffer, Chr. M. / Phinney, K. W. / Bailey, R. L. / Blackmore, S. / Bock, J. L. et alii: Biomarkers of vitamin B-12 status in NHANES: A roundtable summary. The American Journal of Clinical Nutrition. 2011

https://next.amboss.com/de/article/6RojLf#Z1da7ffd9137129c2aa0ea40cc971ad06

https://www.dge.de/index.php?id=1023

https://www.verbraucherzentrale.de/wissen/lebensmittel/nahrungsergaenzungsmittel/vitamin-b12ergaenzung-fuer-blutbildung-nervenfunktion-und-immunsystem-8243

Media- und News-Detox

https://www.netdoktor.at/krankheit/nomophobie-6907146

Schluss mit dem Freizeitstress

https://www.tk.de/resource/blob/2026630/9154e4c71766c410dc859916aa798217/tk-stressstudie-2016-data.pdf

http://www.freizeitmonitor.de/fileadmin/user_upload/freizeitmonitor/2019/Stiftung-fuer-Zukunftsfragen_Freizeit-Monitor-2019.pdf

https://www.welt.de/wirtschaft/webwelt/article200712228/Warum-zu-viele-Apps-Ihrem-Smartphone-schaden.html

https://www.faz.net/aktuell/gesellschaft/menschen/freizeit-der-deutschen-menschen-verlernen-das-geniessen-16380436.html

Richtig abschalten und auftanken in der »schönsten Zeit des Jahres«

Foerster, Christo: Mikroabenteuer. Ideen, Ausrüstung, Motivation. 2019

Richtig schlafen

DAK-Gesundheitsreport 2017: »Deutschland schläft schlecht – ein unterschätztes Problem«

DAK-Gesundheitsreport 2010

Frankfurter Allgemeine Zeitung: Menschen in Deutschland verlernen das Genießen, 12.9.2019

https://www.ncbi.nlm.nih.gov/pmc/articles/PMC2266277/pdf/aasm.30.10.1245.pdf

https://pubmed.ncbi.nlm.nih.gov/20815184/

https://www.tk.de/resource/blob/2033604/118707bfcdd95b0b1ccdaf06b30226ea/schlaf-gut-deutschland-data.pdf

https://www.ncbi.nlm.nih.gov/pmc/articles/PMC4444051/

https://advances.sciencemag.org/content/2/5/e1501705
https://www.zulley.de
Zulley, J.: Mein Buch vom guten Schlaf. Endlich wieder richtig schlafen. 2010

Innere Ruhe finden
Petersen, O.: Gelassen durch den Alltag. Wie die buddhistische Lebenskunst uns glücklich macht. 2019
Tibet und Buddhismus. 3/2011

Das Recharge-Programm

Marquardt, M.: Die Laufbibel. 17. Auflage 2017